幕末からコロナ禍まで

病気の日本近代史

秦 郁彦
Hata Ikuhiko

小学館新書

病気の日本近代史　目次

巻末付表

【編集部注】

本書中には一部、現在では差別的とされる表記・表現が含まれていますが、発表された当時の社会状況や歴史的背景を踏まえた上で、文章を正確かつ客観的に伝えることを意図して、改変せずにそのまま残しました。差別を容認・助長する意図はありません。

また、本書に掲載した写真の中には、著作権者や撮影者が不明のものが含まれています。お心当たりのある方は、大変お手数ですが、編集部までご連絡ください。

第一章
黎明期の外科手術

「これから独りで行きますから」（秋山真之）

私事にわたるが、私が「穿孔性虫垂炎《せんこうせいちゅうすいえん》・腹腔内膿瘍《ふくこうないのうよう》」の診断で入院してT医師の執刀で緊急の開腹手術を受けたのは、二〇〇四（平成十六）年六月のことである。

いわゆる「モーチョー炎」だが、医師の説明では大腸の起点である盲腸部から突起する虫垂または虫様突起（平均して長さ65ミリ、直径6ミリ）が炎症を起こし破れて腹腔内で膿瘍を形成していたということだった。この膿が腹腔の全域に飛び散り、いわゆる汎発《パンペリ》性腹膜炎を起こすと、抗生物質のない時代では六～七割が助からなかったらしい。

幸いそこまでの段階には至らず、軽い限局性腹膜炎の程度ですみ、膿のほとんどを除去したが、肝心の虫垂は盲腸の裏側に癒着埋没した形になっていたので切除できず、執刀医からは再発の可能性があると予告されていた。

よくあることらしいが、一か月の入院中に、私はあれこれと医学関連の本を読みあさった。なかでも大鐘稔彦《おおがねとしひこ》医師の『メスよ輝け!!外科医・当麻鉄彦』（一九九〇）というコミック・シリーズは、手塚治《おさむ》虫の『ブラック・ジャック』とともに大学病院の若手医師には人気が高かったとT医師から勧められ、読んではまりこむ。

コミックをノベライズした『孤高のメス』も読み、作者が虫垂炎の専門家と知ったので、メスを置いて淡路島の公立診療所で僻地医療に従事している大鐘氏を訪ね、再手術についてセカンド・オピニオンを聞いてみた。退院後も時に再発を思わせる症状が起き、それは残留膿のせいではないかと疑ったからである。

迷ったすえ、大鐘氏の勧めに従い二〇〇五年末に同じT医師の執刀で、盲腸と虫垂を含めて、小腸と上行結腸を20センチばかり切りとって縫合する手術を受けた。その後はすっきり回復したが、一か月入院している間に大鐘医師からプレゼントされた『虫垂炎―100年の変遷・その臨床と病理』（へるす出版、一九八七）を読み、意外に起伏と波乱に富む盲腸炎こと虫垂炎をめぐる百年の歴史を追っているうちに、外科ばかりでなく他の領域もふくむ医学史の面白さにひきこまれた。

そのうち、医学部の講座に生理学、病理学、衛生学、法医学、各種の内科、外科、産婦人科、皮膚科、眼科などと並んで医史学（医学史）という分野があり、日本医史学会も昭和初年から活動していることを知る。ついでに学会の機関誌をのぞくと、寄稿者の大多数はプロの医師だが、なかには文科系の研究家も混っていることに気づき、近現代史専攻の私でもこの領域なら挑戦できるかも、という気がしてきた。

明治維新（一八六八年）で近代化をめざす「離陸」に成功したわが国が、第二次大戦に敗れるまでの約八十年は、その前後をふくめ各分野の専門家によりさまざまな視角と手法で叙述されてきた。政治史、経済史、軍事史のような硬派の系統と、社会史、文学史、芸能史といった軟派の流れに大別できそうだが、対外進出と戦争に明け暮れた感もあるこの時代の記述がとかく硬派本位になるのはやむをえまい。

だが戦争と医学は、切っても切りはなせない関係にあるとは言っても、十九世紀以前は刀傷や鉄砲傷の治療程度にとどまっていた。ところが、近代戦では様相が一変した。日清戦争や日露戦争では戦死者より脚気の病死者のほうが数では上まわっていたとか、四年つづいた第一次大戦を終わらせたのは「スペイン風邪《かぜ》」と呼ばれたインフルエンザの流行だったようだとか、二百万人を超える太平洋戦争の戦没者のうち何割かは戦争栄養失調症に起因する広義の「餓死」だったらしいと聞けば、「あの戦争」は敵との戦いよりも病気との闘いだったと極言してもいいぐらいの一面が見えてくる。

病気と医学の関わりは、社会生活の分野でも深い。国民病と言われた結核は女工哀史やサナトリウム文学の主題だったし、伝染病（感染症）の克服は、長く厚生行政の重点課題であった。病気の近現代史とも呼べる領域を硬派、軟派のいずれに入れるべきか迷うところだが、歴史を動かす要因でありつづけた事実は否定できない。

そうだとすれば、医学の専門家とは別に歴史家の手法でアプローチしてみる意義もあるというもの。虫垂炎の個人的体験から我田に水を引くのは、動機づけとしてはいささか弱い気もしないではないがお許し願い、本章では虫垂炎から華岡青洲の乳がん手術にさかのぼり、さらに黎明期の近代外科学への流れを概観してみたいと思う。

盲腸炎——切るか散らすか

医学の教科書では虫垂炎と命名されているのに、いぜんとして盲腸炎（モーチョー）という俗称のほうが通りのよいこの病気の患者は、久しく外科病院にとっては最大の顧客だった。明治期には外科切除より内科的保存療法（散らす）が主流だったのが、大正から昭和初年にかけて早期手術による切除が盛んになり、戦後も一九七〇年代頃まではその流れがつづく。

東大の塩田《しおだ》外科では一九二二年から三三年までの十二年間に二二一八件の切除例が報告

され、他の大学病院も似たりよったりの盛況ぶりだった。一九六八年に外科医となった大鐘医師が一九八〇年頃に新患の外来患者約二〇〇〇人にアンケートをとると、22%が虫垂の切除歴ありと答えたので耳目を疑ったという(1)。

日本人の五人に一人が切りまくられて「右下腹にキズ持つ身」になっていたわけだが、それは塩田時代の後遺現象だったのかもしれない。なにしろ長期の探険旅行に出かける人や船医になった外科医が、出発前に正常な虫垂を切っておく話も珍しくなかったくらいだ。ところが、その三~四割は「誤診」による正常虫垂とわかったことや、抗生物質の普及もあって一九八〇年代頃から流れが変った。六〇年代には日本全国で年間約二十万件、全手術の六割を占めていた虫垂切除は八〇年代には一割前後に急落、その後も減少の一途をたどっているようである。

かつてはモーチョーを切りまくった大鐘氏も、九〇年代に入ると虫垂切除は全手術(一二〇八件)の2%しか切っておらず(2)、外科医のメスおろしはアッペ(虫垂を意味するappendicitisの略称)からと言われた時代は去って、患者の不足で今や外科医の新人教育にも差しつかえる形勢だという。

大鐘氏のメスおろしもアッペだったが、昭和天皇の膵臓がんを手術した森岡恭彦教授は、アッペ切除の全盛期における初体験を次のように回想している（3）。

目の前で先輩たちのやっていることを見学することから始める。そして二、三ヵ月過ぎると、そろそろ新参の外科医にも執刀の機会がやってくる。まずはアッペ（虫垂炎）、ヘルニア（脱腸）、ヘモ（痔核・いぼ痔）が新米の手術対象で、その中でも虫垂切除術は開腹操作の基本が含まれていて、もっとも大切な手術となっている（中略）。

同期の新参者が一人また一人とこの手術にありついていくと今度は私がと期待が高まる……やがて機会がやってくる。「アッペの患者がいるが、お前やるか」とオーベン先生（医局の古参）がいう……メスを入れる。「これが腹筋だ。ここを切れ」「これが腹膜だ。ピンセットで持ち上げてメスで切るんだ」……探っていると、充血し、赤くはれた指の大きさもあろう虫垂がとび出してくる。

「ちょうど切りごろだな」とオーベン先生がいう……縫いあわせ手術は終わる。しかしなにかあっけない。「ここを切れ」「ここはこうやれ」とオーベン先生の指示通りに手を動かしただけだし……

新米の森岡医師があてがわれたのは、①カタル性、②蜂窩織炎《ほうかしきえん》性、③壊疽《えそ》性、④穿孔《せんこう》性、と四段階に区分されている急性虫垂炎のうち、もっとも軽易で大多数を占める①の例だから、生命に関わる心配はまずない。

しかし②以下はこじらせると、かつては死病になりかねないリスクをはらんでいた。しかも「医学が大きく進歩した世の中でも、急性虫垂炎がなぜ起きるのか未だによくわかっておらず、その予防の方法がないのが現状」（森岡）で「メスをとって二十五年、〈虫垂炎〉ほどさんざんに悩まされてきた相手はありません」（大鐘）と専門医から聞かされれば、こわくなってくるというもの。虫垂手術が始まった明治三十年代ともなればなおさらで、③の壊死《えし》に陥った虫垂壁に穴があいて破れ、ウミが腹腔に散って「汎発性腹膜炎」を起こすと、まず助からなかった。

著名人の症例としては、夏目漱石と秋山真之がある。漱石が虫垂炎を発病したのは荒正人『漱石研究年表』（集英社）によると東京大学予備門予科生徒時代（十九歳）の一八八五（明治十八）年九月で、本人は『満韓ところどころ』で毎日のように汁粉の屋台に通ったのが原因かと回顧している。荒の年表は「下宿を引き払い実家へ戻ったが翌年までには癒る」が、翌年七月には腹膜炎にかかり進級試験を受けられず留年したと記す。

汁粉との関連は不明だが、明治十九年秋には勉学を再開しているから、いずれも重篤なものではなく、内科的保存療法で治癒したのだろうか。一九一六年に持病の胃潰瘍で死去したあとの長与又郎博士による解剖所見では、「虫様突起炎をやった確証」と「二十歳の時に甚《ひど》い腹膜炎をやられたことが……胃腸病院の古い病床日記に記入してあった」のが原因で、広範囲にわたる癒着が認められた（4）。直接の死因にはならなかったにせよ、長く漱石の健康を悩ませた一因には違いあるまい。

日本海海戦の名参謀として知られ、司馬遼太郎『坂の上の雲』の主役でもある秋山真之中将は、体調すぐれず小田原で静養中の一九一八年二月、虫垂炎をこじらせた腹膜炎で死んだ。直前に「これから独りで行きますから」と見舞客たちへ静かに挨拶して瞑目したと伝わっている（5）。

二人の罹病《りびょう》は三十数年の時間差があり、その間にわが国の医学は長足の進歩を遂げたはずなのに、漱石は助かり、秋山は死を免れなかった。だが、この頃の広（汎発性）腹膜炎死亡率を見ると、レット報告が76・0％（一九〇四）、スタイヘレ報告64・0％（一九一八）、高安道成報告59・4％（一九二〇）の高率である。限局性腹膜炎でも三宅外科報告が6・4％（一九二二）、ブルトリン報告15・6％（一九二七）、岩本品三郎報告12・0％（一九三〇）だから、漱石は秋山より運が良かっただけと考えてよいのかもしれない（6）。

それでも①のカタル性に限ると、前記の塩田報告では0・74％まで下っていたから、明治中期の外科医たちの間で、早期手術の是非をめぐり激しい論争が起き、しだいに早期手術説が優勢になっていったのも理解できるところである。

虫垂関連の病症で、今なおリスクが高いものに虫垂がんがある。入院中にエッセイスト岸本葉子さんの『がんから始まる』（二〇〇三）を読み、初耳なのでびっくりした。『医学大辞典』（南山堂刊）を見ると、虫垂がんの発生頻度は腸がん全体の0・2％以下とあるから、めったに出会えない珍種と言えよう。

大辞典には予後のことは書いてないが、診断が確定するまで一年半もかかったうえ、執刀医から生存率は25％と告知されたときの彼女の心境は察するに余りある。虫垂と癒着した結腸部を20センチばかり切除したのは私と同様だが、がん性と非がん性の心理的衝撃は天と地ほどの差があるというもの。切ってみたらリンパ節への転移がなかったせいもあり、どうやら岸本さんが五年生存をクリアーしたのは喜ばしい。それにしても虫垂炎の世界は奥が深いぞと実感した。

本邦初の虫垂切除は？

さてわが国で最初に近代医学の手法による虫垂炎の切除手術に成功したのは、誰だったのか。危うく秋山真之の二の舞になるリスクを脱し、関連の医書を回復期のベッドで読みふけった私にとって、それが関心事になったのは自然の成りゆきであったろう。

通説らしき情報はすぐに見つかった。「アッペと診断して初めて手術を敢行した外科医は近藤次繁《つぎしげ》という人で、一八九九（明治三十二）年のことである」（7）と大鐘医師が記述しているのがそれだが、傍証を探すと、近藤の下で東大外科の助教授（のち教授）をしていた塩田広重が「明治三十五年……東京医事新誌に近藤次繁先生が十三例かの盲腸手術の報告をされた。近藤先生が盲腸炎を初めて手術したのである。それも膿を出したりしたのが含まれていて、ほんとうに虫垂を切りとったのは五、六例にすぎなかった」（8）と書いていた。

しかし、いずれも簡潔にすぎるので東大医学部図書館が所蔵する『東京医事新誌』のバックナンバーに当ると、近藤次繁述「盲腸周囲炎虫様突出炎に於ける外科的療法」と題した報告が、一一九七号（明治三十四年三月二十三日）に掲載されていた。前年四月の東京医学会で報告したものに少し補正して発表すると断わってあるが、明治三十二年から三十三年にわたる十一の症例が列挙してあった。

表1はその十一例を私なりに要約したものだが、第一号は「森本某」という二十四歳の学生である。近藤の初診は三十二年五月一日だが、三月に発症して保存療法で四週後に小康を得た前歴を聞く。虫垂部の痛みは消えていなかったので患部を8センチばかり開腹してみると、小豆サイズの穿孔と小指大の結石を認めた。腸骨窩《ちょうこっか》に癒着していた長さ5センチの虫垂を切除し膿瘍をかき出し、タンポンをつめ縫合した。五十日後に全治退院し、一年半後に再診したところ健常だったというから、手術第一号は見事に成功したことにな

表1 虫垂炎に関する近藤次繁報告（元号は明治）

番号	患者（年齢）	年／月	処置など
1	学生（24）	32年 5月	本文参照
2	学生（24）	32年 7月	2月発症、内科治療後切除、入院30日、全治
3	官吏（51）	〃	開腹、洗滌のみ、5時間後死亡
4	商人（24）	〃	高熱で手術中止、観察中に回復
5	学生（24）	32年10月	開腹、穿孔個所不明、7時間後死亡
6	児童（6）	〃	壊疽性、穿孔あり、切除、8時間後死亡
7	農業（25）	32年11月	癒着せる虫垂の一部切除、焼灼、入院100日
8	農業（43）	33年 1月	穿孔なし、切除、16日後全治退院
9	商業（28）	33年 4月	5回目の再発、切除、2か月後退院、全治
10	妻女（23）	33年 5月	発病30日後切開、排膿、全治後再発排膿
11	学生	33年 6月	観察中に寛解、再発の可能性あり

〔出所〕『東京医事新誌』1197号（明34.3.23）。

る。

その他の十例も近藤の所見がついているが大ざっぱな感を免れず、たとえば麻酔の術法（クロロホルムと推定）には触れていないし、患者の追跡調査も十分とは言えない。三人の死亡者はいずれも汎発性腹膜炎で、「予後は甚だ不良にして絶えて望なきに似たり」と述べるものの、「凡《すべ》ての虫様突起炎は悉《ことごと》く手術すべし。何となれば之が初期に於て症の軽度に過了するや重患に陥るやの区別をなし得ざればなり」と結論づけた。

明治三十四年四月の第三回日本外科学会総会では、「初めより外科医に送るの必要なく内科的治療にて全治を望み得べし」と主張した内科医の入沢達吉《いりさわたつきち》教授と、「本病は初めより外科医に托すべきものなり」と説く近藤が対立、決着はつかなかった。その入沢も、六十八歳の時というから、昭和八年頃になるが、急性虫垂炎で東大の青山外科へ担ぎこまれ、手術を受けて完治した。

さてこの学会で、近藤は各種がんの手術実績を発表している。明治二十三年から十年間の東大外科教室における「成績表」だが、たとえば直腸がんは五十一名のうち不治として手術しなかったのが十六名、手術した三十五名のうち治癒十八名、死亡十三名、乳がんは手術した八十二名のうち再発して死亡した者二十名、全治二十名（三年以上生存十三名）、残りは不明とされる(9)。

二〇一七年の乳がん罹患者が九万二千余人、死亡者は約六分の一（厚生労働省）に比べ、さしてひけをとらぬ実績に見えなくもないが、患者数の規模があまりにもちがいすぎる。この頃は大学病院は東大だけなのに、年間八人ぐらいしか手術を受けていなかったとすると、その他大勢はどこでどんな治療を受けていたのか気になるところだ。

もっとも塩田広重は「私がはじめて外科医になった頃の手術といえば、化膿しているものを切ることが主だった。そのほか上顎癌とか、肉腫をとる。手足を切ったり、手足の骨髄炎を手術したり、肛門のいろいろな病気を手術するのが主なもので、今日のように胃や腸の癌などの開腹手術というのは殆んどなかった。当時のノートを見ても腹を割る手術など一年に三、四例しかない」(10)と書いている。

明治二十四年といえば、近藤の前任者で東大外科の創設者扱いされているドイツ人医師スクリバが主宰していた頃で、一年余ばかりにすぎないが医局の当直日誌が残っている。

難物はスクリバが執刀し田代義徳、近藤次繁、土肥慶蔵ら若手の医局員は鼻茸《はなたけ》、兎唇《みつくち》、痔、気管切開、膀胱結石などやや軽易な手術に取りくんでいるが、「八日手術せし卵巣腫瘍患者、腹膜炎で死す」、「肉腫、あちこち広がりとても施術すべきに非ず。説諭して退院せしめたり。其父涙を垂れて帰りぬ。気の毒千万」、「田代が腹内腫瘍(腸カルチノーム?)を手術、癒着の甚しく、半ばにて止む」「悪性リンパ腺腫を二時間半かけて摘出せしがすべて除去しえず」といった頼りない記事ばかりが目につく(11)。もって当時の外科技術の水準が窺えるが、病人のほうも大学病院へ行くのは半ば気休めで、大多数のがん患者は座して死を待ったのではあるまいか。

そのなかでやや例外と思われるのは、すでに触れた乳がんの手術成績である。それは一八〇四年（文化元年）、世界で最初に全身麻酔下の乳がん手術を達成した華岡青洲《はなおかせいしゅう》（一七六〇―一八三五）の流れを汲む無名の医師たちが、築きあげた高水準の伝統と関連するのかもしれない。この仮説をたてた松木明知教授らは、全国に散在した華岡流の外科医たちが明治三十年頃まで青洲が開発した麻酔剤（麻沸散《まふつさん》、別名は通仙散）を使った乳がん手術の諸例を発掘した。

そのなかには岐阜の不破廉斎《ふわれんさい》父子の乳がん手術記録や、幕末の志士として知られる橋本左内《さない》が十九歳の若さで乳がん手術に成功したとされる例もふくまれている(12)。このあたりはあとで再論するが、ここで少し方向を変えて、わが国の外科史に輝かしい光芒を放つ青洲の事績を見直すとともに、明治初期に及ぶ近代外科の確立過程をたどってみたい。

華岡青洲の妻と母

医学史の本をひもとくと、紀元前（BC）にさかのぼる真偽さだかならぬ乱暴な外科手術の珍談が続出する。

ヨーロッパでは外科医は床屋の兼業で、成功すれば大金をもらえるかわり、失敗すれば命が危なかった。ハムラビ法典（BC一七五〇頃）には、手を切り落とすとか奴隷身分に編入される重罰が規定されていたようである。

最大の難点は確実な麻酔法が見つからなかったことで、首をしめ失神させてから手術したとか、白熱した焼きゴテをがんの患部に押しつけ、悲鳴とともにショック死させたとか、雪上に横たえ感覚を麻痺させた負傷兵の四肢を切断したたぐいのエピソードが語り伝えられている(13)。

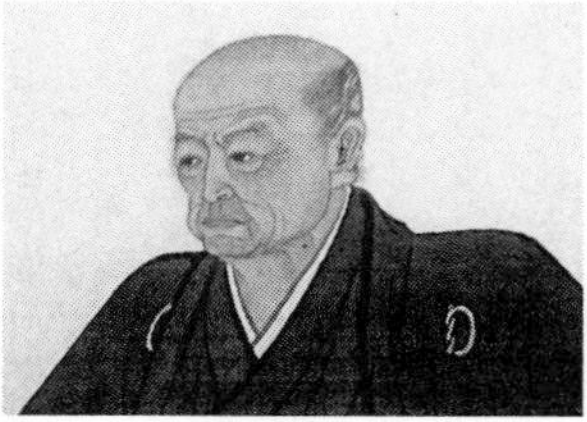

華岡青洲

事情は十九世紀半ばに至りエーテルやクロロホルムのように画期的な麻酔法が考案され、石炭酸などの消毒術が普及してからもさして変らなかった。一八八一年、胃の全摘出に初めて成功したウイーン大学のビルロートが「外科医として大成するには屍の山を築かねばならぬ」と公言したように、「手術は成功したが患者は死ぬ」のが当り前という時代がしばらくはつづく。

そのビルロートよりも八十年近く早い一八〇四年に、乳がんを手術した華岡青洲がその前の十数年をかけて苦心惨憺したのは、適切な麻酔薬の開発であった。青洲にヒントを与えたのは、伝説上の名医として聞こえていた中国の華陀《かだ》とされている。各種の薬草を調合して作った麻沸散を酒に混ぜ人事不省にして関羽《かんう》将軍の傷を治療したというのだが、この秘薬は蔓陀羅華（マンダラゲ、別名は朝鮮あさがお）らしいとしか伝わっていなかった。

この植物は東南アジアが原産で江戸時代に日本へ渡来し、青洲が代々の医業を嗣《つ》いだ紀州の片田舎にも自生していた。完成後に麻沸散と命名された調合薬はマンダラゲが八分、草烏頭《そううず》（別名はヤマトリカブト）が二分、他の薬草四種が七分の配合だったとされる。それを二合の熱湯で煮て酒を加えた上澄みを飲ませると三〜四時間後に意識が薄れ、五〜六時間つづいたあと覚醒しはじめるまでにメスを入れる(14)。

現在では麻酔効果をもたらす化学成分は、主としてアルカロイドに属するスコポラミンと判明しているが、知るよしもない青洲は数十、数百通りの組み合わせで効能を試した。動物実験から始め、華岡家の座敷には麻酔から醒めた犬や猫が「ふらりふらりと幽鬼のように歩きまわる」（有吉佐和子『華岡青洲の妻』）風景が見られた。

しかし慎重な性分の青洲は動物と人間では効能に差があろうと判断し、次のステップをためらっていたが、見かねた母の於継《おつぎ》と妻の加恵《かえ》が実験台になることを申し出た。嫁と姑の一番乗りをめざす美しくも凄まじい争いは、有吉佐和子の小説『華岡青洲の妻』、それを原作とした舞台劇やテレビドラマに描かれている。

実際には於継は完成する五年前に病死したので貢献度は加恵のほうが大きかったが、重なる実験の副作用で失明してしまう。青洲も最終段階では自身の体でテストしたらしい。

そのうちに機会はやってきた。牛の角に突かれて乳房を引き裂かれた近在の女性に縫合手術を施したのをきっかけに、四十五歳の青洲は乳がん摘出に挑戦した。一八〇四年十月十三日のことだが、その十二年前に彼は末期の乳がんを病んだ姉の於勝《おかつ》が、試してくれと懇請したのを見殺しにした痛恨の思いを忘れていなかった。

青洲は「乳巌治験録」「乳岩姓名録」（一五六名の施術者名）という記録を残しているが、第一号は奈良県五条の藍屋利兵衛の母で勘（かん）という六十歳の女性だった。次におよその経過を転記（要約）したい（15）。

去年の夏から乳房が腫れてきて、はじめは豆粒くらいだったのが碁石入れくらいに大きくなってという申し立てだった。何人かの医者にみせたが乳がんだと言って治療を受けつけてくれない。一年半ばかりたちさらに大きくなったところへ、紀州の華岡青洲に診てもらえとすすめられやってきた。十分覚悟はできているから思うように処置してほしいというので診察すると、左の乳頭から二寸ばかりの個所が変色し、核があって石のように固い。

ここまで進行していては手おくれだと思い、いったんは断わったが患者は実験台にしてほしい、と粘るので手術にふみきった。脚気気味だったので薬を与えて帰し、治って二十日後に再訪してきたので手術にかかる。通仙散を飲ませ人事不省になったところで核の上を三寸ばかりたて割りに切り、傷口から指を入れると核は肉にくっつき離れない。やむをえず両手の指を深く入れて、がんの塊をはがし取りだした。

そのあと焼酎で洗い、傷口を縫って膏薬を貼り、二十日余で傷口がふさがり元気になったので帰郷させた。それまで何人かの乳がん患者に当ったが恐れをなして逃げ出したのに、この婦人はすべてを私に委ねた。

青洲は自己宣伝を嫌ったにもかかわらず、この乳がん手術の成功は門人たちを通じまたたく間に全国へ伝わった。「先生の名声は国中に轟き、その起死回生の術は神技とも言うべく……先生の処に海山の如く患者が殺到していますこと、真に感銘に堪えません」(16)(現代訳の大意)という大槻玄沢の書簡で、反響のほどが知れる。

だが青洲は紀州藩から士分の奥医師に取りたてられても故郷を動かず、全国から集まってきた患者と門人に対する治療と教育に専念した。七十三歳で没するまでの約三十年間に施術した乳がんの患者は一五二人(一六二回)、門人の数に至っては一八六一人とも二千人ともいわれている。

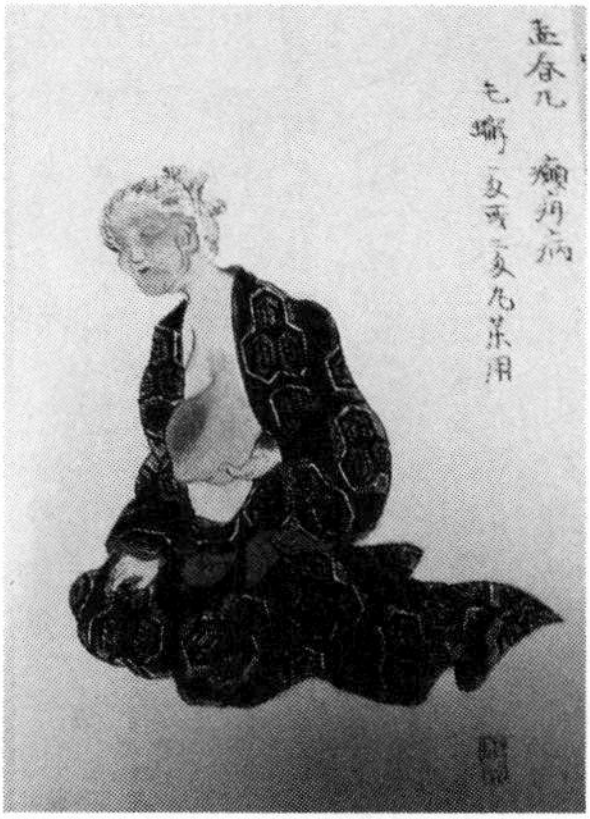
第一号患者の藍屋勘

　青洲のレパートリーは、乳がんだけにとどまらない。舌がん、肉腫、兎唇、痔、脱疽《だっそ》、子宮脱、膀胱結石、破傷風など数十種に及び、狭義の外科を超えて他の分野に及んだ。彼はまた「内外合一」の標語を示し、内科重視の思想は華岡流外科の伝統となる。

乳がん手術の「近代化」

さて華岡青洲の医術を現代医家の視点から眺めると、どんな位置づけになるのだろうか。本人が残した記録は門人たちへの講述をまとめたものが主で、きちんとした著書がないので簡単ではないが、原理・原則の面では現代にも相通じるものが少なくないようである。しかし何といっても近代外科の誕生より半世紀近く前の時代なので、それなりの問題点はあった。たとえば、「五年生存率」に代表される手術成功の水準である。

第一号の藍屋勘は一八〇四年十一月に退院しているが、その後の消息を青洲は記録していない。しかし前記の松木は手術を一八〇五年としていた呉秀三《くれしゅうぞう》博士の説を疑い、菩提寺の過去帳に当って死亡の日付が〇五年二月二十六日であることを突きとめ、手術の日付を一年早め〇四年十月十三日と唱え、今では定説化した(17)。それとともに、患者が手術からわずか四か月しか生存しなかった事実も明らかとなった。松木は、それを知った青洲が「手術は失敗」(18)だと自覚し、一時はひどく気落ちしたらしいと推測する。

また松木はその他の患者が術後どれくらい生存したのか、三十数年かけて全国の二千を超える寺院を調査して、一五二人のうち三三人の患者の没年月日を特定した。それによると、術後生存期間は最短が八日、最長が四十一年で、平均すれば約二〜三年と判明したが、当今の生存期間と大差はなく、中末期の症例が多かった事情を考慮すれば「立派な成績であったことは間違いない」(19)と評す。

たしかに諸文献に当ってみると、乳がん手術の成功率、生存率は十九世紀末から二十世紀初頭に至っても意外に低い。欧米では全身麻酔下の手術としてはページェットが最初(一八五三年)とされているが、予後のデータはさまざまで、ビルロート教室による一八七九年の手術一四三例のうち23・7%が感染症で、38・5%が再発、13%が他の病気でそれぞれ死亡、25%が再発したが生存中との報告を知れば、全滅に近いのではないかとも思えてくる(20)。

二十世紀に入ると少しは好転し、ブルーム(英)が報告した二五〇例(一九〇五―三三)では五年生存が18%、一〇年生存は4%、平均生存期間は二・七年となっている(21)。

わが国のデータとしては、明治二十三年（一八九〇）から三十三年にわたる東大外科の乳がん手術成績で八六件の手術例のうち再発死が二〇、全治が二〇との報告がある（22）。少し下って一九三六—四九年にリンパ節に転移した乳がんの一〇九例で、五年生存率はステージⅠで66％、Ⅱが33％、Ⅲが19％だという。ぐっと最近の一九九九年になっても、非転移性の五年生存率でもステージⅠとⅡは90％余だが、Ⅲは66％にとどまっている（23）。

生存率を高めるには一八八〇年前後から欧米で普及しはじめた腋下のリンパ節郭清《かくせい》術が欠かせないが、さすがの青洲も気づいてはいて「腋下を治せざれば、再発することあるべし」と述べながらも「外科手術は之を施さざりき」「余未だ之を治せず。後の学者試レ之」とあきらめた。

しかし呉博士は「青洲老翁も晩年には心匠《くふう》して腋下の核をも截《きっ》て取ることを発明せり」（24）という高弟だった本間玄調の言を引用しているから、あえて挑戦した可能性も否定できない。

その本間は、ドイツ人だが一八二三年長崎出島のオランダ医官として来日したシーボルトにも学び、師もなしえなかった脱疽の「一脚（膝下）切断」手術をやってのけ名声をあげた。青洲の子孫や門人たちも、それぞれ活躍したが華岡流の医術は、やがて奔流のように流れこんできたヨーロッパの近代医学に押され、影を薄くしていった。速効性のあるクロロホルムや石炭酸のような消毒法が導入され、リンパ郭清術が応用されるようになると、所詮は過去の遺物扱いで立ち消えたのもやむをえまい。

青洲の名声も一時は埋もれたが、欧米の医家たちは彼の偉業を見逃さなかった。ホイットニー（一八八五年著書で紹介）、グールト（一八九八年、同）たちである。わが国では呉秀三東大教授の精密な伝記的研究（一九二〇、一九二三）が再発見と再評価の端緒と言えるが、それに先だつ一九一九年、「手術を行うに当り麻酔剤を使用せしは実に西洋人の発明に先だつもの数十年前の創意なり」として大正天皇から正五位が遺贈されている。

世界最初の全身麻酔手術医というブランドは、この時点で公認されたと言ってよいのだろうが、もっと早い事例を持ちだす異説もないわけではない。しかし麻酔施行者名、手術者名、患者名、手術時期、正確な手術記録の五条件を満たしているのは青洲だけだから、栄冠を脅やかすライバルの出現はもはやないだろう。

それでも青洲を生みだした江戸期日本の医学は、和・漢・南蛮流が混りあったお世辞にも高いとは言いかねる水準にあった。南蛮流とはオランダ医学を指すが、シーボルトが来るまでは蘭方医を名乗っていても、長崎出島の通詞《つうじ》（通訳）が聞きかじった程度の我流が多く、試験と免許制のない医者は誰でも開業できたから、彼らの資質と技能は玉石混交であった。一八五七年に来日したオランダ人医師のポンペが「たくさんの病人が……下手な治療を受けてますます病気を重くしている」（25）と指摘した通りだったろう。

幕末に鎖国体制がゆるんでくると、欧米の近代医学がどっと入ってきた。その強味は政府の行政、医学校教育、病院が連係した医療システムにあり、しかも解剖学や病理学をベースに、総合性を維持しながら専門分野が次々に枝分れして進化を遂げつつあった。

わが国が最初に導入したのは、シーボルト―ポンペ―ボードインに代表されるオランダ系医学だった。彼らは日本人の弟子たちに内科・外科だけでなく産科や眼科まで手ほどきさせられたが、日進月歩の欧米医学は師も弟子も追い越していく勢いにあることが明らかになる。巨星と仰がれたシーボルトも三十年後に再来日したときは、旧弟子たちの「質問に頭をかしげることが多く、質問者もその答に失望することがしばしば」で、「シーボルトがすでに過去の学者であることに気づいた」（26）と吉村昭は書いている。

医学以外の分野でも、似たような現象が見られる。しかし明治新政府は欧米列強へ「追いつき、追いこす」のを目標に、最先端のシステムを導入するためには、非情なまでの取捨選択をいとわなかった。新政府は時代おくれと判断したオランダを切り捨て、イギリスを範としたが、これも数年で方針を変えドイツ医学一辺倒へ転向する。

数年間とはいえイギリス医学が主流になったのは、パークス公使の命で戊辰戦争に従軍し野戦病院を開設して多数の官軍戦傷兵を治療した公使館付医師ウイリアム・ウイリスの活躍に負うところが大きい。それまでは各藩から派遣された日本人医師たちが刀槍や銃弾の傷をすべて縫合してしまうので、化膿して敗血症をひきおこし落命する例が多かった。とはいえ、成否は多分に運が左右した。対照的な二例を挙げてみよう。

のちに元老となる長州藩士井上馨（幼名は聞多《もんた》）が藩内反対派の刺客たちに襲撃されて重傷を負い、自宅に担ぎこまれたのは一八六四年九月のことである。助からぬと見た兄が介錯しようとしたのを、身を以てかばった母親が「妾《わらわ》とともに斬れ」と制止したので、かろうじて一命を取りとめたエピソードは、戦前の教科書に記載された。

このとき、かけつけた美濃出身の志士仲間で医術の心得があった所《ところ》郁太郎が焼酎で洗い、六か所の傷口を畳針で五十針ばかり縫合し、二か月後に回復させた(27)。戦傷者の九割がたが助からなかったといわれる当時としては、奇蹟に近い。

だが蘭方医から転じて明治陸軍の建設者となる大村益次郎は、井上ほど幸運ではなかった。刺客に襲われた事情は同じだが、重傷の大村は京都から大阪の病院へ運ばれ、ボードインの執刀で化膿した右脚を切断され、楠本いね(シーボルトの娘で女医第一号)の看護を受け一時は回復したが、敗血症で死亡する。大村が政府高官なので、手術の許諾を得るまでに十数日を要し、手おくれになったともいわれている(28)。

突出した幕末の「名医」たち

表2は十九世紀における近代医学の発展ぶりを外科分野に限定して列挙したものだが、これを見るかぎり欧米諸国と日本の先端部分は大差がなく、日本が先行している例も珍しくない。問題は突出した名医の個人プレーにとどまり、医学界の共有資産になりにくく、改良発展の道が先細りしてしまうことにあった。

たとえば埼玉県飯能在の村医者だった伊古田《いこた》純道(一八〇二—八六)は一八五二年、農

表2 外科技法発展の重要事績（1804－1903）

欧米			日本		
年	術者名	事績	年	術者名	事績
1809	マクダウエル（米）	卵巣摘出	1804	華岡青洲	全身麻酔下の乳がん切除
1842	ロング（米）	エーテル麻酔の手術	1848	不破廉斎	乳がんのリンパ節切除
1847	シンプソン（英）	クロロホルム麻酔の成功	1849	佐藤泰然	無麻酔下の開腹手術
1853	ページェット（英）	乳がん摘出	1852	伊古田純道	無麻酔下の帝王切開
1869	ジモン（独）	腎臓摘出	1861	伊東玄朴	クロロホルムで右脚切断
1876	ポロー（イタリア）	帝王切開と子宮全摘	1875	シュルツェ	乳房切除
1881	ビルロート（オーストリア）	幽門がん切除	〃	佐藤 進	卵巣水腫切除（死亡）
1882	〃	食道摘出	1882	スクリバ	気管切開（1872頃ミュレルとも）
〃	ランゲンブッフ（独）	胆嚢摘出	1888	スクリバ	腎臓摘出
〃	ハルステッド（米）	乳がんの標準術式			
1884	ベネット（英）	脳腫瘍摘除			
〃	クレンライン（独）	虫垂炎と腹膜炎の手術（死亡）			
1895	マキューエン（英）	結核の左肺全摘	1897	近藤次繁	胃切除
1897	シュラッテル（スイス）	胃がんの全摘（1年生存）	1899	〃	穿孔性虫垂炎の手術
1898	ビール（独）	コカインの脊椎麻酔	1902	北川乙治郎	脊椎麻酔の手術
1903	ヤング（米）	前立腺の摘出	〃	江口 襄	肺切開

（注） 原則として初成功の事例。

婦本橋《もとはし》み登《と》（32歳）の難産にさいし帝王切開で死児を取りだし、順調に回復した母親は八十八歳の長寿を完《まっと》うした。

その経過を純道が自筆で記した「子宮截開術実記」は、大正三年に順天堂病院長により再発見されて広く知られ昭和十六年、「始祖帝王截開術伊古田純道翁」と題した記念碑が建てられた。本邦最初の定評は動かないが、本人が「まさに西洋医学の優れた技術のなせる業である」と自認しているように、術式は長崎遊学中にオランダ医学書を通じて会得したものらしい(29)。

帝王切開の名称はローマの帝王だったユリウス・カエサルがこの術法で生れたという伝説に由来し、西洋医学ではかなり早くから普及していたが、半ば以上が死亡するリスクの大きい手術だった。麻酔なしで消毒も十分とはいえぬ純道が成功したのは、巧みな手技と幸運のゆえだったかもしれないが、いずれにせよ帝王切開が明治初年に至るまでくり返し実行された形跡はなく、久しく後継者を得ない孤立峯のまま過ぎた感が深い。

伊古田純道が帝王切開に成功したのと同じ一八五二年、佐倉順天堂医院（千葉県）の創立者だった佐藤泰然は、無麻酔で卵巣水腫の開腹手術を試みている。実見した甥で入門したばかりの山内堤雲《ていうん》（のち鹿児島県知事）が書いた回想から一部を引用してみよう(30)。

予は大銅盤を用意し、衣服を脱ぎて患者の側にありしが、病婦は眼を閉じ、口に何か唱えてありしが、刀を腹に下すに至りて、自身の腹を切らるる如く覚え堪え難く……此手術、予が在学中二回ありしが……其頃は麻酔剤を用いる事なかりしが、患者は痛しとも何ともいわざりしには一同感心せり。

麻酔完備の現在から見ると信じがたい光景だが、泰然には「患者は生命のために一時の疼痛を忍ぶべし」という確固たる信念があったようだ。それは「毒薬」のマンダラゲを使う華岡流の麻酔を、「中毒を以て死する者少なしとせず」と認識し、「（華岡流は）粗豪の弊無からず」と批判した流派上の対抗心が加わっていたのかもしれない。

華岡流外科がそれほど危険だったのかには疑問もある。たしかに薬の調合や術中管理の困難さはあったにせよ、その頃までにかなり改良され、使いやすくなっていたと思われるからである。たとえば青洲の高弟だった岐阜県の不破廉斎父子が丹念に書き残した記録によると、一八二六年から七一年までの四十数年間に六十三例の乳がんを手術しているが、うち腋下リンパ節の剔出《てきしゅつ》に及んだのが27％、概算で一年生存率が42％、三年で29％と青洲時代より改善されている。

またすでに触れた橋本左内は祖父と父が華岡塾の門下生だったこともあり、十三歳の時から父の代診をつとめ、十六歳から二年余り緒方洪庵の適塾で学んでいる間に華岡塾を訪ね、麻沸散を入手したとされる。松木明知が複数の文献で推定した左内の乳がん手術は一八五四年二月八日、施術されたのは儒学の旧師吉田東篁の母で三年生存したとされる（31）。

その二年前に父の死で家督を嗣《つ》ぎ、福井藩医となって梅毒患者の陰茎切断など手術経験を積んでいたとはいえ、十九歳の青年がこの大手術をこなせたのは、華岡流外科のレベルの高さを示唆するとも言えよう。

しかし左内は医の巨人への道を歩まなかった。十四歳のときに書いた「啓発録」で「吾身刀圭《とうけい》（医師）の家に生まれ、賤技に局々」とせざるをえない身を嘆じていた彼は、乳がんの手術から二週間後、藩命で江戸留学へ向かう。

そこで志士活動に入った左内は、まもなく医籍を脱け藩侯松平春嶽《しゅんがく》の政治参謀として縦横に働いたが、井伊大老に憎まれ「安政の大獄」（一八五九）で吉田松陰とともに処刑されてしまう。

弟子を育てる余裕もない早死にだったが、弟の橋本綱維と綱常はともに新政府に入って軍医の道を歩む。なかでも綱常はドイツに留学してビルロートに外科を学び、陸軍軍医総監まで登りつめる。日本赤十字病院の創立者としても知られ、功により華族に列せられた（男爵、ついで子爵へ）。伝記には「十五歳で乳房の手術をした」(32)と一行ばかりの記事があるが、詳細は不明で、疑問が残る。

表2は文献によって偏差のある各種外科手術の「一番乗り」候補から、確度の高いものを選んだが、綱常のようにカルテや学会論文の裏付けがなく伝聞が混りこむ可能性があり、注意を要するところだ。

主流になったドイツ医学

ちなみに、医師で明治期に爵位を受けたのは九人いる。石黒忠悳《ただのり》、小池正直、高木兼寛、岩佐純など、臨床医というより医事行政官や侍医として功のあった人が多く知名度は低いが、そのなかで臨床医として名声をはせたのは橋本綱常と佐藤進の二人で外科が専門だった。いずれも明治早々にウイーン大学のビルロート教授に学び、帰国すると西南戦争（一八七七）の戦傷者治療で最新の術式を応用した。とくに佐藤進は、私立順天堂病院の三代目当主をつづけながら、日清・日露両戦争でも治療に参加し、橋本と並んで陸軍軍医総監まで昇進する一方、東大付属病院長も兼ねる万能ぶりを見せる。

西南戦争で大阪の臨時陸軍病院には、七八〇〇人の戦傷者が運びこまれた。四肢の銃創患者はそれまで切断するのが普通だったが、右腕の骨折銃創で運ばれてきた阿武時介、寺内正毅の二人を佐藤が手術した。先に手術を受けた阿武の上腕を切断したあと寺内の番となり、佐藤は骨膜を残して骨の再生を待つ最新のランゲンベック法を試みて成功した(33)。阿武は退役して一介の事務員として生涯を終えたが、右腕が不自由になった寺内大尉のほうは戦陣には立てなかったものの、左手で敬礼しながら軍政の要職を歴任、元帥、陸相、首相まで昇りつめた。作家の渡辺淳一は、二人の明暗をテーマにした『光と影』と題する小説を書いている。

佐藤は後に爆弾を投げつけられた大隈重信（外相）の脚を切断、日清戦争の講和交渉中に狙撃された李鴻章《りこうしょう》の傷を治療して令名を高めた。

橋本綱常は病院治療にリスターの消毒法を導入したことで知られるが、二人ともヨーロッパで学んだシステムと就いた先生の術式を直移入するので精一杯だったという見方もある。『順天堂史』は佐藤進が帰国した直後の明治九年と十年（カッコ内）の手術名と件数を掲載している(34)。主なものを列挙すると、

乳がん×8件（10件）
卵巣水腫×5（1）
肉腫切除×3（8）
脚の脱疽×6（6）
骨折×8（4）
痔瘻×30（26）
陰茎切断×0（2）
白内障×5（2）
尿道狭隘×32（40）

その他共計×161（165）

といったところだが、比較的軽易なものが主で胃腸、肺、子宮など内臓がんの切除手術はほとんど見られない。より高度の外科技術は、ドイツ医学を体系的に習得した次の世代集団に委ねられることになる。

ドイツ医学への転換は、医学校取調御用掛に就任した岩佐純（のち侍医）、相良知安（のち医学校長）の進言を容れて政府が一八七〇年（明治三年）三月、駐日ドイツ公使へ医学教師の派遣を依頼したことに始まる。その時すでに青木周蔵や佐藤進はドイツへ留学していたから、世界の医学をリードしていたのはドイツだという認識は一般化しつつあったと考えてよい。

今も昔も医師の養成には経費と時間がかかる。そうだとすれば、幕府医学校を継承した大学東校、ついで東京医学校、東京大学医学部と変遷した国立の養成機関では、ドイツ人教師の講義を理解する必要から予科段階での語学教育を重視し、成績不振の者は容赦なく振り落した。

カリキュラムは途中で何度も変ったが、明治十一年卒業の東大医学部第一期生十八名は明治四年頃入学時の六十六名から三分の一以下まで目減りしている。十八名のうち上位の三名は直ちにドイツへ留学、他は高給で地方の病院長などへ赴任し「一人も残る者なし」(35)の売れ行きであった。卒業生の数は少しずつ増えたが、上位者がドイツ留学の特典を受け、数年後に帰国してドイツ人教師に代り教授に就任する慣行は変らなかった。

その結果、明治十年は十一人の教授全員がドイツ人だったのに、二十六年に講座制が布かれたときは医科大学（十九年から帝国大学へ）の二十三講座は二人を除き全員が日本人教授となった。例外は内科のベルツと外科のスクリバだが、二人は明治十四年前後に来日して二十年間に多数の弟子を育て、東大を去ったあとも聖路加病院の内科部長と外科部長へ転出し日本で生涯を終えた。

両人が初期の日本医学界へ与えた貢献度は甲乙つけにくいが、ベルツが皇室や政治家との交流が深く、内省的な教養人だったのに対し、スクリバは職人肌の臨床家として終始する。

講座制発足時の外科は第一（宇野朗）、第二（佐藤三吉）、第三（スクリバ）に分れ、宇野が退官したあとの明治三十一年に助教授の近藤次繁が講座を引き継ぐ。佐藤三吉のあとは大正十一年（一九二二）から塩田広重が継ぎ、田代義徳は整形外科講座の新設で独立した。

明治三十二年には京都帝大医学部が開校、外科講座は猪子止戈之助《いのこしかのすけ》が担当し、以後次々に官公私立の医学部が作られていった。図1は師弟関係を軸に、幕末から明治中期における近代外科の系統を示したものである。

ここでは、スクリバ、近藤の二人を通して、明治二、三十年代における外科治療の実態を探ってみたい。

スクリバと近藤次繁

東大医学部の一角にベルツと並んで「日本外科学の恩人」とされるユリウス・スクリバ（Julius Scriba）の胸像が鎮座している。

前任者のミュレル、シュルツェが在任四年前後で本国へ帰ったのに対し、スクリバは二〇年の長きにわたり、外科ばかりでなく眼科や皮膚科の講義と臨床もこなしたので、初期の東大医学生はほとんどが弟子筋と言ってよい（36）。

図1 近代外科の系統

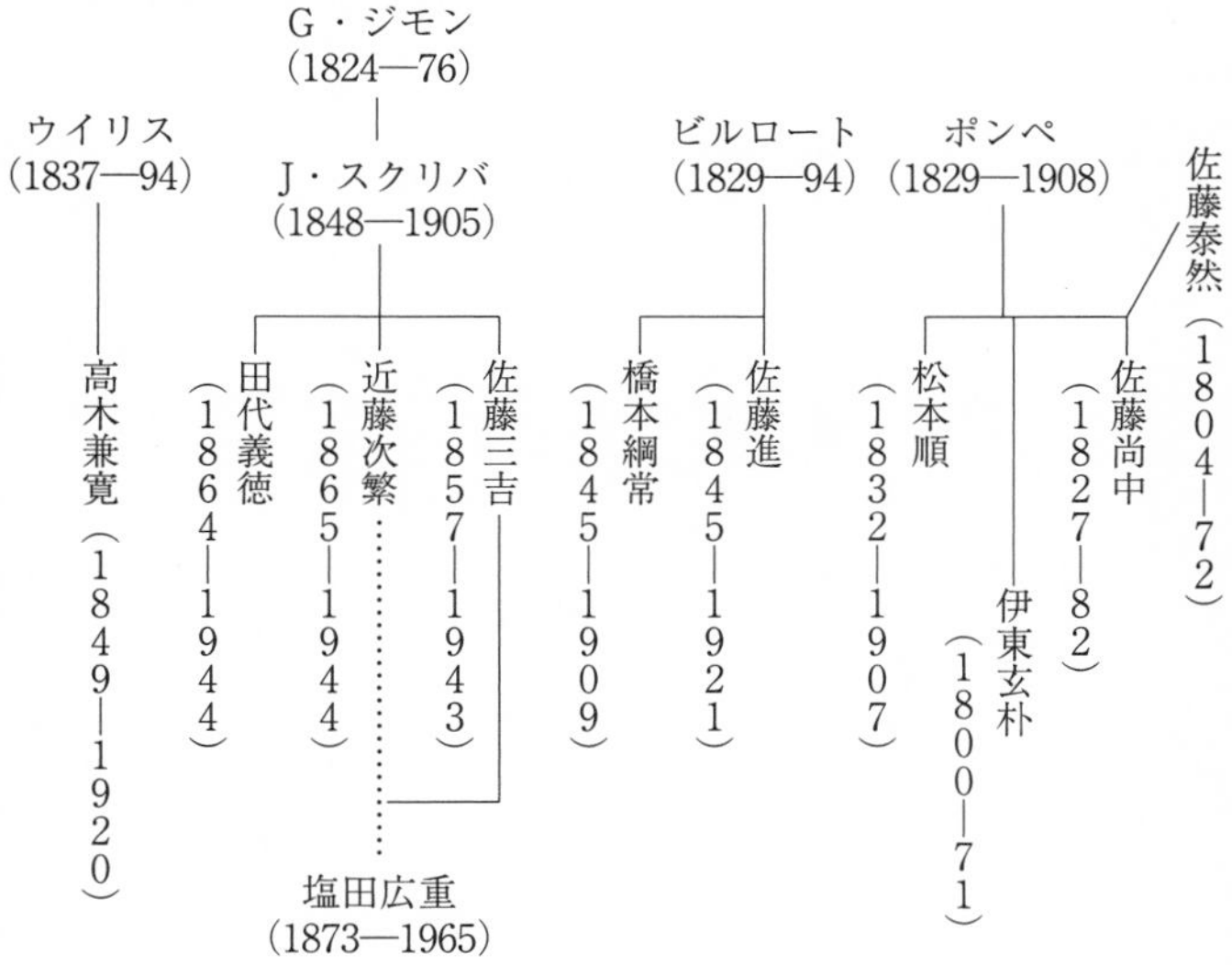

しかし著述や学会報告には関心が薄かったらしく、彼が手がけた手術の記録は残っておらず、弟子たちが医学雑誌などで回想した断片的情報しかない。主なものとしては腸がん切除（明治十五年、ただし死亡）、肺壊疽切除（同十九〜二十年頃、ただし死亡）、腎臓摘出（同二十一年）が本邦最初とされ、他に肉腫、上顎がん、胃がん、乳がん、卵巣嚢《のう》腫《しゅ》などの手術例が伝わっている。なぜか穿孔性虫垂炎を切った話はない。

私事になるが、私の母方の曾祖父が東大病院で「スクリッパ先生」に肉腫を切除してもらったという言い伝えがある。時期は不明だが、おそらく明治二十年前後のことだろう。

ところでスクリバの執刀ぶりだが、弟子の田代義徳は「時に随分無理な手術をされたが確かに上手であった……乳がんの如きも先生は一刀の下に其一側を大胸筋まで剔《えぐ》り、第二回の刀で他側を截《き》り去った。それから大海綿で押えて出血を止め置てボツボツ血管を結束された。出血は手術を早くさえすれば決して恐るるに足らぬとは常に先生が学生に教えられた言」と回顧する。しかし「開腹術の成績は不幸にして佳良でなかった」(37)と付言している。

かなり遠慮した言いまわしだが、「先生の開腹術は……(患者は)死ぬことが多かった」(芳賀栄次郎)(38)と言い切る弟子もいた。もっとも患者のほうも、手術台に上れば十中八九は死ぬ覚悟でいた時代でもあった。

外科医は大胆なメスさばきとスピードを誇る職人型と、理論や安全性を重視する慎重細心型に分れる。医学と治療の進歩にはどちらも欠かせないが、スクリバの後継者では佐藤三吉が後者、近藤次繁は前者に属したといえよう。

近藤にもいくつかの外科学会報告を別としてまとまった著述がなく、弟子たちが記念文集(39)に寄せた断片的な回想から概容を察するしかない。執刀ぶりは助手だった中田瑞穂(のち新潟医大教授)によると、「大きな卵巣嚢腫の患者」をさっと開腹し「ズブリと刀を刺し、内容液を奔出させ、萎んだ嚢腫を鷲づかみにされると見る間もなく柄部を結紮《けっさつ》して切り取り、腹を縫ってさっさと手術場を出られた……五分とかからなかったと思う」(40)ということだから、スクリバのスタイルとそっくりである。人柄も「恬淡《てんたん》で豪傑風、辺幅《へんぷく》をかざらず、酒とタバコは大好物」(スクリバ)に対し「古武士的な風貌で酒もタバコもやらぬ頑健な人」(近藤)と似通った点が少なくない。

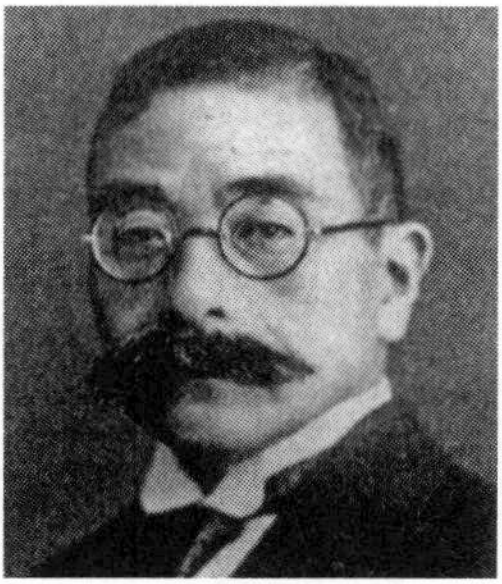

近藤次繁

その近藤は親切な人でもあった。医術開業試験をひかえた貧乏書生時代の野口英世が、試験科目にある打診法にパスするため、幼時の火傷で不自由になった左手指の手術を月賦でと頼むと、近藤は学用患者として無料で手術してやり、打診法まで教えたと渡辺淳一は書いている

(41)。

近藤は新分野にも大胆に挑戦した。難物とされた胃がんの切除にもビルロートの術式を用い、明治三十年と三十一年の二年間に六例のうち二例が全治したと第一回外科学会で報告している。第一例はクロロホルムとエーテルの混合麻酔により幽門部がんを二時間かけて切除した四十四歳の女性で、滋養灌腸で一週間栄養の補給をして一か月後に退院したが、本邦初の「快挙」と伝わっている(42)。

胃がんの一年後に近藤が挑戦したのが、すでに紹介した虫垂炎の手術ということになるが、そのさい私は先行者がいなかったのだろうかという素朴な疑問を持った。まず思い浮かべたのは近藤の師であるスクリバだが、手をつけた形跡はなく、かえって次男のエミールを「盲腸炎のため腹膜炎」(43)で失ったと近藤が証言しているのを知った。

ビショップが「不思議なことに十九世紀末まではほとんど行われていなかった」と書いているように、盲腸周囲炎とも呼ばれた虫垂炎の態様は複雑で、一八八六年にフィッツ(米)が独立した病症として定義するまで正体が確定していなかった。したがって手術の術式も確立されておらず、穿孔によって汎発性腹膜炎を起こすと助からぬ例が多かった。

最初の成功例はクレンライン（独、一八八四）、ホール（米、一八八六）、T・G・モートン（米、一八八七）、サンズ（米）と諸説あって見きわめにくい(44)が、一八八一年に日本へ来て欧米の動向にうとかったスクリバは自信が持てなかったのかもしれない。わが国でも事情はさして変らず、近藤に先行する成功者として佐藤進や橋本綱常の名を挙げた文献もあるが、『順天堂史』や橋本の伝記を見るかぎり、誤伝としか思えない(45)。

どうやら日本で最初に虫垂炎手術を達成した外科医は、近藤次繁と断定してよさそうだ。

〔注〕
（1）大鐘稔彦『外科医と「盲腸」』（岩波新書、一九九二）六七、六四ページ。
（2）同右、四八ページ。
（3）森岡恭彦『手術室から「セ・ラ・ヴィ」』（講談社、一九九四）六一―六二ページ。著者は一九五五年東大医学部卒。
（4）長与又郎博士述「夏目漱石氏剖検」（夏目鏡子述『漱石の思い出』文春文庫に収録）四二〇―四二一ページ。
（5）桜井真清編『提督秋山真之』（岩波書店、一九三四）二〇五ページ。
（6）大鐘稔彦『虫垂炎―100年の変遷・その臨床と病理』（へるす出版、一九八七）六―七ページ。

（7）前掲大鐘『外科医と「盲腸」』六五ページ。
（8）塩田広重『メスと鋏』（桃源社、一九六三）五六―五七ページ。
（9）『中外医事新報』509号（明治三十四年五月二十日）七六五ページ。
（10）前掲塩田、五五―五六ページ。
（11）『鶚軒先生遺稿』下（一九三二）八九六ページより。なお鶚軒は土肥慶蔵の雅号。
（12）松木明知『華岡青洲と麻沸散』（真興交易医書出版部、二〇〇六）一九四ページ。
（13）W・J・ビショップ『外科の歴史』（時空出版、二〇〇五）、尾山力『痛みとのたたかい』（岩波書店、一九九〇）を参照。
（14）上山英明『華岡青洲先生　その業績とひととなり』（医聖・華岡青洲顕彰会、一九九九）一九―二二ページ。分は計量単位だが、一回分は計4グラムと著者は推定している。
（15）『華岡青洲』（那賀町華岡青洲をたたえる会、一九七二）八九―九二ページ。
（16）前掲上山、五九ページ。
（17）この間の経緯については前掲松木『華岡青洲』八四―八七ページ、同上山三三ページ、呉秀三『華岡青洲先生及其外科』（一九二三、復刻は思文閣、一九七一）参照。
（18）松木明知『華岡青洲と「乳巌治験録」』（非売品、二〇〇四）三六ページ。
（19）『日本医事新報』四一七四号（二〇〇四年四月二十四日）の松木明知論文。
（20）安藤博『乳腺疾患の歴史』（篠原出版、一九九二）六五ページ。
（21）野口昌邦『乳癌外科の最前線』（金原出版、二〇〇四）一〇ページ。
（22）『中外医事新報』五〇九号（明治三十四年六月五日）近藤次繁の報告。

(23)『乳癌の最新医療』(先端医療技術研究所、二〇〇三)七九ページ。
(24)前掲呉、二五五ページ。
(25)立川昭二『近世病草紙』(平凡社、一九七九)七三ページ。
(26)吉村昭『ふぉん・しいほるとの娘』下(新潮文庫、一九九三)四六八ページ。
(27)『世外井上公伝』第一巻(原書房、一九六八)一七八―八四ページ。
(28)酒井シヅ『病が語る日本史』(講談社、二〇〇二)二三二ページ、大村は明治二年九月四日に刀創を負い、十一月五日に死亡した。
(29)杉立義一『お産の歴史』(集英社新書、二〇〇二)一七七―八一ページ。
(30)『順天堂史』下(一九八〇)八一―八二ページ。
(31)松木明知「華岡青洲の麻酔法の普及について―福井藩橋本左内による手術症例の検討」(『日本医史学雑誌』42巻3号、一九九六)、山口宗之『橋本左内』(吉川弘文館、一九六二)三九―四七ページ。
(32)『橋本綱常先生』(日本赤十字社病院、一九三六)二四四ページ。
(33)前掲『順天堂史』下、六八七―八八ページ。
(34)同右、六七一―七四ページ。
(35)小関恒雄「明治初期東京大学医学部卒業生動静一覧(一)」(『日本医史学雑誌』33巻3号、一九八七)。
(36)スクリバの伝記的記述は石橋長英、小川鼎三『お雇い外国人⑼医学』(鹿島研究所出版会、一九六九)一三九―四九ページを参照。
(37)田代義徳「本邦における外科学二十五年の回顧」(『刀圭新報』2巻11号、一九一一年六月)。
(38)『中外医事新報』1240号(一九三七)のスクリバ先生追憶の夕における芳賀証言。

(39)『近藤博士退職記念論文集』（一九二六）、『近藤次繁先生生誕百年記念会誌』（一九六八）。
(40) 中田瑞穂『外科今昔』（蝸牛社、一九五八）九四ページ。
(41) 渡辺淳一『遠き落日』上（集英社文庫、一九九〇）一二七―二九ページ。
(42)『日本外科学会雑誌』1巻1号（一八九九）、『東大第一外科の歩み（第一集）』（一九七六）の石川浩一手記。
(43)『中外医事新報』1240号の近藤証言。エミールの死没年は不明だが、一九二〇年前後かと思われる。
(44) 前掲ビショップ　二一三―一六ページ。
(45) 阿知波五郎『近代日本外科学の成立』（日本医史学会、一九六七）は、佐藤進が一八七六年に穿孔性虫垂炎を手術したと記す。また『日本外科学会100年誌』（二〇〇〇）には、橋本が一八八一年に「塩田広重の伯母に対して、盲腸周囲炎による腫瘍を切開し、救命した」との伝聞を記しているが、塩田の回想録には該当の記述はなく、典拠は不明である（三八ページ）。

第二章

脚気論争と森鷗外

「鷗外の一番確かな仕事というのは何とビールの利尿作用という論文なのです」(加賀乙彦)

好評だったNHK大河ドラマ「篤姫《あつひめ》」に、病弱で「うつけ」の風評がある第十三代将軍の徳川家定が登場する。安政五年（一八五八）七月の将軍の死は一か月ばかり伏せられ、それを知った御台所《みだいどころ》（正妻）の篤姫は怒り、悲しむのだが、宮尾登美子の原作は篤姫と通報者の垣内豊前守との問答を次のように記している（1）。


「七月六日昼前、俄にお苦しみ遊ばされ、医師どもお手当ての甲斐もなく、半刻後に敢《あ》えなくおなり遊ばされたそうにございます」

「上さまは毒を盛られたという風評があるが、それについてはどうか」

「毒殺などとはめっそうもございませぬ。脚気衝心《かっけしょうしん》という病は、心の臓を突然水が衝《つ》くそうにございますれば、症状は毒薬が廻った有様と相似るよしにございます」

「ならば、コレラにお罹《かか》り遊ばしたという噂の元は何じゃ」

「もしそれが事実ならば、お側の者も罹患しているはずでございます」

「もうよい」

壮齢の将軍の死となれば、大奥や市中で毒殺の噂が立ち、かけめぐるのは珍しいことではなかったが、それから八年後の七月、こんどは二〇歳の第十四代将軍家茂《いえもち》に似たような異変が生じる。家茂は第二次長州討伐を指揮するため大坂城滞在中に発病したのだが、咽《の》喉《ど》が腫れ、足がむくみ重態と知った天璋院《てんしょういん》（篤姫）は、家定と同じ脚気にちがいないと見判断する。そして御台所の皇女和宮と相談し、将軍に随従した蘭方医では心もとないと見て、遠田澄庵《ちょうあん》ら三人の漢方医を大坂へ急派した。

澄庵は江戸の町医者で、脚気治療の名医として知られ、家定の危篤にさいし奥医師に召し出されたが、衝心と見てとると「手遅れだ」としか言わず、治療を断わった。そのかわり、自分の手に負える患者だと見ると「完全に治してみせる」(2) と豪語していたので、かえって人々に信頼されていたという。

結末はやはり家定のときと似ていた。蘭方医はレウマチスと診断してその手当をしたが、澄庵たちは「もはやせんなしの御容態にて、衝心は三日のうちにあるやと存じます」(3) と診立て、そのとおり三日後に将軍は絶命する。

後継は「豚一将軍」の異名をもらったほど豚肉（ビタミンＢ１の含有量が多い）を好み、

脚気とは縁のなかった徳川慶喜だったが、春秋の筆法を用いれば、脚気は明治維新の運命を左右したと言えるのかもしれない。

ところで二〇歳の若さで薙髪《ちはつ》して、静寛院宮《せいかんいんのみや》と名のった和宮と遠田澄庵の縁は切れなかった。十二年後に澄庵の反対にもかかわらず、宮内省の洋方医に勧められ箱根へ転地した和宮は、明治十年に脚気の衝心で亡くなる。

そのころ、やはり脚気を患っていた明治天皇は、敬愛する叔母の死に衝撃を受けた。それに皇后も前年に脚気を患い、転地静養で治った来歴があった。それもあって後述するように脚気退治へ乗りだすのだが、天皇の威光を以てしても、難病の解決はすらすらとは運ばなかった。

今やめったに聞かなくなった脚気という病（現在の病名は「ビタミンB1欠乏症」）が、一時期の日本で猛威をふるったのはなぜだったのか、衝心とはいかなる症状なのか、明治以前にさかのぼって病跡をたどってみよう。

医史学研究者の酒井シヅは江戸期の脚気について、「庶民が白米食を食べられるようになった江戸時代に、脚気は江戸の町のいたるところで見られるようになった。地方から来た人も脚気になるために〈江戸煩《わずら》い〉とよんでいた」（4）と記述している。その反面、麦、粟などの雑穀を主食にしていた地方の農民には病人は稀であった。

日本で最初の脚気患者は日本武尊《やまとたける》と伝えられ、奈良時代から平安時代にかけて貴族社会でかなり流行するが、鎌倉、室町時代は影をひそめ、徳川太平の時代に再発したようだ。三代将軍家光も脚気の衝心で倒れ、最盛期は文化・文政期（一八〇四―三〇）だったらしい。それは庶民でも白米を食べたが、副食はきわめて貧しいものですませていたからだというのが酒井説である（5）。

さて脚気（beri beri）とはどんな病気なのかだが、「知覚の障害、運動の障害、水腫（むくみ）、心臓の障害などを主な症状とする全身性の病気」（山下政三）（6）とか、「多発性神経炎、病状は下肢から始まって歩行障害が起こり、次第に上部へ進行……強まると動悸、息切れ、心拡大が起こり」（7）といった解説がある。急死を招く「衝心」は、今で言う「急性心不全」だろう。

明治末年以後、病因がビタミンB1の不足にあると証明されてビタミン剤の服用が始まるまで、適切な治療法は確立していなかった。欧米先進国ではこの病気はなく、日本をふくむアジアの風土病と見なされていたことも、治療法の立ち遅れを招く要因であった。

和漢医学から西洋医学への転換期となった明治初年、その谷間に落ちこんだ形の日本で脚気はひきつづき猛威をふるうが、解決までには数十年の時日を必要とした。その渦中で、陸軍軍医界のリーダー的存在だった文豪森鷗外（林太郎）の果した役割に注目したい。

明治天皇の脚気

宮内省が編集した『明治天皇紀』には、天皇が脚気に悩まされた記事が何回も出てくる。第一回は西南戦争中の明治十年（一八七七）夏で、京都滞在中の天皇は脚気と診断され、侍医たちの進言もあって東京へ引きあげることになった。帰京後の十月に入ってようやく全快したが、九月十二日から十月二日まで政務を休んだ。

しかも六月頃からやはり脚気にかかった親子内親王（和宮）が、転地先の箱根・塔ノ沢温泉にて三十一歳の若さで脚気の衝心により落命する不幸が重なる。天皇は薄幸の叔母にいたく同情して、明治六年には皇族中では最高の年金六八〇〇円を給し、七年には京都へ隠棲していた彼女を東京へ呼び、麻布の四四五四坪もある旧大名邸を与え住まわせていた。

和宮の病が重いと聞くや天皇は侍医たちを総動員して治療に当らせたが、効果はなかった。調べてみると、西洋医の伊東方成、岩佐純、池田謙斎らが、脚気の治療には都塵を避けた健康地への転地療養が最善と信じていたのに、一人だけ反対した漢方の遠田澄庵が「このくらいの脚気なら転地療養の必要などありませぬ。私が治してみせましょう」（8）と言い切ったことがわかった。

天皇の気持はゆらいだ。すでに世は文明開化の時代、西洋医学が圧倒的な優位に立とうとしていた。翌年四月、脚気の再発を心配した侍医たちの意向を受けて転地のための離宮建設を勧めた岩倉具視内大臣の奏上ぶりが『明治天皇紀』に記録されているが、ここではドナルド・キーンの平易な読み下し文を引用したい（9）。

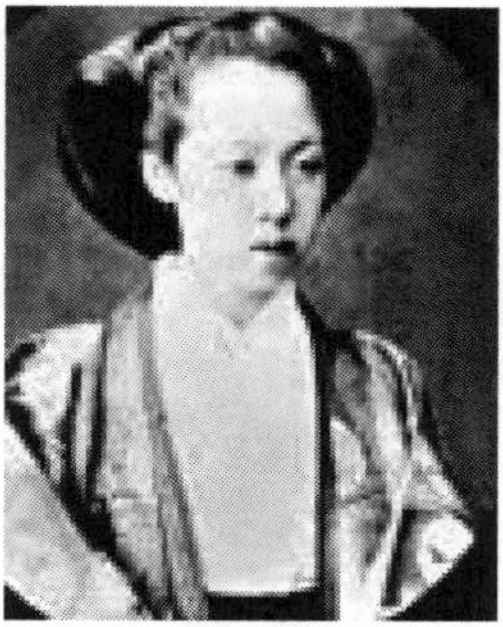
皇女和宮

転地療法もいいだろう。しかし脚気は日本全国の誰もが罹り得る病気であり、朕《ちん》一人のものではない。朕一人なら転地も出来よう。しかし、国民すべてが転地するわけにもいくまい。だから、予防の方法は別に講じなければなるまい。東奥巡幸の際に気づいたことだが、鎮台兵は高燥の地に屯営していたにも拘らず、脚気に悩む者が数十人もいた。

思うに、土地を選んだからといって病気を避けられるとは限らないのではないか。この病気は西洋諸国にはなく、ただ日本にだけあると聞く。恐らくその原因は、米食にあるのではないか。漢医に遠田澄庵という者がいて、その療法は米食を絶って小豆《あずき》、麦などを与えることにあると聞く。必ず一理あることに違いない。漢医の狭量とのみ片づけるべきことではない。洋医であれ漢医であれ、それぞれ長短があろう。伝統的な日本の医術もまた棄てたものではない。

天皇の見識に感激した岩倉は「敬服して退く」と記録されているが、キーンも「これは天皇がまとまった意見を述べた最初であり、しかもそれは聡明極まりない意見であると言わざるを得ない」と評す。

だが西洋医学者と漢方医との対立抗争は、すでに政治問題化しつつあり、天皇の意向で簡単に決着がつくものではなかった。とりあえずの妥協策として、天皇の御下賜金を基に東京府が公立の脚気病院を開設、両派の医者を集め比較実験して結論を出すことにしたが、天皇の期待は報いられない。

世人は「漢洋の脚気角力《ずもう》」と錦絵にして面白がったが、そうなると異夢同床の両派は退くに退けぬ立場に追いこまれ、冷静なデータ分析はとても望めない。たとえば洋医派（佐々木東洋、小林恒ら）が漢方派（遠田、今村了庵ら）の「秘薬」を取りこもうとするのを察した遠田澄庵が、「おかみからの申し出と言われましても、（家伝の）秘法をお知らせすることはできません」と断わるぐあいだったらしい。

結局、これという成果なしに脚気病院は四年後の明治十五年六月に閉鎖され、研究実験は東京大学医学部に新設された脚気教室へ移ったが、この過程を通じ、洋医派はじわじわと漢方派の勢力を圧倒していく。漢方医たちが医師資格をめぐって国会議員を巻きこんだ最後の抵抗運動も空しく、明治二十八年の法案否決をもって洋医派の勝利が確定する。

こうした動きは宮中にも反映した。天皇の意向で皇太子（のちの大正天皇）やその他の子女の主治医は浅田宗伯などの漢方医に任せていたのだが、明治二十一年、皇太子の百日咳治療をめぐり両派の見解が一致しなかった。曾我祐準《そがすけのり》（皇太子の御養育主任）は新式の銃砲と弓矢の差になぞらえ、「速やかに改めて洋医に一任したまわんこと」（『明治天皇紀』）をと天皇へ説きつけ、主治医を池田謙斎へ交代させるなど漢方医を一掃した。

天皇の脚気は表1で見るように、明治十五年、十六年、十九年と再発し、洋医への不信は消えなかったが、以後の再発がなさそうなのはなぜか(10)。確証はないが、板倉聖宣は麦飯、小豆飯などの食餌療法を内々に取り入れたせいではないかと推測する(11)。

それにしても、歴代の将軍や天皇一家のような上流の人士の間でなぜこれほど脚気病が頻発したのかは、現在のビタミン学から見ても不可解としか言いようがない。

明治天皇の場合も日常の食事メニューは明らかでないが、キーンによると明治三、四年頃から西洋料理、牛乳を摂るようになり、中古いらい宮中で守られてきた肉食の禁が解かれ、牛肉、羊肉、豚肉を常食にしたというから、B1の不足は考えにくい(12)。

この疑問は保留しておくとして、明治十年に天皇が岩倉へ指摘した鎮台兵の脚気は、その頃から急テンポで進んだ陸軍の大拡張と外征戦争の渦中で深刻な課題となっていく。海

表1 明治天皇の脚気関連記事

年	月／日	記事（要約）
明治9（1876）	6／	美子皇后は脚気と侍医が診断、8月箱根へ2週間転地。11月京都へ転地　10年春完治
10	6／12	親子内親王、脚気に罹病（8／7箱根へ転地）
	7／16	天皇の脚部に浮腫、尿量減少、下腹部の脹満を発見
	7／25	脚気症と確定
	7／31	侍医等、転地（東京への還幸）を進言（7／28東京へ）
	8／16	親子内親王、衝心の兆（9／2死去）
	9／	天皇の脚気、平快へ
11	4／23	岩倉内大臣、転地のための離宮設置を進言、天皇は拒絶
15	8／4	両肢腫脹、池田侍医が脚気症と診断（10月快癒）
16	9／9	脚気の症と伊東・池田侍医診断
	11／8	高木海軍医務局長を召し、海軍の脚気病対策を聴く
18	3／19	再び高木を召す
	6／20	侍従を派し近衛師団等の脚気罹病ぶりを視察させる
19	7／	脚気症の徴、侍医、伊藤首相より転地療養を進言、天皇は拒絶
20	2／15	大阪へ行幸、堀内軍医部長より脚気対策を聴取
21	7／30	侍従を派し、近衛連隊の脚気状況を視察させる
23	10／16	高木、拝謁して脚気の絶滅を報告

〔出所〕『明治天皇紀』の各巻より。

軍も同様であったが、克服の手法は分れた。

脚気菌から栄養障害説まで

脚気は結核とともに近代日本の二大国民病と呼ばれるようになるが、明治初年に脚気がクローズアップした一因は、都市化の進行、学校、陸海軍のように大規模な集団生活組織の発生にあった。病因について当時の医学者の間で、

(1)伝染病説
(2)中毒説
(3)栄養障害説

の三説が有力だったのは、質量ともに同じ食事を摂取する集団生活に起因する、という先入観があってのことだったろう。

(1)の伝染病説は、コッホを筆頭に細菌学の興隆期という環境条件に見合っていた事情もあり、「脚気菌」の発見を待望する空気が強かった。明治十四年にドイツ人御雇教師のベルツが伝染病説を発表し欧米の学界にも伝わっていたが、折からドイツで細菌学を本格的

に学んだ最初の日本人医学者という触れこみで、四年間の留学から帰朝したばかりの緒方正規（東大医学部兼内務省御用掛）が明治十九年四月、脚気菌を発見と公表した。

公表の場は東大の講堂で、東京大学総理、内務省衛生局長らの千余人が参集、発見したという菌の標本も展示した大演説会が終るや「満堂拍手喝采の声久しく止まざりし」(13)という盛況ぶりであったという。

緒方の論旨を「欣悦《きんえつ》に堪えざる所なり」と大満足したのは、陸軍軍医界の実力者で以前から細菌説を唱えていた石黒忠悳《ただのり》（当時は医務局次長、ついで医務局長）だったが、不純な動機も加わってのことらしい。すでに脚気患者対策をめぐって対立関係にあった海軍の高木兼寛に緒方が強烈な批判を加え、「大学と陸軍と海軍の三つどもえの論戦」で勝ったと信じたからである。

緒方はその名声を背負って十九年一月、帝国大学医科大学の細菌学担当教授に就任するが、追試を重ねても菌の存在は証明されず、二十二年には弟子筋の北里柴三郎が否定的見解を出したこともあり、数年のうちに緒方説は雲散霧消してしまう。人騒がせな一幕ではあった。

それでも面目を失した形の緒方は、その後ぷっつりと脚気論争には口を出さず、医科大学長、学士院会員の顕職を歴任、衛生学の領域における学界の権威として重きをなす。逆に師弟の道をわきまえぬとして北里への風当りは強まり、終生を在野の巨人として送るしかなかった。

次に(2)の中毒説はやや漠然としているが、解剖による血液の状況から推論した三浦守治（医科大学の病理学教授）の青魚中毒説、山極勝三郎、北里柴三郎のカビ米・腐敗米中毒説、さらに蘭領東インドに軍医として勤務したエイクマンによる白米・澱粉の有毒成分説などで、未知有効物質（ビタミン）の抽出研究につながった点から、山下政三は「当時としてはもっとも妥当な解釈」と論評している。広くとれば、漢方医の遠田澄庵もここに入る。

(3)の栄養障害説は日本食のなかで副食、とくに蛋白質、脂肪の不足などに原因を求めるなかで、海軍の高木兼寛は食物中の蛋白質（窒素）と炭水化物（炭素）の比率（NC比）が「正常値」の1対15が1対28以上へ悪化すると脚気が発症する、と唱えた(14)。そのほかに風土、気候、性差（男が主）、年齢（老齢者は少ない）、環境の急変、家屋の居住性など、あるいは複合した原因を挙げる説もあったが、省略しよう。

いずれも学理的には方向ちがいの学説であり論争ではあったが、大量の患者と向きあう医師たちにとっては、当面の治療法を見出す必要があった。とくに個人患者とちがって、戦闘組織で対外戦争を視野に入れはじめていた陸海軍にとって、脚気退治は深刻な課題として意識される。しかし学理と臨床（疫学）のいずれを優先するかをめぐって、陸海軍部内の対策は割れた。

そこで海軍、陸軍の順に対策面の混迷ぶりを追ってみるが、経験則の重要性に目覚めさせる引き金となったのは、意外にも囚人の脚気事情であった。明治初年の監獄といえば、北海道・樺戸が代表するように残酷無残のイメージが強いから、明治八年一月の「囚人給与規則」(15)が一日の定量を重労役囚は白米七合、軽労役囚は五合と定めたと聞けばおどろく人が多かろう。理由はあった。

脚気患者が多発した神戸監獄で治療に当ったアメリカ人の宣教師で医師でもあったジョン・ベリーが「日本の監獄の待遇はあまりにも非人間的だ」と大久保内務卿に忠告し、それを「国辱」と受けとめた大久保の指令で待遇改善に乗り出した象徴として、食事を白米

100%にしたというのである（16）。陸海軍も同様で、庶民階級の白米信仰がいかに強かったかがしのばれる。

ところが松方緊縮財政のあおりで監獄の予算が削られたため、明治十四年三月の太政官達で、下白米4／10、挽き割り麦6／10、菜一銭五厘以下と改められた。つまり囚人は麦飯を食わされるようになったのだ。ちなみに入浴は夏が五日ごと、冬は十日ごととされている（17）。

ところが副産物として脚気の患者が急減し、数年後には「その跡を絶つものの如し」（堀内利国）という現象が生じた。それに気づいたのが、海軍の高木兼寛と陸軍の堀内利国（大阪鎮台軍医部長）であった。

動きは堀内のほうがやや早い。彼は鎮台の患者統計に各地監獄から取り寄せた「府県監獄病況申報書類」を付し、ためらう鎮台幹部を強引に説き伏せ、明治十七年十二月から一年間、試験的に麦飯を支給することにした。割合は兵士の好みに配慮してか、米六分、麦四分としたが、効能はあらたかだった。明治十七年に兵一〇〇〇人に対し三五三人の脚気患者がいたのに、麦飯へ切りかえた翌十八年にはわずか一三人へ激減したのである。その成功ぶりを知った近衛司令部軍医部長の緒方惟準が一年おくれで米七分、麦三分の麦飯に切りかえ、つねに一五〇〇名を超えていた近衛の脚気患者は一二〇名にまで減じた(18)。

明治天皇は大阪行幸のさい親しく堀内の報告を聞き、近衛連隊にも侍従を派遣するなど並々ならぬ関心を寄せているが、陸軍主流は「未だ正確な統計に至らず」と一蹴し、高島大阪師団長が師団長会議で唱えた全軍の麦飯化も否決した。一方、海軍の高木は明治天皇の肩入れもあって少なからぬ抵抗を巧みに乗り切り、脚気退治に成功した。次にその経過を追ってみよう。

高木兼寛の脚気退治

陸海軍が兵食の改善問題で難航を重ねた一因は、主食の質と量を早くから法令で定めていたからでもあった。

明治元年四月十二日の軍防局達は兵卒の一日当りの兵食を「白米六合、金一朱」と定め、それを継承した陸軍給与概則(明治八年十二月十七日)が「精米六合、金六銭六厘」と規定した。のちには米麦混合と変ったが、一日六合の定量はほぼ第二次大戦末まで維持される。

海軍は建前として食費の全額を現金で支給することにしていたが、実際の運用では将官（一日一円二十銭）、士官（四十銭）に比し、下士官兵は一日十八銭（米六合に十二銭、副食六銭）の低額で、しかも全食費を十銭程度に抑え「八銭を月末にまとめて兵たちへ還元してやる風習」(19)（吉村昭）が定着していた。

還元された金額は、水兵たちの親元へ送金されていたらしい。いずれにせよ、米六合の主食は戦国時代、幕府海軍からの伝承で、それが玄米や半白米から白米に変ったのは、貧しい農村出身兵には魅力のはずだと徴募者が考えたのだろう。それだけにこのシステムには手をつけにくかったのであろうが、結果的に栄養不足と脚気の蔓延を招く一因となる。

明治五年から十一年の間に兵員一五五二人のうち一年間に延べ六三四八人の脚気患者が発生、つまり一人が年に四回も治療を必要としたという信じがたい情報がある。明治十五年、朝鮮における壬午《じんご》の乱をめぐり日清関係が緊張したさい、品川で出動準備を命じられた軍艦「扶桑」（三七一七トン）では、三〇九人の乗組員のうち一八〇人余が脚気にかかって動けそうもないという事態も起きた。

こうした事情に危機感を抱いた一人に、五年間のイギリス留学から帰って海軍省医務局次長（十六年十月から医務局長）のポストについた高木兼寛がいた。高木は鹿児島医学校で英人医師ウイリスに学び、留学時代を通じイギリス流臨床医学の方法論を体得する。それは彼が創立者となった慈恵医大で「病気を診ずして病人を診よ」をモットーにしたように、ドイツ流の学理優先主義と対立するもので、疫学尊重と言い換えてもよい。

脚気対策に取りくんだ高木は、まず衣食住、気候などの環境条件と実態調査の関連を追究したが、やがて学理上の説明は困難としても白米を主食とする伝統的兵食の質に問題がありそうだと見当をつけ、英国海軍にならった洋食との比較実験を進めた。

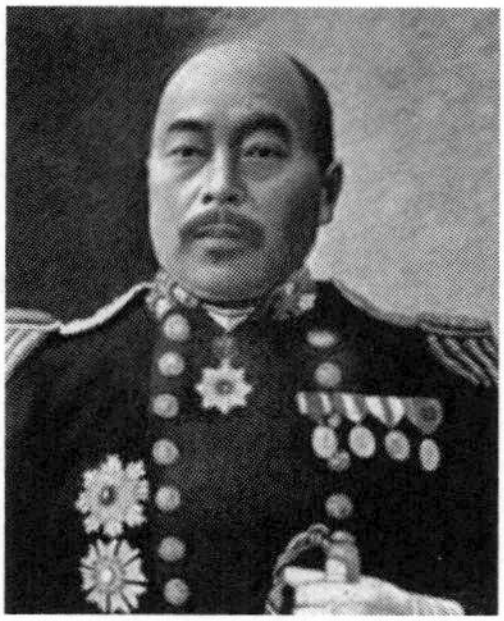
高木兼寛

折しも十五年末から二七二日間の遠洋航海に出た軍艦「龍驤《りゅうじょう》」の乗組員三七六名のうち一六九名（延べ三九六名）の脚気患者が出て二五名が死亡、伊東祐亨《ゆうこう》艦長（のち元帥）がみずから缶焚きをつとめ、たどりついたハワイで約一か月休養したのち帰国する事態が発生した。

高木が調べてみると、「龍驤」はハワイ到着直前に「病者多し航海できぬ金送れ」とせっぱつまった電報を打ったほどだが、ホノルルで調達した肉や野菜を食した患者の多くが帰路に健康を回復した事実がわかった。そこで根強い部内の反対論を説得するために彼が発案したのが、軍艦「筑波」を用いる一種の「人体実験」だった。

明治十七年二月、「龍驤」とほぼ同じコースで十か月の遠洋航海に出た「筑波」は、出航時に英国海軍にならった「標準食糧表」（ＮＣ値は1対17）に従った食材を積みこんだ(20)。そしてハワイから「病者一人もなし安心あれ」という電報が舞いこむ。

正確に言えば、三三三人の乗員で十四人（延べ十六人）の患者が発生したが、四人はミルクを飲まず、八人は肉類を嫌って食べなかったせいだと注釈した松田誠は、狂喜した高木と医務局の軍医たちは祝賀の酒で酔いつぶれたが、「この実験に失敗していたら、割腹してもすまされなかったろう」(21)と記す。

前後して医務局長に昇進した高木は、自信をもって全海軍の兵食改良と脚気撲滅に取り組むが、定着するまでには少なからぬ曲折があった。第一は、「艦船営下士以下食料概則」（明治十七年一月）を施行し、兵一日当り十八銭の食費全額を現物で支給する方式に改めたことである。これにより兵食の質を40％向上させられたが、それでも日本食の二倍ぐらい高価につく洋食化のコスト高を賄えなかった。しかも「兵員の多くは肉食を嫌忌してこれを食せずパンもまた然り」（22）という難題に逢着する。

水兵たちが艦上から投げ棄てたパンが、艦側の海面を埋め無数のカモメが浮いているように見えたという風評さえ流れた。たしかに陸上と碇泊時は生パンだが航海時には三食とも乾パン（ビスケット）が原則で、白米を副食として週に五〜六食供するという食生活ではたまるまい。

高木もいささかむりがあると判断したのだろう。一年後の十八年二月、彼は三食とも麦飯への転換を上申、四月から実施に移す。新兵たちは農村で食い慣れているはずだから、抵抗は減っていくはずだと読んだのである。ところが一年もしないうちに高木は再びパン食へ逆戻りさせてしまう。理由ははっきりしないが、医科大学の大沢謙二教授（生理学）が「麦の蛋白質の消化吸収量は米の三倍も悪い」（23）と唱えたのが影響したともいわれる。

表2は変転した「脚気対策時期」の食材摂取量を一覧した資料だが、これを見ると明治

二十一年頃からパンは主食とはいえ、実状は麦飯とほぼ半々に落ち着いていることがわかる。

注目すべきは脚気の罹病率が明治十八年から劇的に減少していき、二十年にはゼロレベルまで落ちていることだ。

麦飯、パン、副食（獣魚肉、野菜）のいずれが決定的だったのかは決めにくいし、説明もつきにくいが、高木は天皇へ「未だその原因が分って居りませぬ」が「海軍より完全に脚気病を駆逐しました」（明治二十三年十月）と誇らかに奏上した。十分に満足した天皇は勲二等瑞宝章で酬い、のちに男爵を授けた。「麦飯男爵」とか「麦飯勲二等」と冷やかす声もあったが、ふしぎなことに脚気論争は終らず、日清・日露の両戦役で多大の犠牲者を生み出す。

軍医森鷗外の兵食論

この脚気論争は複雑な構図だったため実像が見えにくいが、片や経験則をふまえた海軍省医務局の麦飯論と、片や学理で証明されていないとして、既定の白米食に固執する陸軍

表2 海軍下士官・兵の1人1日平均糧食摂取（単位:グラム）

年次（明治）	15年	16年	17年	18年	19年	20年	21年	22年
米			940	950	450	290	250	300
麦			—	230	300	160	120	120
パン（生及び乾）			10	140	200	410	450	450
獣肉			200	220	220	240	240	230
魚肉			200	120	169	90	80	100
牛乳			10	30	40	110	120	130
野菜			390	480	510	460	500	560
蛋白質			195	195	199	187	184	191
糖質			772	795	769	506	506	716
脚気罹病者（人）	1929	1236	718	41	3	—	—	3
脚気罹病者/総兵員（%）	40.4	23.1	12.7	0.6	0.04	—	—	0.03
同死亡者（人）	51	49	8	0	0	0	0	1

〔出所〕藤田昌雄『写真で見る海軍糧食史』36ページなど。
（注1）その後の脚気罹病者数は明治26年が1名（死亡0）、27年が29名（同2名）、28年が14名（同1名）、36年が13名（同1名）、45年が34名（同0）、昭和3年が1,153名（同3名）、同16年3,079名（同7名）と推移している（山下政三『脚気の歴史―ビタミンの発見』386ページなど）。
（注2）明治16年以前は金給制のため公式データ欠。

省医務局主流派の対立が基軸だったと言ってよい。

そして両派にはそれぞれ応援勢力が加わった。麦飯派には陸軍の一部、明治天皇、白米派には内務省衛生局、東大医学部といったところで、ジャーナリズムは概して前者に同情的だった。

海軍麦飯派は数年で脚気患者をほぼ退治した実績もあり、部内はすっきりと結束したが、員数では海軍の一〇倍を超える大世帯で政治力に富む陸軍の部内事情は入りくんでいた。

高木より半年早く麦飯採用に踏み切った堀内の大阪師団を筆頭に、次々と麦飯に踏み切る部隊がふえ、明治二十二年には全七個師団のうち五個師団が、二十四年には三個連隊を例外とする全師団が麦飯供与に転じ、表3が示すように脚気患者は急速に減っていった(24)。

新患の実数は明治十年代前半で一万人前後あったのが、二十年代に入ると三千人以下、ついで百人余にまで落ちこむ。絶滅へあと一歩まできたのである。なかには歩兵第三連隊(長は大寺安純大佐)のように、三食をパンと決め朝はミソ汁、昼は牛肉、夕は魚を副食にする部隊もあった。

表3 陸軍脚気患者の統計

年次	A兵員数	B新患者	B／A（%）	C死亡数	C／患者総数(%)
明治9	36,114	3,765	10.4	95	2.5
11	36,098	13,371	37.0	410	3.0
15	39,559	7,590	19.5	204	2.6
17	36,969	9,793	26.4	209	2.0
18		6,232	14.3	63	1.0
19	44,419	1,563	3.5	44	2.5
20	49,374	2,403	4.9	77	3.1
21	48,845	1,807	3.7	65	3.4
22	51,194	789	1.5	39	4.6
24	50,912	265	0.5	6	2.2
26	54,706	113	0.2	2	1.6
30	62,808	1,429	1.8	10	0.6
33	117,555	1,411	1.2	21	1.4
36	128,636	1,848	1.4	22	1.1
39	133,217	4,240	3.2	97	2.2
42	180,615	856	0.5	5	0.5
大正2	185,892	509	0.2	1	0.2
7	187,910	1,369	0.7	3	0.2
13	165,739	1,571	0.9	2	0.1

〔出所〕山下政三『明治期における脚気の歴史』387―389ページ、主要な出典は医務局年報。
（注1）日清戦争（明治27〜28年）、日露戦争（明治37〜38年）期は掲記されていない。表4、表5を参照。

もっとも米食に慣れた兵士には不人気で、酒保へかけこみ大福モチ五個を食ったり、外出日には飯屋へかけこんだりしたらしい。問題は遠方へ機動演習に出かけるさいはパンの追送が困難なことで、大陸での実戦場向きではないと判定されている(25)。

ところが明治初年から陸軍医務行政の中枢に勤務、十二年に医務局次長、二十三年から三十年まで医務局長と累進した石黒忠悳が反麦飯論を頑《かたく》なに信奉していた。石黒は研究者型というより政治家肌の行政官と評するのが適切だろうが、本人が誇称するように陸軍の大御所である山県有朋につながっていた。

彼は引退後に書いた「陸軍衛生部旧事談」で、山県元帥は「頗《すこぶ》る科学に重きを置かれ、軍医頭や吾輩のいうことを篤く信ぜられて漢方医脚気論などは排除せられたから、余輩も安心して事を為された」(26)と述べている。

しかし山県の政治的後楯だけでは心細いと思ったのか、石黒は森林太郎(鷗外)という俊才に目をかけ、衛生学研究のため明治十七年から四年間ドイツへ留学させ、自説の理論武装に利用した。

伊達一男は医家としての森には、(1)衛生学研究者、(2)医学ジャーナリスト、(3)衛生行政官、(4)軍医、という四つの顔があったと論じる(27)。この分類に従えば、森は石黒の期待に応え(3)を主とし、他を従とする立場から身を処したと評してよさそうである。

ドイツ留学の前後に森が熱心に取り組んだテーマは兵食問題で、「日本兵食論」(明治十八年起稿、翌年ドイツで発表)、「日本兵食論大意」(同十八年十月送付、十九年一月軍医学会で石黒が代述)をはじめ、数年間に二五〇本の関連論文を医学雑誌などに発表している。

日本食と洋食の長短をさまざまな角度から比較検討してコメを基本とする日本食の優秀性を強調したものだが、栄養学の見地からだけでなく経済性、利便性などにも言及していた。たとえば洋食にすれば国産の食材では間にあわない、軍の移動先でパン焼ガマを用意できない、運搬すれば乾燥したりカビが生えたりするうえ、コメに比べ二倍以上のコスト高になる等々である(28)。

日本食にも蛋白質の不足といった欠点はあるが、それは魚、豆腐、味噌などの国産品で代用できるという改善案も提唱しているので、石黒を筆頭とする医務局官僚にとってはお誂え向きの兵食論だったと思われる。麦飯の是非は本来なら日本食改善の枠内に取り入れることも可能だったろうに、論争好きの森は求めて麦飯論争の渦中に飛びこんでしまう。

まだドイツにいた頃、着任したばかりの品川弥二郎公使の宴で、参議などの顕官も今はみんな麦飯を食っていることが話題になった。意見を聞かれた森は高木兼寛の麦飯論を非とし、大沢教授や緒方正規の所論を是とする論旨を述べたてた。緒方とは東大医学部の同期（明治十三年卒）で、細菌学全盛期のドイツに身を置いていた森は、脚気菌が元兇にちがいないという思いこみから晩年に至るまで脱けきれなかったのであろう。

明治二十二年、石黒の意を受けて森が立案し、翌年十月に陸軍大臣へ提出された兵食試験は、カロリー値、蛋白補給、体内活性度のすべてで「米食が最も優秀、洋食が最も不良、麦食が中位」(29)と結論づけた。石黒が森の名を特記して「臆説や翻訳説ではない真の学問上の実験報告」(30)と絶讃したこともあってか、この試験成績は、陸軍兵食の正当性を示す絶対的根拠としてしばしば引用されることになる。

それと連動していたのか、二十三年三月二十七日付で制定された「陸軍給与令」（勅令67号）は、あらためて兵一日の給与を精米六合、副食五〜六銭と再確認している。陸軍のほぼ全部隊が麦飯に転換していたのに逆行する法令であった。何とも理解しがたい現象だが、兵食をふくむ衛生行政に限れば、医務局が他の介入を許さぬ専制的権限を発揮していたことがわかる。日清・日露の両戦争を挟んだ二十年代から三十年代にかけての山県―石黒―森ラインの理非曲直を度外視した専横ぶりは、ある段階からあとは権力体系の維持だけを目的に自転したと見えなくもない。

このあたりの内情は後でも触れたいが、その前に「古今東西の戦役中殆ど其類例を見ざる」(31)と評された日清、日露の両戦場における脚気の惨状を概観しておこう。

「露国以上の大敵」と

すでに見てきたように、陸軍兵士の脚気患者は連年減少して明治二十六年には新患者が一一三名、死者は二名と絶滅に近づいていたが、二十七、八年の日清戦争では表4が示すように外征部隊の二割弱が脚気にかかり、うち一割強が死亡した。「突然変異」と呼んでもふしぎはない爆発的流行ぶりだったせいか、公式戦史では脚気(死者数で二位)は、コレラ(同一位)や赤痢(同三位)と並んで伝染病に分類されている。

ところが海軍は明治二十六年の患者一名だったのが、二十七、八年を通じ三三名(うち死亡(三)にとどまった。こうした極端な格差を生んだ理由は、主として平時から戦時への転換にさいし、とられた兵食の構成にあった。

すなわち海軍は明治二十三年の「海軍糧食条例」(勅令14号)で、パン(および乾パン)を主食と決め、嗜好品としての白米を許容はしたものの上限を最大375グラム(二合六勺に相当)に抑え、戦時に肉・魚・野菜など副食の増給を実施した。一方、陸軍は二十七年六月「陸軍臨時給与規則」(勅令133号)及び細則(陸達62、63号)で出征部隊の一日当り標準定量を「精米六合」と、平時より多い鳥獣魚肉類、野菜、漬物などの副食物、別に携帯口糧として乾飯《ほしい》三合などと告示した。ちなみに馬糧も大麦五升、玄米二升五合と告示されているが、兵食用の麦は説明のないままに姿を消していた。

戦地では現地調達を除き食糧の大部は内地からの船便による輸送に頼るしかないから、部隊の裁量で麦飯を給するのは不可能に近い。

実際には補給力の不足で朝鮮半島を北上した先発の第一軍は糧食の粗悪と欠乏に苦しみ、現地でコメ、雑穀を調達したが、結果的に脚気の発生は少なかった。しかし遼東半島に上陸した後発の第二軍への補給は順調だったものの、脚気の多発に悩まされる。

表4 日清戦争における脚気状況（明治27年6月–28年12月）

		1日平均兵員数	A.脚気患者（人）	総患者数（人）	B.1人平均治療日数	A／総患者数（%）	脚気死者（人）
戦地	韓国	13,520	1,665	27,015	46.69	6.2	142
	清国	77,720	14,576	97,746	40.16	14.9	1,565
	台湾	23,338	21,087	83,808	38.95	25.2	2,104
計			37,328	208,569	39.77	18.0	3,811
内地		65,014	4,103	75,957	33.23	5.4	253
総計			41,431	284,526	39.12	14.6	4,064

〔出所〕『明治廿七八年戦役陸軍衛生事蹟』（陸軍省医務局、1907）。
（注1）台湾は28年3月—12月。

第二軍の土岐頼徳軍医部長は予防のため「百難を排して」麦飯の給与、それが困難ならせめて三食のうち一回はパンかビスケットをと軍司令官へ上申したが、なぜか実現しなかった。石黒野戦衛生長官と森林太郎兵站《へいたん》軍医部長は米飯至上主義者で、それが麦飯採用に反作用を与えたことは間違いないと山下政三は書いている(32)。

全軍の九割が脚気にかかるという惨憺たる状況を呈したのは、森が初代の軍医部長だった日清講和直後の台湾討伐である。大量の白米と粗悪な副食が原因だったことは、雑穀を主食とする清国人、台湾人にこの病気が見られなかった点からも明白であった。

だが戦役終結後も陸軍中央には白米禍への反省はなく、医務局編の『明治二十七八年戦役陸軍衛生事蹟』

（一九〇七年刊）は「主食六合の量は……既に平時に於て試験を経たるものにして、当戦役中……略《ほぼ》当を得た」もので「麦飯の脚気予防効果は不明である」とはぐらかし、石黒も戦地で脚気が激増したのは、衛生対策の不備からだったと強弁している(33)。

森林太郎も例外ではない。明治三十一年、軍医の同期だが年長の小池正直が医務局長に就任すると、森は翌年に近衛師団軍医部長から小倉の第十二師団軍医部長へ「左遷」された。その小池が軍医部長会議で統計を示しながら脚気予防のため全軍的な米麦混食の実施を提案すると、森は「脚気減少は果して麦を以て米に代へたるに因する乎」など同主旨の論文を医学雑誌に公表して、真正面から批判した。

その論法は麦飯の導入と脚気の急減は「頗《すこぶ》る妙に符合」してはいるが「原因上関係を二者の間に求めるのは是認できない」「脚気減少は非人為で未知の原因」ときめつけるものので、「余りにも粗雑かつ常軌を逸した」論だと評した坂内正に私も賛同する(34)。

また山下政三は、森が文学論争では「百戦百勝」と感心された悪い癖を医学の世界に持ちこんだと皮肉った幸田露伴に共鳴しているが、いずれにせよ脚気論争が政治化した以上、勝敗は混沌としてきた。小池は石黒や東大医学部をバックにする森と争うのは不利と判断したのか軟化してしまい、全軍麦飯化の提案はうやむやになってしまう。表3でわかるように、非公式とはいえ事実上、部隊の多くが麦飯に戻り脚気の被害者も激減しているので、とりあえず妥協しておこうかと考えたのかもしれない。その代償は大きかった。

明治三十七年（一九〇四）二月に始まった日露戦争でも、十年前とそっくりの愚行がくり返されたからである。経過はすでに山下、坂内、板倉の諸氏によって追究されているのであまり立ち入らないが、何よりも脚気患者や死者の数的規模ですら諸説が乱立して判然としかねる点を指摘しておきたい。

表5は一九一一年に発行された公式戦史から抜き出した統計で、脚気の部隊患者が十四万、入院患者は十一万、死者は六千人弱となっているし、『軍医学校五十年史』（一九三五）は内地をふくめた患者を二十万四千人と記述（死者数には言及なし）している。しかし脚気問題の失態を鋭く追及した『医海時報』（一九〇八年十月十日号）は、脚気病者を二十一万余としながらも、実際は「少くとも二十五万と見るを至当とすべし、傷病者三十五万中、二十五万の脚気とは豈《あ》に驚くに堪えたらずや」、「又戦傷病死三万七千二百余名中、脚気に因する死者は二万七千八百余名なりという」と主張した。

患者数はともかく死者数に至っては公式統計の五倍近くにもなる二万七千余という数字は過大にすぎるが、山下政三は『明治三十七八年戦役陸軍衛生史』第二巻（統計）に在院患者転帰の内訳として死亡（五七一一人）、治療（五万七一三二人）、帰郷（二万五〇四五人）、除役（二一二人）等の他に事故（二万一七五七人）という項目があるのに着目し、「察するところ、脚気衝心の突然死を事故としたに違いない。脚気死を減らすための苦肉の策」(35)と断じ、死亡＋事故の合計はほぼ『医海時報』の数字に合致すると論じた。陸軍医務当局は不利と見てか反論を避けたが、いずれにせよ日清戦争をはるかに上まわる惨状ではあった。

脚気の続出を批判し、麦飯採用を求める声は戦時中も少なくなかったが、「軍事機密」の名目で沈黙を守った医務局も、戦争が終ったあとはそうもいかず、苦しい弁明をくり返すのに手一杯だった観がある。とりあえずの防衛策は、実数を出さず千分比のような「比例値」を並べて目くらましさせるとか、病名、数値、期間を操作（改竄も）して実態を小さく見せかけるとか、さまざまな手法を用いている。

最高責任者である小池医務局長兼野戦衛生長官に対する風当りはとくに強く、海軍軍医

表5 日露戦争における陸軍の脚気状況
（明治37年2月–39年3月）

明治年月	戦地脚気患者		出征軍人数	一部米麦食へ	全部米麦食へ
	部隊患者（人）	入院患者			
37年3月	77	42	89,604		
7	5,137	4,756	320,808		
8	18,638	15,922	352,168	2A、3A	
9	16,254	12,863	331,929		
10	12,377	10,598	382,602		
11	11,495	7,951	376,477	1A（一部）	
12	10,485	6,713	403,794	4A	
38年1月	7,979	5,655	421,415		
2	7,445	5,574	480,256		
3	7,062	5,840	514,150		1A
4	5,084	3,477	477,751		3A、4A
5	4,867	3,751	549,161		2A
6	4,490	3,327	578,656		
7	6,670	5,156	608,470		
8	8,292	7,056	663,911		
9	4,710	3,971	692,649		
12	1,194	1,013	684,752		
39年1月	704	568	—		
3	138	78	—		
計	140,931	110,751			

〔出所〕『明治三十七八年戦役統計』第3巻（1911）。
（注1）出征軍人の総数は94.5万人（平均1日37.4万人）、入院患者の総数は39万人（うち非戦傷入院は25.1万人）、脚気死者の計は5,896人と計上。
（注2）全戦没者のうち戦死6.0万人、戦病死2.1万人、戦傷15.4万人、戦傷死0.9万人。
（注3）1Aは第1軍を示す。

の斎藤有記（医務局第二課長）は『医海時報』誌上で「浅はかにも自己の主張たる白米万能主義を百万の軍隊に試みたる結果、その予防し得べき脚気を無数に製造して」(36)と論難した。海軍は全戦役を通じ患者一〇五人、うち死亡三人という対極的な成果をあげていただけに、遠慮がない。

もっとも海軍の患者統計にある「末梢神経疾患」（三二六人）、「局発性筋肉リウマチ」（四九〇人）など、脚気の疑いが濃い症状を故意に別病名としたのではないかと疑問を付す声もある(37)。

斎藤軍医は明治三十七年秋に攻囲戦中の旅順へ出張したときの見聞で「脚気でふらつく脚で銃を構えて攻め上ろうとする日本兵を、外国武官が日本兵は恐怖を忘れるために酒を飲んで戦っている」と思いこんだ話や、大連兵站病院で「数千の内科患者という患者はほとんどみな脚気」なのに、海軍陸戦隊員は脚気が皆無だった体験を紹介している。

ついでだが、その旅順で半年の籠城戦に堪えたロシア軍は、脚気のかわりに壊血病（ビタミンC欠乏症）に悩まされた。降伏の直前にステッセル司令官はロシア皇帝にあて「壊血病によって守備兵が壊滅的な打撃を受けております。あと二、三日しか要塞はもちません」(38)と電報している。

降伏後に日本側が引きついだ捕虜の入院患者一万人のうち六〇四四人が壊血病患者だったが、新鮮な野菜と生肉を供して大多数が回復したという(39)。

それにしても、麦飯論者の寺内が陸軍大臣だったというのに、どうして脚気の惨状が阻止できなかったのだろうか。私には日清戦争と同様に、すでに麦飯化していた出征部隊に戦時給与規則が適用されたとたん、機械的に割り当てられる「精米六合」が鉄壁のように立ちはだかったように思える。

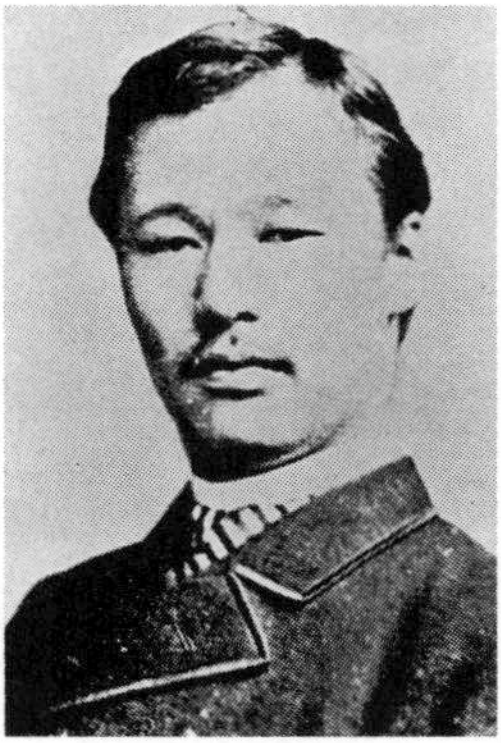
軍医監当時の森鷗外

それを破ろうとする試みは無言ではね返された。三十七年四月に第一師団の鶴田、第三師団の横井両軍医部長が、所属する第二軍に「麦飯給与の件を森軍医部長に勧めたるも返事なし」の反応だったと「鶴田禎次郎従軍日誌」は記録している。完全に黙殺されてしまったのだ。
別のルートで上部へ同様の進言がいくつかあっ

たようだが、麦飯は「虫が付き腐りやすい」とか、「炊事に手間がかかる」とか、「補給体系を複雑化させる」といった理由で、聞き入れてもらえなかったようである。

麦飯論争の行く末

それでも脚気の発生数がピークに達した明治三十七年八月頃から、陸軍中央は前線へ麦を輸送しはじめたが、なかなか行きわたらず議会で決議まで出たのでたまりかねたのか、奉天会戦さなかの三十八年三月十日、寺内陸相は戦時給与細則を改正して「出征軍人軍属には脚気予防上麦飯を喫食せしむるの必要ありと認む。依て時機の許す限り主食日量精米四合、挽割麦二合（三月末に7対3の比率に修正）を以て給することを努むべし」(40)との訓令を発出する。おくればせながら全軍の麦飯化に踏みきったと言えるが、大臣訓令を補完する形で小池長官が前線各軍の軍医部長にあてた通牒は、行きつ戻りつの奇妙な言いまわしになっていた。

すなわち「数十年間の統計は能く麦飯の有効なるを示せり」との認識から「百難を排して其混食を励行」と指示しつつも、麦飯は当初から企図したが「事情の許さざるものありて供給意の如くならざりき」(41)と言い訳するのも忘れていない。

ともあれ、陸相訓令の効験はあらたかだった。表5を見ても月別の死者数は不明だが、月別の脚気患者数は訓令の翌月から下降線をたどり、出征部隊の復員が始まった三十八年末には最盛期の一割以下まで減少した。

気になるのは、小池の通牒が「脚気の病原未だ明かならずして、之に対する予防の方法も未だ確定せず」と釘を刺しているくだりであろう。学理上はまだ決着していないのだと宣言しているようなものだが、折から軍医部内では脚気菌発見の「朗報」がかけめぐっていた。

広島の陸軍予備病院で後送患者の血液を調べていた小久保軍医が重球菌を発見したと医務局に報告してきたのは、陸相訓令が発出された翌日というのも皮肉めくが、七月には免疫血清もできて直ちに患者へ使用したという神速ぶりであった。そのうち追試に当っていた都築軍医からも、別種の双球菌を発見したという報告が届く(42)。

だが数年もしないうちに追試の結果は芳しからず、脚気菌の発見は往年の緒方と同様に幻として葬られてしまうが、戦時中の失態で医務局の責任を追及する声が高まっていた折でもあり、小池医務局長は大いに期待をかけた。そして明治四十年三月の軍医部長会議で「病原は中毒か伝染か二者必ずその一にあらん」(43)と断言している。同じ思いの森林太郎(第一師団軍医部長)が、小池の後任として医務局長に就任したのはその年の十一月である。

この問題で悪役を演じてきた森を軍医界のトップにすえた人事の裏事情は諸説あるが、吉野俊彦は、森が「元老山県有朋の側近のような地位」(44)を占めていたのが決め手になったと説く。

両人の結びつきには、双方に利用価値があったと言える。たとえば森の局長在任中に陸軍省人事局が軍医の人事権を回収しようとする動きがあったのを、山県の「鶴の一声」で押さえこんだことがある(45)。

一方、絶大な権力者とはいえ大衆的人気の乏しかった元老にとって、「文豪」を通じ文化界ににらみを利かせるメリットは捨てがたいものがあったろう。

森医務局長の初仕事は、彼の発案による四十二年六月の臨時脚気病調査会の設置であった。とかく陸海軍だけが注目されてきたが、一般国民の間にも脚気は少なくなく、表6が示すように罹病者は百万人台、死者も毎年一万〜二万に達していたので、その撲滅をはかろうという主旨であった。

所管をめぐり内務、文部省などが争ったが、寺内陸相が全経費の負担を申し出て強引に押し切り、陸軍省の所管に引っぱってきた。会の官制第一条は「陸軍大臣の監督に属し脚気病の防遏《ぼうあつ》に関し必要なる諸般の研究を行う」と規定している。

会長は陸軍省医務局長、二十名の調査会委員のうち陸軍が六人、海軍二人、東大と京大が各二人、内務省（伝染病研究所）三人、民間医二人という構成で、別に北里

表6 全国の脚気死亡者数

年度	死亡者数	年度	死亡者数
明治16	991	昭和6	17,767
（うち軍人）	247	10	10,062
33	6,500	14	9,567
35	11,099	18	6,480
37	9,408	22	8,596
43	9,598	28	1,908
大正3	9,689	34	447
7	23,632	43	49
10	22,675	52	8
15	12,109	平成1	5

〔出所〕山下政三『明治期における脚気の歴史』、同『脚気の歴史―ビタミンの発見』、典拠は『帝国人口動態統計』、『帝国死因統計』など。
（注1）罹病者数の正確な統計は不明。最盛期は100万人台、死亡率は1〜3%とされている。

柴三郎（伝研所長）、青山胤通《たねみち》（東大教授）が臨時委員として加わった。漢方医も、数年後にビタミン発見へつながる鈴木梅太郎らの栄養学者も加わっていない。

顔触れを見ると、伝染病論者と麦飯否定論者が主力だから、期待は持てそうもなかったが、最初からそれを見抜いた人もいた。一人は第一回総会で挨拶した寺内陸相で、若い頃に遠田澄庵の勧めで二十年麦飯を食っていると前置きして日清戦争の時、運輸通信部長として前線へ麦を送ろうとしたが、石黒医務局長に「詰問され遂に麦の供給を中止した……此席に居らるる森局長の如きも亦石黒賛成者にして、余を詰問せられし一人なりし」(46)と裏話を暴露した。

もう一人は他ならぬ明治天皇で、官制の裁可にさいし「病因は白米食であるとの事。其後各軍隊に麦飯を普及して脚気病がなくなったと聞く、此上尚《な》ほ調査会を設けて原因を調査研究する必要があるのか」(47)と問いただしたという。

答弁資料の作成に振りまわされた大西亀次郎（医務局衛生課長、前第五師団軍医部長）は、思い切って森局長へ全軍の麦飯転換を進言するが、「ハア、君も麦飯迷信者の一人だね。之は学問上同意が出来ぬ」(48)と一蹴されてしまった。

最終的に陸軍が平時の兵食を白米六合から白米七、麦三の混合食に改めた(49)のは大正二年(一九一三)四月の陸軍給与令改正からで、森が引退する三年前のことである。

ビタミンBの発見

脚気調査会が方向を見失い、これという実績もあげられず低迷している間に、内外の脚気研究は新路線の開拓に取り組んでいた。先頭を切ったのは、のちにノーベル賞(一九二九年)をもらうオランダのエイクマンである。彼も当初は細菌の発見をめざしていたのだが、「脚気の原因はコメにある」という遠田澄庵の主張に霊感を与えられ、一八八九年、ニワトリの動物実験でそれを確かめると、糠《ぬか》に含まれ脚気を治癒する未知の有効物質(のちにビタミンBと命名)の存在を予言し、弟子たちはその抽出に取り組む。

都筑甚之助(軍医)、志賀潔、古在《こざい》由直、鈴木梅太郎らが、おくればせながらこの抽出競争に加わった。大正初年には、米ヌカから抽出した治療薬が次々に売り出される。その中で有名なのは鈴木が明治四十三年(一九一〇)末にやはりヌカから抽出したオリザニンだが、純粋結晶の抽出には至らなかった。

他の治療薬も実効が十分とは言えなかったが、それは有効成分（ビタミンB）の含有量が少なく不定だったからだということがのちに判明する。次の段階は結晶の分離、構造式の決定、人工合成へ向けての競争へと移行する。島薗順次郎、緒方知三郎（いずれも東大医学部教授）がBの結晶分離に成功したのが大正十五年、ビタミンBをB1（脚気治療の有効成分）とB2に区分したのが昭和二年（一九二七）、そして欧米でB1が合成、やがて市販され、この間に脚気患者と死者は着実に減少していく(50)。

脚気がほぼ日本の医療界から姿を消したのは第二次大戦後である。B1の強化食品が出現し、アリナミンに代表されるビタミン薬の普及が貢献したとされているが、ことはそれほど単純ではない。

臨時脚気病調査会は大正十三年四月の第二十九回総会で、脚気はビタミンB欠乏に起因すると認めて解散した。長年にわたる脚気論争で「悪役」に終始し、最後まで調査会の委員にとどまっていた森林太郎は、その一年九か月前に世を去っていた。死の三日前に口述した遺書には、「墓は森林太郎墓の外一字もほるべからず……宮内省陸軍の栄典は絶対に取りやめを請う」とあった。

公言はしなかったが、森はかなり前から陸軍軍医としての敗北を意識していたのであろう。大正六年のエッセーで「わたくしの多少社会に認められたのは文士としての生涯である」(51)と書いたのは、彼なりの自嘲だったのかもしれない。

最後に現在の視点から、戦前期日本の脚気論争をふり返ってみたい。論議の的はとかく日清・日露の両戦争における兵士たちの犠牲に向けられがちだが、平時の陸海軍は早い段階から現場レベルで麦飯給与と副食の改善を進め、明治末年までにはほぼ根絶に成功していた。見方を変えれば、脚気菌信仰を捨て切れなかった石黒、小池、森たち陸軍省医務局主流は空まわりしただけで、部内への実害はあまりなかったとも言える。

実害が大きかったのは、陸軍兵士の脚気死亡者が一ケタ台まで落ちたのに、大正期を通じ肺結核に次ぐ一万人以上の死者を出しつづけた一般国民のほうだろう(表6参照)。臨時脚気病調査会は途中から開店休業も同然となってしまったので、親身になって対策を打ち出す主管省庁がないまま、国民は捨ておかれた形になる。そうなると、患者は江戸時代と同様に名医と秘薬を求めて各個に走りまわらざるを得ない。

澄庵の家伝薬に代る役割を担ったのが、ユーキリン（オリザニンの商品名）とかアンチベリベリンとかウリヒンのように、製薬会社が売り出した粗製ビタミン薬であったが、すでに書いたように信頼性を得たのは純粋結晶のB１製剤が作られる昭和でも、戦後期に入ってからである。

だが、その前に脚気患者の規模は戦時下の粗食時代に下降線をたどりはじめた。主因は食糧不足に対応するため昭和十四年十一月、政府が白米を禁止し、食用米は胚芽を残す七分搗《づ》き米とする米穀搗精《とうせい》等制限令を公布したことによる。つづいてコメの配給制（成人は一日二合三勺＝３３０グラム）が施行され、量をふやすため麦の混入が推奨された。目減りをなくし満腹感を得るため玄米食の是非も議論された。脚気予防を意図したわけではないのに、はからずも脚気退治を招来したのである。

食品のB１含有量を記した表7を見ると、コメ全粒のB１のうち外皮（ヌカ）に43％、胚芽に24％が集中している結果、精白米に比し半つき米はざっと四倍、玄米は八倍、胚芽精米、麦やそばは三〜四倍のB１を含有する。野菜は概して低いが、小豆《あずき》は七倍、大豆は一〇倍と多い。魚肉、牛鶏肉はさほど高くないが、豚肉は数十倍と高い。思ったより低いのは生パンで、白米の四、五倍にとどまる。
成人が一日に必要とする1・1〜1・2ミリグラムを充足するには白米、たくあん、味噌汁の組み合わせは劣悪であるのは明白だが、麦飯への転換も必要量すれすれにしかならない。またパン食は副食を充実しないかぎり、さして有効とは言えないことがわかる。

表7 ビタミンB1の主要食品別含有量
（単位mg、食品100g当り）

主食など		副食など	
水稲精白米	0.02	牛肉	0.10
玄米	0.16	同カン詰	0.30
半つき米	0.08	豚肉	0.5〜0.9
胚芽精米	0.08	ロースハム	0.60
米ヌカ	2.50	にわとり	0.09
押麦	0.06	鶏卵	0.10
そば	0.08	牛乳	0.03
ゆでうどん	0.02	煮干し	0.10
食パン	0.10	トマト	0.05
さつまいも	0.11	ひじき	0.36
じゃがいも	0.06	きゅうり	0.03
かぼちゃ	0.08	たくあん	0.03
もやし	0.04	焼きのり	0.69
あずき	0.15	みそ	0.04
大豆	0.22	バター	0.01
納豆	0.07	梅干し	0.02

〔出所〕『五訂日本食品標準成分表』（女子栄養大学出版部、2004）など。原則として調理後。
（注1）白米6合は864gに相当する。

ビタミンの存在も、ましてや食品別の含有量も不明だった明治前半期にあてはめて考察すると、カギは副食物の良否にあったのではないか。表2の海軍食統計で白米を減らし麦、パン、獣魚肉など多彩な食材を増量した明治十九年から脚気の発症者がゼロ近くに落ちこんだ事実が、それを示唆している。

陸軍の森林太郎が、古代から日本人の嗜好になじんだコメを彼の兵食論で主食として評価したのは決してまちがっていたわけではなく、現代にも通用する卓見であろう。しかし経験則を生かし、海軍と同じ時点で麦をサプリメントとして添加する微修正になぜ乗り出さなかったのか、ふしぎとしか言いようがない。

〔注〕

（1）宮尾登美子『天璋院篤姫』下（講談社文庫、二〇〇七）四六ページ。
（2）板倉聖宣『模倣の時代』上（仮説社、一九八八）九三ページ。
（3）山下政三『脚気の歴史―ビタミン発見以前』（東大出版会、一九八三）は、将軍たちの脚気について詳述している（一七九―九一ページ）。
（4）酒井シヅ『病が語る日本史』（講談社、二〇〇二）一三八ページ。
（5）同右、一三二―三四、一三八ページ。

(6)山下政三『脚気の歴史―ビタミンの発見』(思文閣出版、一九九五)一五一ページ。
(7)『医学大辞典』(南山堂)三九五ページ。
(8)前掲板倉上、九三ページ。
(9)ドナルド・キーン『明治天皇』上巻(新潮社、二〇〇一)四五四―五五ページ。
(10)『明治天皇紀』によると、明治三十三年三月十四日の項に天皇は下肢が浮腫し九月末に治癒したとある。また三十四年四月二十四日の項にも同様の症状が起き十月までつづいたとある。疑わしいが脚気の診断は記入されていない。
(11)前掲板倉上、三六〇、三六七ページ。
(12)前掲キーン上、三一三ページ。
(13)『東京医事新誌』(明治十八年四月十八日号)。
(14)川上武『現代日本医療史』(勁草書房、一九六五)三〇二ページ。
(15)太政官達第八号(明治八年一月十四日)。
(16)前掲板倉上、三二八ページ。
(17)太政官達第十三号(在監人給与規則、明治十四年三月十八日)。
(18)坂内正『鷗外最大の悲劇』(新潮選書、二〇〇一)五三ページ。
(19)吉村昭『日本医家伝』(講談社文庫、二〇〇二)の「高木兼寛」の章(三一二ページ)。
(20)藤田昌雄『写真で見る海軍糧食史』(光人社、二〇〇七)三三―三四ページ。
(21)松田誠『高木兼寛伝』(講談社、一九九〇)七五ページ。
(22)明治十八年二月二十五日付、水交社における高木の講演。

(23)前掲松田、一〇〇ページ。
(24)前掲坂内『鷗外最大の悲劇』一一四ページ。
(25)「芳賀栄次郎自叙伝」(未公刊、一九三四)を利用した片岡義雄「陸軍軍医中将芳賀栄次郎博士に関する研究」(3)(『防衛衛生』33巻12号、一九八六)。
(26)陸軍軍医団『陸軍衛生制度史』第一巻(非売品、一九一三)に収録した石黒の「陸軍衛生部旧事談」五ページ。
(27)伊達一男『続・医師としての森鷗外』(績文堂出版、一九八九)三四ページ。
(28)同右、三六―三九ページ。
(29)山下政三『明治期における脚気の歴史』(東大出版会、一九八八)四二一ページ。
(30)前掲石黒、二一ページ。
(31)『陸軍軍医学校五十年史』(一九三六)。
(32)山下政三『鷗外 森林太郎と脚気紛争』(日本評論社、二〇〇八)一一七ページ。
(33)前掲山下『明治期における脚気の歴史』四四九―五〇ページ。
(34)前掲坂内、一五七ページ。
(35)前掲山下『鷗外 森林太郎と脚気紛争』三〇二―〇三ページ。
(36)『医海時報』677号(明治四十年六月八日号)からの半白翁(斎藤有記)連載稿。
(37)高森直史『海軍肉じゃが物語』(光人社、二〇〇六)八八ページ。
(38)プレシャコフ『日本海海戦―悲劇への航海』上(NHK出版、二〇一〇)二六八ページ。
(39)「旅順に於ける救護一班」(『博愛』157号、明治38年3月)、日本赤十字社編「明治三十七八年戦役救護報告」（一九〇八）。
(40) 前掲『陸軍衛生制度史』第一巻一三三四ページ。大江志乃夫『日露戦争の軍事史的研究』（岩波書店、一九七六）一八二ページ。
(41) 前掲坂内、一八五—八六ページ。
(42) 経過については前掲板倉下、第三章を参照。
(43) 『医海時報』665号（明治四十年三月十六日）。
(44) 吉野俊彦『鷗外百話』（徳間書店、一九八六）七五ページ。
(45) 吉野俊彦『続森鷗外私論』（毎日新聞社、一九七四）一五〇ページ。
(46) 前掲坂内、二〇九ページ。
(47) 山田弘倫『軍医としての鷗外先生』（医海時報社、一九三四）二七九ページ。
(48) 同右、二七一ページ。
(49) 藤田昌雄「帝国陸軍戦場の衣食住」（『歴史群像』太平洋戦史シリーズvol.39、学習研究社、二〇〇二）。
(50) ビタミンB1の開発過程は前掲山下『脚気の歴史—ビタミンの発見』が詳しい。
(51) 森鷗外「なかじきり」（『鷗外全集』第二十六巻、五四三ページ）。

第三章

伝染病との戦い

「疫病神《やくびょうがみ》の上陸許す可《べか》らず」

（『時事新報』社説）

疫病神にとりつかれ

福沢諭吉が創刊し、明治二十年代には見識ある大新聞とされていた『時事新報』を見ていると、「疫病神の上陸許す可らず」（明治二十七年六月二十三日）と題する社説が目に入った。

「疫病神」は近ごろあまり耳にしない成語だし、日清開戦の直前でもあるので清国を指しているのかと思ったが、前後をめくると「ペスト病菌の発見」とか「黒死病の原因」のような見出しが続出するので、さてはペストのことらしいと気づく。

委細は後述することにするが、とりあえず『広辞苑』で「疫病神」の項を引いてみた。「疫病を流行させるという神。転じて、人々に忌み嫌われる人のたとえ」とある。語源となった「疫病」には「猛烈な伝染性の熱病」、隣りあう「疫病除け」には「呪（まじない）などで、疫病神のたたりを受けないようにすること」と親切な解説がついている。

まぶたに浮かんできたのは、疫病除けの赤い貼り札がめだつ江戸のうらぶれた町並みを、死骸の入った樽をかついでいく人足連と頭上を舞う鴉《からす》の群といった情景。奉行所の小役人が付き添っていたかもしれないが、大岡越前や遠山の金さんのような名奉行も、疫病の流行には打つ手がなかったはずだ。

「黒豆の煎じ汁、茗荷《みょうが》のしぼり汁を飲め」とか、「高熱には芭蕉の根の汁を用いよ」と勧める町奉行所のお触れ書きが記録されているが、気休めの対症療法にすぎず何の効果もなかった。民衆の多くが疫病神の祟りと信じ、加持祈祷《かじきとう》に走ったのもむりはない。

それでもモンゴル軍の襲来や黒死病（ペスト）に蹂躙された原体験を持つヨーロッパ人には、「鎖国」も同然の孤立的地位を享受してきた島国・日本が、この種の災厄とは縁遠い「桃源郷」に見えたかといえば、さにあらず。幕末に来日したオランダ人医官のポンペは「おおよそ人口三千万もある日本において、内科の医学も外科の治療法もあまり知られていないこと、たくさんの病人がいること、そのなかには重症のものもいるし、しかも多くのものは下手な治療を受けてますます病気を重くしている」（1）と観察した。

とくに眼病が多く、「世界のどこの国より、日本ほど盲目の人が多いところはない。その理由は、眼病の治療法をまったく知らない」ことに原因があるとも指摘している。しかし疫病の大流行といっても欧米諸国より二桁以上も規模が小さい数万人台の死者しか経験のない日本では、病気に立ち向かう医学の発達がその分だけおくれてしまったと言えるのかもしれない。

そのポンペが長崎で遭遇したのが、「安政コレラ」と呼ばれる安政五年（一八五八）の大流行だった。すでに世界のコレラ流行史では第一次パンデミーの余波がインド→中国→朝鮮→対馬の経路で一八二二年夏に下関へ上陸、多数の犠牲者を出したことがあった。このときは秋が深まるまでに下火となり、京都より東には波及しなかった。

だが発病してから二、三日でコロリコロリと死ぬので、人々はコロリ（虎狼痢）と呼んで恐怖した。「安政コレラ」の勢いはそれを上まわるもので、米艦ミシシッピー号が中国から長崎へ持ちこんだあと九州、大坂、江戸から遠く函館にまで達し、江戸だけで三万、全国では十万人前後が犠牲になったとされる。ポンペと弟子たちが長崎で治療した患者は六〇一人で致死率は36・4％、日本人医師の診た患者は九八二人で致死率は55・5％だったという（2）。

この程度ですんだのは、「六万の市民のなかにあってただ一人の専門家」と自負したポンペが事前に警報を発し、奉行所の諮問に応じて生水や生鮮食品の摂取を禁じたり、早期治療を手配したりしたせいでもあった。彼の献身的活動は西洋医学への信頼性を高めた反面、思わぬ副次効果も生んだ。病毒が侵入したのは開国したためだとして、排外攘夷の風潮が高まり、ポンペに危害を加えようとする事件さえ起きたからである。

四年後の一八六二年に起きたコレラ騒動でも、江戸だけで三万とも十万ともいわれる大量の死者を出しているが、このときは麻疹《ましん》（はしか）の流行と重なったので被害が拡大したとも言われている。

しかしポンペに代表される西洋医といえども、正体不明の病原に暗中模索の戦いを挑んでいるという点では、奉行所の役人と大差はなかったとも言えよう。疫病の正体が肉眼では見えない細菌（バクテリア）であることがあばかれ治療法が見つかっていくのは、一八七〇年代から八〇年代における細菌学の急速な勃興期以降である。細菌より格段に微小な病原体であるウイルスの存在が確認されたのは、さらに半世紀も後のことだった。

明治十三年（一八八〇）、新政府が公布した伝染病予防規則は、届け出を義務づけた法定の伝染病としてコレラ、腸チフス、赤痢《せきり》、ジフテリア、発疹チフス、痘瘡《とうそう》（天然痘）の六種をあげていた。その後、法定伝染病は八種、十三種とふえていくが、前記の六種は発疹チフスを除き、かなり古くからわが国に存在したと推定されるので、古典的伝染病（最近は感染症と呼び替えている）と呼ばれている。

推定としか言えないのは、和漢医たちが記録した疫病の症状が正確さを欠き、とくに消化器系の病種を弁別するのは容易でないからだ。また急性伝染病を主対象とする前記の六種や八種に入っていないが、マラリア（おこり）、麻疹、結核（労咳《ろうがい》、肺病）、インフルエンザなども中近世のわが国で流行していたのはまちがいない。

マラリアもあったと聞くと奇異の思いを抱く人もいそうだが、酒井シヅによると平安朝の頃からありふれた熱病で、九条兼実や藤原俊成・定家父子も罹患したらしいが、江戸期には軽症化してあまり注目されぬようになったという（3）。マラリアの患者で高名なのは、高熱の「おこり」で悶死したとされる平清盛だろう。その高熱ぶりを伝える文献は少なくないが、

清盛の医者ははだかで脈をとり

という川柳からも並大抵ではなかったと知れる。

ギネスブックによると、人間の体温で最高を記録したのは一九八〇年に日射病で入院し

た五十二歳のアメリカ人男性で摂氏46度5分に達したが、二十四日後に回復退院したとのこと。清盛入道は「身の内のあつき事火をたくが如し……せめての事に板に水をゐ（沃）て、それにふ（伏）しまろ（転）び……」（平家物語）というぐあいだから、ギネス記録の高温に近かったのではあるまいか。

「あばた」も「えくぼ」？

死因統計はなかったとはいえ、江戸期の死因で首位を占めていたのは「おそらく痘瘡であったろう」と立川昭二は推測する。腸チフスや赤痢とちがい、この疫病は身分の上下を問わず襲いかかり、しかも常時流行していた。

とくに乳幼児の時期にかかると死亡率が高く、助かっても顔面にひどい痘痕（あばた）が残った。ポンペは日本人の三人に一人はあばたを持っていると観察した。そして不完全な人痘法に代るジェンナーの牛痘種苗法（一七九六）が普及していらい欧米では下火になったのに、日本では本格的な導入が四〇年おくれたのが原因だと説明している（4）。正確に言えば、オランダ商館医のモーニッケが長崎へ牛痘苗を持ちこんだのが一八四九年で、蘭方医のネットワークを通じ分苗がまたたく間に全国へ広がっていった。

明治天皇も幼時に牛痘を植えて免疫を獲得していたが、筋金入りの洋夷嫌いだった父の孝明天皇は、重症の痘瘡にかかり助からなかった。岩倉具視の砒素を用いた毒殺説が根強く流布されているが、ドナルド・キーンは砒素中毒に似た症状を呈する重い「痘瘡性紫斑病」と推定する吉田常吉説を引用して、毒殺説には否定的だ。さらに痘瘡から回復して全快祝を予定していた侍童の加藤某が出仕してから、二日後に天皇が高熱を出していることから、それが感染ルートではなかったかと示唆する（5）。

天皇や将軍のような上流の士が痘瘡で命を失うのは、それほど珍しいことではなかったらしい。川村純一は、天平七年から幕末にかけての約千年に八七回の流行があり、歴代天皇の罹病者は三十一人、うち花山天皇（第六五代）、東山天皇（第一一三代）など五人が死亡したという。徳川将軍のなかでは家光、綱吉、家斉など六人（十四人説も）が罹病したが、それが原因で死んだ人はいなかったようだ（6）。この病気の致死率は20〜30％ぐらいだから、一般庶民よりは恵まれていたといえよう。

今やあばた面の人は見かけなくなったが、明治後半期頃までは、痘瘡に生き残った幸運のシンボルでもあった。あばたの有名人としては海外でエジプトのミイラ、ワシントン、リンカーン、ゲーテ、モーツァルト、ルイ十五世（死去）など、わが国では源実朝、伊達政宗（失明）、春日局らの名が挙がるが、いずれも噂の域を少し出たぐらいのなかで、確度甲と断言できるのは夏目漱石だろうか（7）。

『吾輩は猫である』（一九〇五）には、猫から見た苦沙弥《くしゃみ》先生のあばたについて次のようなくだりがある。

主人は痘痕面《あばたづら》である。御維新前はあばたも大分流行つたものださうだが日英同盟の今日から見ると、斯《こ》んな顔は聊《いささ》か時候後れの感がある……物心がついて以来と云ふもの主人は大にあばたに就て心配し出して、あらゆる手段を尽して此《この》醜態を揉み潰そうとした……先達《せんだつ》てある洋行帰りの友人が来た折なぞは「君西洋人にはあばたがあるかな」と聞いた位だ……「あつても乞食か立《たち》ん坊だよ。教育のある人にはない様だ」と答へたら、主人は「さうかなあ、日本とは少し違ふね」と云つた。

苦沙弥先生にかこつけていても実感がこもっているのは、本人の体験で裏打ちされているからだろうが、漱石がいつ罹病したかについては諸説あり、結論が出ていない。荒正人の『漱石研究年表』は明治三年（四歳）に「種痘が原因で疱瘡（天然痘）にかかり、鼻の頭に痘痕が残る」と記し、江藤淳は「太政官布告第三一三号によって、種痘の全国実施が定められたのは、明けて明治三年（一八七〇）四月二四日のこと」と書いた。

諸説を検分した深瀬泰旦は、実兄の証言を重視して「明治三年、四歳のことと推定したい」「浅草の種痘所出張所において接種をうけたものと考えられる」としたあと、「疱瘡の潜伏期に種痘を接種」(8) したのではあるまいかと推測する。そうだとすると、多病の人生を送った文豪ではあるが、疱瘡の幼時体験は紙一重の不運だったことになる。

表1は明治十年（一八七七）から大正末年（一九二六）に至る主要な伝染病の罹病者と死亡数を示す統計表である。特異事象（大量流行など）の起きた年を中心に抜きだしたものだが、赤痢、腸チフス、ジフテリアは常在型、コレラ、ペストは襲来型、疱瘡はその中間と見ることができる。

コレラを筆頭とする消化器病の多くは抗生物質やワクチンの発達により今やわが国では

表1 **主要伝染病の罹患と死者数（Ⅰ）**（明治10年–大正15年）

	コレラ	赤痢	腸チフス	痘瘡	発疹チフス	ジフテリア	ペスト
明10	8,027	38	141	653	—	192	—
(1877)	13,816	349	1,964	3,441		586	
12	105,786	1,477	2,530	1,295	601	534	—
	162,637	8,167	10,652	4,799	2,341	1,270	
19	108,405	6,839	13,807	18,678	1,577	1,465	—
	155,923	24,326	66,224	73,337	8,225	3,265	
26	364	41,284	8,183	11,852	56	3,205	—
	633	167,305	34,069	41,898	228	5,726	
28	40,154	12,959	8,401	268	49	3,025	—
	55,144	52,711	37,015	1,284	186	6,100	
日清戦争	5,211	1,611	1,125				
	8,481	11,164	3,805				
30	488	23,763	5,697	12,276	23	5,579	1
	894	91,077	26,998	41,946	58	15,488	1
33	231	10,538	5,544	7	2	6,010	122
	377	46,180	23,846	111	73	17,873	168
38	34	3,762	6,280	70	2	3,858	107
	?	37,981	22,853	278	2	13,153	282
日露戦争	—	2,654	8,701				
		9,669	24,201				
40	1,702	5,872	5,974	211	6	4,245	320
	3,632	24,940	25,916	1,034	8	14,729	646
45	1,683	7,560	6,289	1	1	4,913	—
	2,720	25,066	31,528	14	1	19,178	
大9	3,417	8,148	12,073	729	3	3,801	14
	4,969	12,723	53,756	3,166	66	15,113	22
15	13	7,698	8,879	174	4	3,625	4
(1926)	25	17,135	43,951	1,256	36	13,621	8

〔出所〕厚生省医務局『医制百年史』（ぎょうせい、1976）、典拠は内務省『衛生局年表』など　（注1）下段の数字は罹患者数、上段は死亡者数。　（注2）下線〜〜〜は大量罹患を示す。　（注3）—は罹患者なしを示す。　（注4）インフルエンザ、結核などは省略した。　（注5）法定伝染病は明治13年の伝染病予防規則により、6種（コレラ〜ジフテリア）とされた。同31年の伝染病予防法により、ペスト、猩紅熱を加え、8種に増加。昭和22年の伝染病届出規則でマラリア、狂犬病、ポリオ、破傷風など13種を追加、計28種となる。

絶滅に近くなっているが、このうち地味でなじみが薄いのはジフテリアだろう。医学辞典には「伝染力が強く致命率も高く、幼児や小児がかかりやすい……犬の遠吠えに似た咳《せき》をする」とある。第二次大戦直後の日本で流行、疫痢《えきり》（統計上は赤痢に含まれた）と並んで幼児を持つ親にとって恐怖の的となった。

発疹チフスがなぜ明治十二年から法定伝染病に名をつらねたのか、理由は不明だ。十年代には数百人の死者を出していたのに、四十年代にはなぜか一人か二人にまで減ってしまった。それでも抹消されなかったのは、ナポレオンのロシア遠征軍が全滅したり、ロシア革命の混乱期に二千万人が発症、三百万人が死んだ惨事が記憶されていたせいかもしれない。実際に敗戦直後の日本で一九四六年、三万二千人が発病、一割が死んでいるが、数年後には消えてしまう。日本の風土になじめなかったのかもしれない。

あらためて表1を見直すと、波はあっても伝染病の罹患者はしだいに減少傾向をたどり、致死率も明治十年代の五割前後から明治末年には二割台まで改善されている。なかでも、痘瘡の罹患者、死者数が三十年代から急落しているのがめだつ。種痘の普及と義務化の成果であることは歴然としているが、消化器病のほうは上下水など衛生施設の整備が立ちお

表2 細菌の発見ラッシュ

名称	発見者	発見年	純培養
らい	ハンセン（ノルウェー）	1873	
炭疽	ダヴェース（仏）	1863	コッホ（1876）
脱疽	コッホ（独）	1876	
淋病	ナイセル（独）	1879	
チフス	エーベルト（独）	1880	ガフキー（1884）
マラリア（原虫）	ラヴェラン（仏）	〃	
結核	コッホ（独）	1882	
ジフテリア	クレープス（独）	1883	レフラー（1884）
コレラ	コッホ（独）	1883-84	
破傷風	ニコライエル（独）	1884	北里柴三郎（1889）
肺炎	フレンケル（独）	1886	
ガス壊疽	ウエルチ（米）	1892	
ペスト	北里柴三郎（日） エルサン（仏）	1894	
赤痢	志賀潔（日）	1897	
梅毒（スピロヘータ）	シャウディン（独）	1905	野口英世（1911）
発疹チフス（リケッチア）	リケッツ（米）	1909	

くれていたし、効果的な治療薬や予防ワクチンの開発も簡単には進まなかった。

それでも一八七〇年代から八〇年代、すなわち明治十年代から二十年代にかけて、コッホやパスツールがリードする医学者たちの間で華々しい細菌の発見競争が盛況を呈していた。表2はそのラッシュぶりを示す一覧だが、病原菌が発見されたあとは分離、培養、動物実験を経て作られたワクチンが患者に試用され、改良を重ねていく段取りとなる。リチャード・ゴードンは「細菌と病気」の関係を「原因と結果」に置換できたことは「医学界の一大センセーションであった」(9)と評す。

あいつぐ細菌の発見

細菌の発見者はコッホの影響を受けたドイツ人医学者が多いが、途中から北里柴三郎、志賀潔、野口英世など新参の日本人医学者が参入している。近代医学を学び始めて二十年前後にしかならぬ短期間にしては驚異的と評せるが、最優秀の留学生の多くが細菌学研究の本山であるドイツへ送りこまれたこと、忍耐力と緻密さが必要な実験作業に国民性が向いていたのかもしれない。

その代表格は北里柴三郎だろう。熊本医学校を経て年齢を四歳も偽り明治八年東大医学部へ進んだ北里が、十六年に卒業したときはすでに三十歳、年齢を「過大申告」して二年前に卒業した最年少の森鷗外（林太郎）が二十一歳だったのに比べ、スタートは遅れた。

しかし内務省衛生局に入ってからの彼の飛躍はめざましい。年齢は同じだが、明治十三年から四年間ドイツに留学し、日本人としては最初に細菌学を学んできた緒方正規に手ほどきを受け十八年（一八八五）ドイツに留学、緒方に紹介状をもらいコッホの研究室に入った。渡欧の直前にコッホが発見したばかりのコレラ菌を長崎で同定していた北里は、コッホの弟子たちと競いながら細菌との格闘を始める。

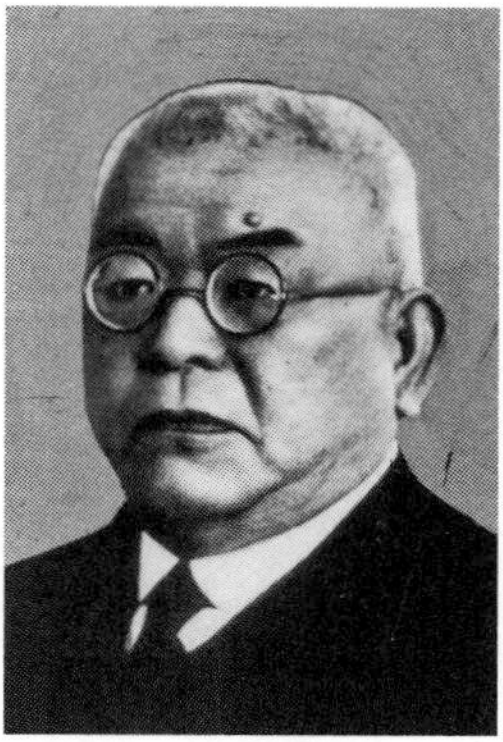
北里柴三郎

一八八九年、彼はそれまで不可能とされていた破傷風菌の純培養に成功、さらに同僚のベーリングとの連名でジフテリア抗毒素を発見した。ついで血清療法を完成させたベーリングは、後に第一回のノーベル賞を受ける。志賀潔は、本来ならこの賞は北里と分かちあうべきだったと評すが、志賀や野口英世がノーベル賞候補とされながら逸したのは、日本人の独創的能力に疑問を付す偏見が残っていたゆえかもしれない(10)。

北里の名声は故国にも伝わり、留学期間を延長するための経費が皇室費から支出されたほどで、明治二十五年に六年半の留学を終え帰朝のさい、ベルリン大学は日本人では第一号となるプロフェソールの称号を授与している。しかし彼を迎える故国の空気は決して温かいものではなく、とくに東大との間には「のっぴきならぬ反目の関係が築かれ」(11)ていた。

では北里が東大医学部の反感を買った理由は何だったのか。第一は、緒方正規が発表した「脚気菌」説(第二章を参照)を、在ドイツの北里が否定する論文を書いたことである。実は北里の指摘した通りだったのだが、緒方は「北里君は誰から細菌学を学んだのか」と怒った。森林太郎は「識を重んぜんとする余りに果ては情を忘れしのみ」と同調し、北里は「公情以て私情を制せねばならぬことあり」と反論した(12)。

第二に東大が山極勝三郎ら三人の医学者をコッホのもとへ派遣しようとして、「すでに日本からは北里が来ているので十分だ」との理由で断られたことがあった。大学側は北里の差し金と疑ったのか、亀裂はさらに深まった。内務省衛生局の同僚だった中浜東一郎（ジョン・万次郎の長男）や陸軍軍医部も反北里へまわる。

行き場所を失った北里へ救いの手を伸べたのは、福沢諭吉だった。彼の尽力で財界から寄付金が集まり明治二十五年に私立の伝染病研究所が設立され（三十二年国立へ移管）、官僚化した大学の空気に反発した有為の人材が集まった。そのなかには病院長の地位を捨ててはせ参じた高木友枝、赤痢菌の発見者となる志賀潔、少しおくれて雑用係の助手として採用された野口英世がいた。

伝研所長に就任した北里の関心は、結核の克服へ転じつつあった。経営基盤を固めるためにも治療施設の拡大を進めていたところへ内閣から次のような辞令が届く。

叙任及辞令（五月二十九日付官報）
明治二十七年五月二十八日
（各通）　内務技師医学博士　北里柴三郎

医科大学教授医学博士　青山　胤通
香港ニ於テ流行スル伝染病調査ノ為メ
派遣被仰付（五月二十八日内閣）

この時期の官報には「外報」欄で在外領事や外国新聞の主要記事、「衛生」欄には、伝染病に関する府県からの報告が詳細に記載されている。新聞が発達していなかったので、国民にとっては最大の情報源だったのであるが、香港における「黒死病」（ペスト）の流行ぶりについては、五月十二日いらい中川領事から連日のように「去月下旬に起り患者五十名中四十名程は熱度高く頸腋下若くは鼠蹊《そけい》部の腺腫張し劇烈の頭痛を伴ふ」（五月十九日付）のような報告が届いている。

後になって知られるのだが、原発地のインドでは一三〇万人、広東周辺では六万〜一〇万人の死者を出す大流行の一端だった。中川はさらに英人医師から教示されたのか、ヘッケルを典拠とする世界のペスト流行史を詳しく紹介した。欧州だけで人口の四分の一に当る二五〇〇万人、東洋でもほぼ同数の死者を出したとされる十四世紀のペスト禍を日本人が知ったのは、このときが最初だったろう。

新聞も「黒死病の惨聞悲話」とか「疫病神の上陸許す可らず」「長崎の黒死病」「病人の生埋め」のような一連の報道記事で追随した。なにしろ和英辞書を引けば、「疫病」には「ペスティレンス」(pestilence)の訳語が出てくるぐらいだから、死亡率が六割とも八割とも伝えられたまだ見ぬ疫病への恐怖心がつのったとしてもむりはない。

そのさなかに内閣が大学と在野医学界のエース二人を香港へ投入するに至った内情は、はっきりしない。しかし伝研で北里の次席だった高木が、防疫の元締め役だった内務省衛生局の問い合わせに対し「今の学問で研究すればこの病原は見つかるはずだ。この病気がヨーロッパの近くで発生したら、各国は必ず調査員を出すに違いない。しかし、日本には北里先生というすごい学者がいる。政府は直ちに調査団を派遣するべきだ」(13)と進言したのは、所長の意志を体してのことかと思われる。豪傑肌で知られた青山も、尻ごみしたとは思えない。

折から日清の関係は風雲急を告げ、宣戦布告こそ八月一日とおくれたが、六月二日には閣議が韓国出兵を決し、十二日には先遣部隊が仁川に上陸、七月二十五日には豊島沖海戦、二十九日には成歓の戦闘と、黒死病との戦いに重なりあうように進行していた。

五月二十七日付の『時事新報』は、「ペストの防御に国力を尽す可《べ》し」と題した社説をかかげ、「交通の頻繁なる香港と日本、何時《なんどき》何物に病毒を伝えて我諸港を攻撃するや計る可からず。既に一点の毒を上陸せしむるときは其毒力は百万の兵を国中に放つに異ならず」と論じ、諸港の検疫を厳重にし、もしペストが侵入したら軍隊を出動させてでも徹底的な対策を講ぜよと提言した。

ペストから生還した青山と北里

『時事新報』の鞭撻《べんたつ》はややピント外れの感もあるが、いよいよ六月五日に調査団の一行が横浜を出港、十二日に香港へ着いて早くも七日後に、北里から内務大臣へ「今回黒死病の病原を発見せり」との電報が届くと、翌々日の社説は「医師の病に於ける軍人の戦争に異ならず……百発百死の流行病を危しとせざるは医師の本分なり」と宣言する。

時節柄とはいえ、医学者に百発百死の覚悟を求めるのは酷にすぎたろうが、予言は的中した。青山胤通と助手の石神亨（海軍大軍医）の二人がペストに感染したからである。

青山たちのペスト感染事件は、後述する北里のペスト菌発見への異議申立てとセットで眺めると、いささか喜劇的風景の観を免れない。臨床と病理を担当した青山チームの三人は、英政庁が世話した避病院の片隅に解剖用のテーブルをすえたが、解剖を嫌う中国人の襲撃を警戒して、盛夏の最中なのに窓を塞ぐ悪条件下で二週間のうちに十九体を解剖、四十五人の患者を診察した。

夜はホテルでメスを研ぎ、未明までデータ分析に当るハードな日程で、予防衣もゴム手袋もなしに消毒薬で手を洗うだけというありさまだったが「恰《あたか》も武士が戦場に臨むが如き概」(14)で辛抱したと青山の伝記は伝えている。感染しないのがふしぎなくらいの不用意さではあった。

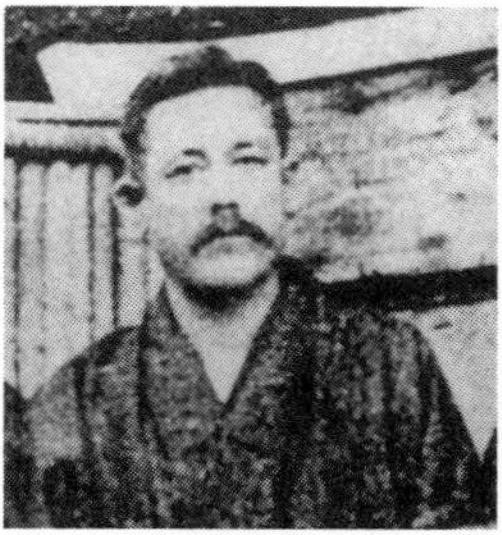

青山胤通

青山と石神が発症したのは、研究が一段落してお別れの夕食会を催した六月二十八日夜で翌日、英病院船に運ばれてペストと診断されたが、すぐに危篤を伝える新聞号外が出ると、気にかけた明治天皇の特旨により、七月二日付で青山に正六位、勲四等、旭日小綬章が贈られた(15)。だが強運の二人は持ち直す。

「青山少しく宜し未だ安心出来ず」（七月十日）「青山余程宜し北里本日帰朝せり」（同二十日）と官報の報道がつづき、青山が帰国したのは八月末となるが、北里だけが早く帰ったのには事情があった。

北里への感染を恐れた福沢諭吉が「北里は日本の宝だから死なしてはいけない。早く呼び戻してくれ」と要路に働きかけ、高木友枝と交代させる名目で帰国命令が発せられたのである。ところが、それは裏目に出た。

青山が夫人へ「今度は生きて帰れぬかも知れぬ」と言い置き、決死の覚悟で出発した「美談」が伝わると、「瀕死の同僚を置き去りにした」北里への反発が高まる。八月末に青山が帰ってくると、新橋駅には凱旋将軍を迎えるように「無慮三千余名」（九月一日付『時事新報』）の出迎人が押し寄せた。

そんな空気のなかで青山の成果は未知なのに北里はペスト菌発見という偉業をなしとげたことを重視せよと論じた森林太郎は、三年後には「病原はYersinの発見せる桿菌《かんきん》なり」とか「北里の香港から捕えて帰った菌が贋物」と急変ぶりを見せる（16）。

アレクサンドル・エルサンは、サイゴンのパスツール研究所から北里より四日おくれて香港へ来たフランスの医学者で、いずれも欧州の学界へほぼ同時に報告されている。その評価をめぐって欧州がエルサン菌に傾いたのはともかく、日本の医学界が二派に分れて数年にわたり、北里菌かエルサン菌かでもめつづけたのは理解しにくい情景ではあった。

口火を切ったのは、他ならぬ青山である。彼は二十八年九月の「医科大学紀要」に寄稿したドイツ語の論文で、北里とエルサンの論文を比較検討したあと、自身の観察だとエルサン菌こそペスト菌で、北里は混合伝染した連鎖球菌を見まちがったのではないかと結論した(17)。志賀潔も「先生が培養基に雑菌が混入したのを気づかなかった」ものかと推定している。

それから二年後にペストが発生流行した台湾へ派遣された緒方正規や山極勝三郎が、確認したのはエルサン菌だったと報告し明治三十二年、初めてペストが日本本土へ上陸したとき、北里自身も正体はエルサン菌と認めたので、勝敗は定まったかに見えた。

追い打ちをかけたのはまたも森林太郎である。抑えた筆致の医学者たちと違い、露骨な感情論に満ちているので、次に一部を引用したい。

北里の香港から捕えて帰った菌が贋物《にせ》で仏蘭西《ふらんす》のエルサンが見出した菌が本もので
あったという事は、欧羅巴《ようろっぱ》ではとっくに知れている。それがこっちでまだ問題になっ
て居たのは、衛生局や何かが政府の威光を以て北里を擁護して居たのである（中略）。
北里は菌を見出したというので、彼《か》の自らペストに罹《かか》って、九死を出で、一生を得た
青山よりも、高等な勲位を博した……在欧中の功績が僥倖《ぎょうこう》であって、今の不手際が
真価であるか、又北里は帰朝後に腐敗したと云おうか。二つに一つは免れまい（明治
三十二年十二月二日の『読売新聞』に「北里と中浜と」と題し変名で掲載され、のち
『鷗外全集』第三十四巻に収録）。

変名とはいえ、「細菌学者から一転して臨床家となり済《す》まし、富は鉅万《きよまん》を累《かさ》ねて、新橋
とん子落籍の艶福は天下の耳目を聳動《しょうどう》した」話題まで付け足したのは、「赤新聞」まがい
とそしられてもしかたあるまい。

ところでペスト菌をめぐる論争はどう決着したのだろうか。北里菌の真偽については「いかなる国際医学会でも議論されず」推移したともいうが、最近の医学辞典や年表を見ると、例外はあるが「北里とエルサンがそれぞれ別個にペスト菌を発見」とか「エルサン＝北里菌」と記述している例が多い(18)。

エルサン説の信奉者である緒方規雄のように、「今日なお一般細菌書にはペスト菌は北里およびエルサンの発見なりと記載されてあるのは遺憾」(19)と苦情を申したてる医学者もいるが、北里の天敵的ライバルだった緒方正規の長男という事情を考慮せねばなるまい。

筆者としては村上陽一郎が試みた次のような説明が適切かと判断している(20)。

> 北里が単離したと思った細菌には二種類あった……イ《ママ》エルサン菌が仮にペスト菌であるならば、北里の発見したという細菌はそうではないことになる……イエルサンによって単離された細菌(Pastourella pestis)こそペストの病原体であった。北里の名誉のためにつけ加えれば、北里の単離したと思った二種類の菌のなかの一種は、まさし

くペスト菌であった。

ペスト菌の歴史的発見でしのぎを削った二人の運命は、明と暗に分れた。在野医界の巨人として北里が功成り名とげたのに対し、エルサンは、その後も仏領インドシナの僻地に建てた個人研究所ですごし、日本軍占領下の一九四三年に没した(21)。

ペスト(北里菌)からの生還で英雄視された青山胤通は、明治三十四年から大正六年までの長きにわたり医科大学長を務め、医学界の大ボスとなった。北里と同様に男爵をもらっている。

ペストの本邦侵入事情

ところでペストをめぐる騒動は、学説上の論争だけでは終らなかった。前後して、それまで処女地だった日本本土をペスト菌が襲ってきたからである。とは言っても、明治三十一年(一八九八)までペストは法定伝染病に指定されていなかった事情もあり、初期の情報は不ぞろいで処理策もまちまちだった。

初発をいつと見るかも見解が分かれ、『医制八十年史』（厚生省医務局編）は「ペストが侵入し流行したのは明治三十年以降」だが、「すでに明治二十九年に外国から寄港の船客中にペスト患者発見、しかし国内に流行を見ず」[22]とも記述している。『日本のペスト流行史』の著者である春日忠善は、明治二十三年に長崎の米船でペスト死者を発見したのが「日本にペストが搬入された最初である」と書きながらも、別の個所では「明治三十二年十一月に初発患者」[23]とも記す。

他の文献でも異同があり、どうやら海港検疫で食いとめたか、陸地侵入を許したのか、流行にまで至ったのか、どこで線引きするかをめぐって解釈が分れているようだ。内務省衛生局は流行の要素を重視したらしく、明治三十年の患者一名（死亡）を例外として、公式統計は三十二年以前と「最後の流行」とされた大正十五年以後を掲記していない。

しかし初期の伝染病対策や検疫の状況を知るには、明治三十二年以前のペストに絞って検分するのが有意義ではあるまいか、と想定して筆者が当時の官報や新聞などから拾った情報を整理したのが表3である。そのなかから主要な数例を抜きだしてみると、初例とされる明治二十三年の事歴は「長崎に入りたる時に一名の死屍を発見、之我邦沿岸に襲いたる始め……何も施設《ママ》せず」（山崎佐《たすく》）（24）という記事以上の情報が見当らない。この時期には検疫当局の関心はコレラの頻発に向き、ペストへの警戒心が欠けていたのも一因か。

北里と青山の調査団が香港へ向った明治二十七年六月には、七日に長崎へ入港した米船の清国人火夫がペストで死亡し、すでに東支那海へ投棄したという報告が届く（七月二日付官報など）。検疫所が船内を消毒し九日間停船させたのち出港を許可したが、恐慌を来した各府県は警戒態勢を強化しペストの侵入に備えた。

二十九年には、「開港いらい初めて」のペスト患者が横浜で見つかる。『官報』（四月二十四日付の衛生欄）は「本邦は已《すで》に該病毒の侵襲する所と為《な》れり」と警告したが、三月三十日に上陸した若い清国人乗客は四月一日に清国人病院で死亡、すでに墓地へ埋葬ずみだった。死の直前に診察した日本人医師の通報でそれを知った神奈川県庁と内務省はあわてて死体を発掘、伝研の高木部長が検案してペストと断定する（25）。

一年後の三十年七月にも台湾から横浜に入港した東洋丸の日本人水夫が直前に死亡したのを、広瀬医師と伝研の北嶋助手の検案でペストと確定、内務省の後藤（新平）衛生局長が視察したと『時事新報』（七月十八日付）が報じている。こうした経験は三十二年夏に、

表3 ペストの日本侵入状況

年月	出発地	発見港	船名（国）	ペスト患死者（国）	備考
明23年（1890）	香港	長崎	（米）	死×1	
27年6月	〃	〃	ペリュー（米）	死×1（中）	長崎入港前に水葬
29年3月	〃	横浜	ゲーリック（英）	死×1（中）	横浜に上陸後、死亡
29年5月	〃	長崎	コブティック（米）	患×1	死亡
30年6月	台湾	〃	福岡丸（日）	患×3（日）	2名死亡
7月	〃	横浜	東洋丸（日）	死×1（日）	入港時すでに死亡
31年4月	香港	長崎	ヒーラ（英）	患×1（中）	入院後死亡
5月	〃	神戸	ペルー（米）	患×1（中）	発見後入院死亡
5月	〃	ロノ津	彦山丸（日）	死×1（日）	入港前に死亡
32年5月	〃	長崎	日本丸（日）	死×1（中）	出港後に診断
6月	〃	横浜	亜米利加丸（日）	死×1（中）	本文参照
6月	〃	長崎	ペキン（米）	死×1	停泊中に死亡
8月	台湾	〃	福岡丸（日）	患×1	
11月	〃	門司	近江丸（日）	死×1（日）	本文参照
32年累計		全国		死×45	
大15年6月		横浜	—	死×1（日）	年末までに6人死亡
昭4年5月	インド	大阪	すまとら丸	患×2（日）	1名は入院後死亡
5月	香港	〃	天山丸	患×1（日）	

（注1） 掲記した範囲は初期と終期に限定した。
（注2） 「ペスト患死者」の（中）は中国人、（日）は日本人。
（注3） 日本では昭和4年以後の発生はない。

野口英世が介在するペスト事件でも生かされたと思われるが、では野口の伝記に必ず登場するこのエピソードはどんな筋書だったのか。

北里研究所で不始末のあった二十二歳の野口が、横浜・長浜検疫所の検疫医官補として着任したのは明治三十二年五月だが、その翌月に起きた顚末を横浜検疫所ＯＢたちが編集した『今ふたたび野口英世』に実川渉が寄せた論稿から要所を引用したい。野口が乗りこんだのは香港を発航、二十二日夕方横浜港に入った亜米利加《あめりか》丸である。

検疫班の一員として野口博士もあったが、神戸経由なので検査の要なしとする他を制して、汚染地域たる香港《ホンコン》よりの船舶なので念のため検査することとし……船室等を検査したところ、水夫秋山秀雄とコック見習廓順（清国人、翌日死亡）が高熱にうなされ、苦悶、呼吸困難などを呈しているのを発見した。

臨床的には、文献でしか見たことのないペストが疑われ……長浜に患者を送って精査することが先決と判断、船長には長浜に回航を命じ、同時に博士によるペスト菌の検索が始まった……何事にも積極的でめだちたがりやの彼が、事勿《ことなか》れ主義の所長等を無視してまでも大活躍したのは想像に難くない。

ペストの診断は二十七日に出張してきた伝研の志賀潔によって確定したので、野口の名は表面に出なかったが、実川が「（ペストの）最初の発見者たる博士の功績」とか「見事ペストの国内侵入が阻止され」(26)と讃えるのはいささか過大に過ぎよう。「英世が日本最初のペスト患者を発見した」のではなく、「ペストらしい患者に初めて接した」（渡辺淳一）(27)とするのも、正確とは言えない。

表3が示すように、すでに三年前と二年前の二回、横浜ではペスト死した患者を扱っており、そのつど診断した医師（山中、広瀬）や消毒にあたった検疫官もいたからだ。ともあれ伝染病患者をかかえた船が見つかると、乗客もろとも隔離や停船を命じられるので、必ずしも協力的ではないなかで、いつまでも水際阻止の幸運がつづくはずはなかった。多くの医学書が三十二年十一月のペスト発生を特筆するのは、正確な経路は不明ながら内陸の各地に飛び火する流行現象が初めて見られたからだろう。

流行第一号は十一月五日、旅行途中の広島で死亡、急派された志賀が死体検案でペストと診断した沢田松五郎（通訳業）という男だったらしい。あわてて経路を調べると、二日に門司へ上陸して一泊、船を乗りかえて徳山に寄ったのち広島の旅宿で倒れたものとわかった。病菌は出発地の台湾から持ちこまれたものと推定されたが、門司港の検疫をすり抜けたあとの接触機会はたどり切れなかった。

十一月八日には神戸のコメ屋の配達少年がペストで急死したあと、年末までの間に大阪、岐阜、浜松、長崎などで患者が続発するが、第一号との関連は不明のまま当局は対策に大わらわとなった。

台湾における緒方正規らの調査で、ネズミにつくノミが媒介役を果していることを突きとめていたので、ネズミの駆除作業に全力をあげ、大正末年までに二万四千余頭のペスト・ネズミが退治された。猫の飼育も勧奨されている(28)。明治三十五年十月、横浜の海岸通りで十六歳の少女がペスト死したときはペスト・ネズミが見つかったこともあり、「汚染区画」の住家を三万三千円で買いあげ、全戸を焼却する荒療治をやってのけた(29)。

こうした努力にもかかわらず、毎年のようにペストの小流行がつづくので、次にはインドから輸入される綿花や綿布類が疑われ、一時的な輸入停止も実施された。

明治三十二年（一八九九）以降の日本本土におけるペスト罹患者は二九〇五名、うち二四二三名が死亡しているので、致死率は83％に達する。多くは腺ペストだが、劇症の肺ペストは死亡率が94・9％、敗血症を起こすと99・2％だったと春日忠善は算出している(30)。

飯村保三（内務省防疫官）は明治三十二年（十一月以降）を第一次とし、大正十五年を最後とする第九次流行まで仕分けしたが(31)、ピーク時の明治四十年でも死者五七四名だから、インド（一一三四万人）、中国（不明）、ビルマ（一八二万人）、台湾（三万人）、全世界（一三五〇万〜一五〇〇万人、いずれも一九〇一―五〇年の死者数）に比べると、ささやかな規模と言ってよい。

ペストの原産地とされるインドの巨大数字には驚かされるが、中国もそれに次ぐ流行地だったと思われる。一八九九年の流行時には野口が、約五万人が致死率１００％の肺ペストで死んだ一九一一年には北里が南満州へ派遣されているが、後者では医療チームが白い防護服姿で患者を治療する姿が『明治四十三、四年南満州ペスト流行誌付録写真帖』に残された。そのシーンを改竄して、悪名高い七三一部隊による生体解剖の「実写」シーンに仕立てたのが、森村誠一『続・悪魔の飽食』（一九八二）である。まもなく真相が明らかとなり、「ニセ写真事件」として物議をかもした(32)。

黄熱病と野口英世

横浜のペスト検疫と国際調査団に加わって南満州のペスト流行を体験した野口英世は、明治三十三年（一九〇〇）末には渡米しロックフェラー研究所を足場に、細菌との戦いの第一線でめざましい活躍ぶりを見せることになる。

近代日本偉人伝の一隅を飾りつづけている野口の事績については数多い伝記類に譲ることにするが、蛇毒の研究に始まり梅毒スピロヘータの純培養（一九一一）、同麻痺性痴呆の同定（一九一三）とつづいた前半期の業績は誰しも異論のない輝かしいものだが、黄熱《おうねつ》病などウイルスとの格闘に苦戦した後半期の評価は人によって分れる。

正規の学歴をふまない異端者に冷たく、自己顕示を嫌う日本の医学界も野口の国際的名声に押された形で、おくればせながら医博（一九一一）、理博（一九一四）の学位を与え、学士院恩賜賞（一九一五、のち会員となる）を贈った。十五年ぶりに一時帰国したときは、朝野を挙げての歓迎行事で英雄扱いされる。

大火傷で左手が不自由になった幼児体験、息子へ手紙を書くために片仮名を覚えた老母との再会、無償で支援しつづけた先輩、友人たちといった「美談」が溢れ人々の感動を誘った。彼らが次に期待したのはノーベル賞の獲得で、実際に彼は候補の一人に何度も挙げられたのだが、実現していない。

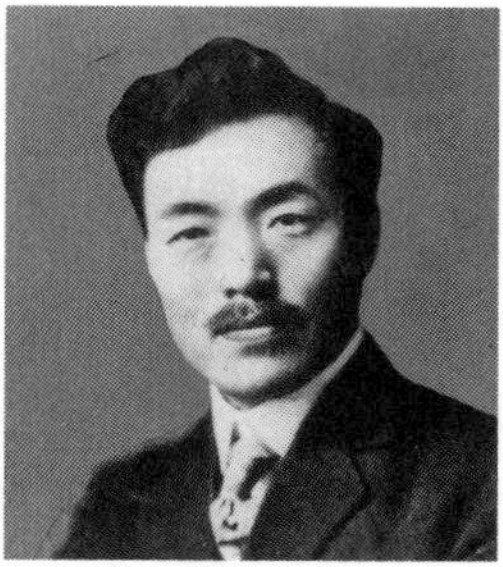
野口英世

「野口にノーベル賞が与えられなかったのは、賞の権威を守る意味からして幸いであった」という青山胤通の言説を引用した渡辺淳一は、「単に日本人学者の妬《ねた》みからだけとはいいきれない……第一の小児麻痺と第三の狂犬病の二つの病原体の発見は、のちにいずれも誤りであったことが証明される」(33)と辛口だが、誤認はこの二つだけではなかった。

トラコーマ、ワイル氏病も野口が取りくんだ対象だったが、最大の敵は一九一八年から十年にわたって挑戦した黄熱病の病原体である。いずれも直径が1ミクロン

（1ミリメートルの一〇〇〇〇分の一）前後の細菌より、さらに一〇〇倍も微小で当時の光学顕微鏡では不可視のウイルスたちだった。「人間発電機《ダイナモ》」の異名をとっていた野口の猛烈な実験努力でも、見つかるはずはない。連戦連敗はやむをえなかったのだが、自信過剰気味の野口は別の病菌を当の「病原体」と誤認してしまう。

とくに黄熱病の場合は、一九一八年夏から流行地のエクアドルに出張、わずか三か月の集中実験で「ワイル氏病」に似たスピロヘータの一種を病原体と判定、学名まで与えた。有効なワクチンも完成したというニュースが世界をかけめぐり、感激したエクアドル政府は「野口博士、黄熱病の病原菌を発見す」と刻んだ記念碑まで建てた。

「一六世紀から二〇世紀の初めまで、黄熱は原因不明の恐ろしい神秘的な病気であった」(34)と書いたオールドストーンによると、元来は西アフリカのジャングルに棲息する「熱帯シマ蚊」が猿に感染させながら循環していたのが、船に運ばれてカリブ海の島々やアメリカ大陸へ渡来したものらしい。

大型の流行は一八六八年のブラジルに始まり、北米にも波及した。一八七八年にはミシシッピ河谷で約一〇万人が罹病し、二万人が死んだ。かけつけた医師の六割が感染して倒れたという。高熱とともに黄疸を起し全身が黄色味を帯びるので、「黄熱病」（Yellow Fever）と命名されたが、正体は不明のままにすぎる。

一〇年後のレセップスによるパナマ運河掘削《くっさく》の工事は、技術者と労働者が黄熱で大量死したため中止されたが、工事を肩代りしたアメリカ政府は軍医のウォルター・リードを長とする黄熱委員会を組織して黄熱の制圧に乗りだす。野口のエクアドル行きもその一環だったのであるが、リードらは病原体が細菌ではなく素焼きの陶器を濾過する未知の極微小病原体（すなわちウイルス）ではないかと疑いはじめていた。

そのうち、あちこちから野口の「黄熱菌」やワクチンを否定する声が出る。行きづまりを感じた五十一歳の野口は、周囲の忠告を振り切り、自身で開発したワクチンを射って一九二七年末、西アフリカ（現在のガーナ）のアクラへ向かう。

猿を使っての半年近い実験で新たな病原体らしきものを捕えたと信じた野口は、論文を完成させるつもりで帰りの船の切符も予約した時点で急に倒れ、黄熱病と診断される。一九二八年五月二十一日に彼が息を引きとる前に残した最後のつぶやきは「どうしてかかったのか」「私には何もかもわからない」だったと伝わっている。ノグチ菌とワクチンへの自信が崩れたのを覚ったともとれる。

くり返すようになるが、野口の学術的業績には光と影の両面がある。アクラの墓前に参った伝記作家の星亮一は「人間は時代を超えることは究極のところ出来ない。光学顕微鏡をいくらのぞいても、ウイルスはみつからない。英世の悲しさが、ひしと胸をつき、言葉がなかった」(35)と、感慨を記した。

ウイルスも見える電子顕微鏡の初期型が出現したのは一九三〇年代初頭だが、商品化されたのは三九年のドイツのシーメンス社製品で、これにより人類の伝染病征圧作戦は画期的な進歩をとげる。しかしそれは必ずしも万能を意味しなかった。

天然痘や狂犬病は正体が知れぬままに早くから牛痘やワクチンが開発され、前者はWHO(国連の世界保健機関)のプロジェクトが成功して、一九八九年に絶滅宣言が出た。麻疹やポリオが次の目標とされ、二〇二〇年の時点でパキスタン、アフガニスタンを除き、絶滅は近いと、WHOは報告している。しかし一方ではエイズ、エボラ出血熱、C型肝炎のような手ごわい新顔が出現している。

だが病原体のほうも、しぶとく反撃の機会を狙っているかのようだ。細菌の分野ではサ

表4 主要な感染症ウイルス

病名	発見（同定）者	ワクチンの開発	致死率（%）
痘瘡		1796 （ジェンナー）	絶滅
麻疹（はしか）	1954	1963	0.1～20
狂犬病		1885 （パスツール）	100
ポリオ（小児まひ）		1954 （ソーク）	
タバコモザイク病	1892 （イワノフスキー）		
黄熱病		1937 （タイラー）	50
インフルエンザ	1933 （スミス等）	1972 （日本では）	1～5
流行性出血熱	1940 （スモルデインツェフ）		15～30
日本脳炎	1946 （セイビン）	1954	30
エボラ出血熱	1977		50～90
ヒトT細胞白血病 （HTLV）	1981 （日沼頼夫）		50
エイズ（HIV）	1983 （モンタニエ）		60
ヒトパピローマ （HPV＝子宮頸がん）	1976 （ツアハウゼン）	2006	75
C型肝炎（HCV）	1989 （米カイロン社）		

ルファ剤や抗生物質などへの抵抗力をつけた耐性菌が出現しているが、遺伝子が勝手に組み替ったり、人の体内で変異して在来の免疫性やワクチンが利かなくなる新型ウイルスが不気味な脅威を与えている（表4参照）。

実は近代史上の日本で短期間に最大の罹患者と死者をもたらしたのは、旧型ウイルスに属し、「スペイン風邪《かぜ》」の名で知られるインフルエンザなのであった。その経験をほとんど忘れ去られようとしていたところへ約百年を経て、新型コロナウイルスによる「パンデミック」（世界的大流行）が襲来した。現在も進行中の新型コロナについては、第八章で詳述するが、このスペイン風邪のH1N1型ウイルスが大正中期のわが国を襲った猛威ぶりを振り返ってみよう。

忘れられていたスペイン風邪

一九一八（大正七年）年から二〇年にかけて「ニューギニアとセントヘレナ島以外」の世界中に広がり、五億～六億人（世界人口は二〇億）が感染、第一次世界大戦（一九一四―一八）の三倍以上に当る三〇〇〇万～五〇〇〇〇万人（クロスビー）の人命を奪ったスペイン風邪は、日本にも襲来した。

その顚末をまとめた内務省衛生局『流行性感冒』（一九二二）は「三回の流行を来し、二三八〇余万人の患者と三八万八千余人の死者とを出し疫学上稀に見るの惨状を呈したり」と総括する。しかし、どこが発生源かは「全く不明」で、病原についても諸説あるが学者間に意見の一致を見ず、「再び迷路へ」入ってしまったと嘆じている。

迷路とは、一八九二年に発見されたプファイフェル桿菌が病原だと主張した北里研究所と、否定する東大医学部などの論争を指す(36)。海外でも似た論争が起きたが、やはり決着がつかなかった。

黄熱病の論争に似て誰もがピントを外していたわけだが、一九三〇年代にはウイルス説に傾いたものの、その頃には当のインフルエンザの病原ウイルス自体が消えうせていたので、実験で確認するすべがなかった。

その後もアジア風邪（一九五七、死者二〇〇万、病原はH2N2型ウイルス）、ホンコン風邪（一九六八、死者一〇〇万、H3N2型）のような大流行があり、一九一八年のH1N1型とは別ものらしいと推定されたが、遺伝子レベルにふみこんだインフルエンザの実像が解明されたのは一九九〇年代に入る頃からである。

そして保存されていた七〇年前の肺組織から分離され、H1N1型と命名されたウイルスはいぜん毒性を持つが、自然界で稀に見つかる同型ウイルスはほぼ感染力を失っていることも突きとめられた(37)。その一方でスペイン風邪を生きのびた人の血液から当時生まれた免疫が最近でも残っていたことをアメリカの研究チームが解明している。

主として鳥類を感染源とするインフルエンザは、有史いらい大小の流行を重ねてきたが、感染者に強い抗体が生れることもあって短期間で消滅し、型を変えて再登場するパターンになっている。不明とされていたスペイン風邪の発生源や感染ルートも、一日で一〇〇万倍とされる増殖力を持つウイルスが「空気感染」によって広がるので見きわめるのが困難だったが、最近では一九一八年三月、カンザス州の米軍訓練キャンプを初発とするのが定説化してきた(38)。

病原は渡り鳥が運んできたとも言われるが、折から第一次大戦は最終段階にさしかかっていた。おくればせながら連合軍側に立って参戦したアメリカは、大西洋を渡って大軍をフランス戦線へ送りこんでいた。ウイルスは彼らが運びこんだと信じられているが、それ

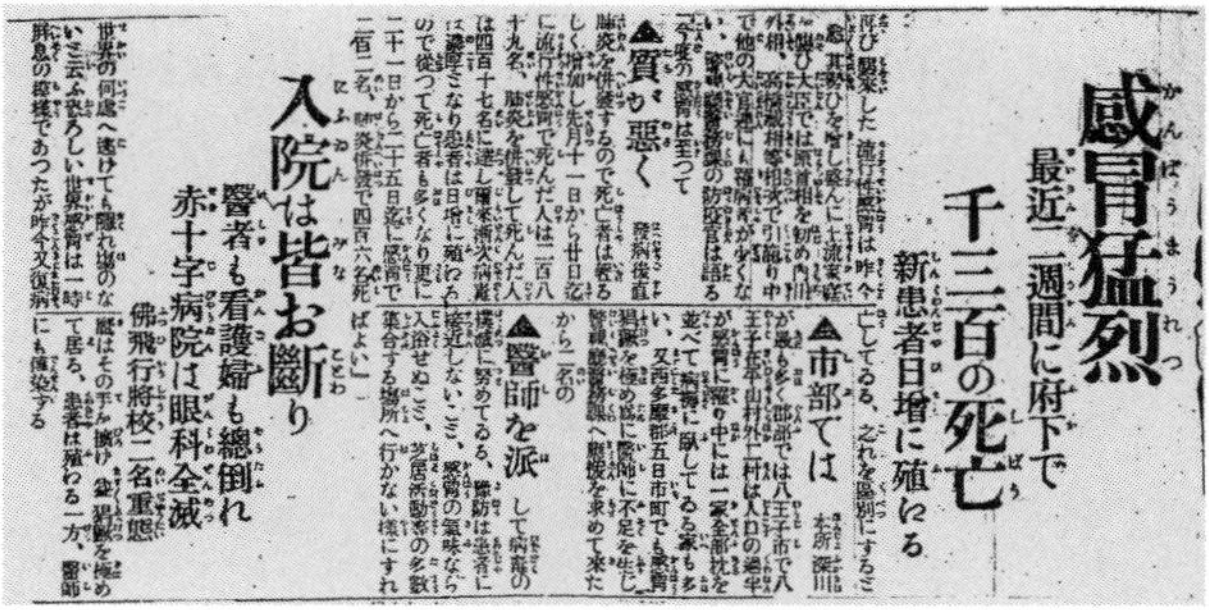

感冒猛烈《かんばうまうれつ》

最近二週間に府下で

千三百の死亡《しばう》

新患者日増に殖ゑる

▲市部では

▲質が悪く

▲醫師を派

入院《にふゐん》は皆《みな》お断《ことわ》り

醫者も看護婦も總倒れ

赤十字病院は眼科全滅

佛飛行將校二名重態

『東京朝日新聞』1919年2月3日付

にしても伝染の速度は三週間で世界を一周したと言われるほど早かった。

フランス戦線や中立国のスペインでは四月末に患者が発生しはじめたが、参戦国は軍事秘密として報道を管制していたため、「スペインに奇病流行、人口の三割、国王、大臣も感染」と大々的に報じられたスペインが一時は原発地にされてしまう。わが国での公式名称は「流行性感冒」（流感）だが、巷間では「スペイン風邪」の俗称が通用した。A・W・クロスビーは人類にとっての四大災難は「戦争、飢餓、疫病、死」だと定義したが、死闘をくり返していたヨーロッパ戦線では、はからずも戦争と疫病（インフルエンザ）のダブルショックに見舞われたことになる。

フランス軍は一四万人、米軍は一〇万人の戦死者のうち六割がこの疫病の犠牲者とされているが、より大きな打撃を蒙ったのは、一九一八年三月から戦勢逆転を狙う「ルーデンドルフ攻勢」を仕掛けたドイツ軍だった。ところがインフルエンザで倒れる兵士たちが続出、七月から八月にかけて打撃力、戦意ともに衰えたドイツ軍の進撃は押し返されてしまう。ドイツの敗因はアメリカが参戦したためというのが通説となっているが、ルーデンドルフ将軍は「新しく参戦してきたアメリカ軍のせいではなく……あのいまいましいインフルエンザのせいなのだ」(39)と口惜しがっている。

抗体を持たない若者の集団が、不衛生な塹壕陣地にひしめく戦場ほど伝染病にとって望ましい環境はない。戦史では戦闘よりも、疫病による死者が上まわる例は少なくない。ナポレオンのロシア遠征(一八一二)での発疹チフス、南北戦争(一八六一―六五)における赤痢、ボーア戦争(一八九九―一九〇二)の腸チフス(英軍)などが好例である。

日本軍も日清戦争(一八九四―九五)では死亡者の九割以上が脚気、マラリア、コレラなどによる戦病死であった。「自然は人間共よりよほど能率的に人殺しをする」(40)というR・ゴードンの至言を想起させる。

幸運にも、第一次大戦の渦中に巻きこまれなかった日本軍の被害は軽微ですんだ。正確な統計はないが、それでも陸軍は約十四万人、海軍は二万人ばかりが感染し、死亡者は二千数百人、死亡率は1％前後かと推定できる。

ところで日本の軍民を問わず、この病気がいつどこで初発したのかは判然としていない。小規模ながら軽症のインフルエンザ（流感）は毎年のように流行していたので、区別がつきにくかったせいもある。大正七年（一九一八）の春にも、「先触れ」とも思える流感が発生していた。スペイン風邪に関するもっとも早い新聞報道は「日紡大垣工場の奇病」（『新愛知』九月二十日付）の記事とされてきたが、水戸を中心とする流行のほうがやや早いようだ。

水戸陸軍衛戍《えいじゅ》病院の報告書に、九月九日から十四日にかけ水戸と土浦で十一人が罹病して隔離されたあと、九月二十九日から「破竹の如く蔓延」(41)したとある。感染源はシベリア出兵に向かう出征兵を乗せた列車が十四日に水戸駅を通過するさい、集まった送迎の群衆らしいという。少しおくれて流行がピークに達した十一月の東京朝日新聞には、千葉まで行軍した近衛師団の兵士三六〇余人が途中で落伍して沿道の民家に収容されたと報じた。翌日には師団の患者は七四二人、全軍の罹病者は一万数千人で参謀総長の上原勇作元帥も寝こんだ（十一月六日、七日付）と伝えているから、米陸軍と同様に、日本陸軍の兵営が有力な仲介役を果したのはたしからしい。

海軍ではやはり十一月末シンガポールからマニラへ向かった軍艦「矢矧《やはぎ》」が、往年の脚気実験艦「龍驤《りゅうじょう》」に似た苦難に出会う。乗組員が次々に倒れて「艦内至る所患者の呻吟《しんぎん》苦悩の声を聞く惨憺たる」(42)航海となり、マニラ港にたどりついても、岸壁にタラップを降す人手もないというぐあいだった。乗組員四六九人のうち罹病者が四〇八人、死者四六人と記録されている。

抱月・須磨子の純愛劇

兵営内の流行は大戦中という事情もあり秘匿されていたが、市井の報道には制約がなかったので、新聞はセンセーショナルな筆致で「スペイン風邪」の猛威を書きたてた。大正七年十一月前後の見出しを拾うと、

「猛威を振う風の神」

「小学校麹町本郷は全部休校す」

「入院は皆お断り　医者も看護婦も総倒れ」

「病原研究に就て学者二派に分る」

「当局にとる処置なし」

などに混って、

「死亡率は千分の二くらい、緒方正規博士談」の気休め記事もあるが、残念ながらこの予言ははずれた。強毒化した第三波の死亡率は千分の五〇（5％）に達したからである。

スペイン・インフルエンザの消長について、内外の諸情報を百科全書風にまとめた研究書として定評がある『日本を襲ったスペイン・インフルエンザ』の著者速水融《はやみあきら》は、ほとんど死者が出なかった第一波（大正七年五月〜七月）と、大正七年十月から八年五月までの第二波（二六万人が死亡、ピークは一三万人が死んだ十一月）と翌八年十二月に始まり、一九万人余が死んだのち九年五月に終息（ピークは九年一月）した第三波に区分する。

そして独自の方式を用い前者は二六万、後者は一九万、計四五万三一五二人の死者と算出した。通説より七万人多く、植民地（外地）である朝鮮、台湾の二八・七万人を加えると、総計は七四万人に達する。ついでに速水はこの流行病の特性も分析して、死亡者が働き盛りの若年層に集中していること、第二波では「罹患率は高いが、死亡率が低い」のに対し、第三波では「罹患率は低かったのに、死亡率は高かった」（5％）ことや「超有名な人物の命を奪わなかった」(43)ことなどを指摘している。

たしかに「超有名人」は見当らないが、「有名人」までランクを下げると、該当者がいないわけではない。皇族の竹田宮恒久王、明石元二郎大将、渡辺国武子爵（元大蔵大臣）、土方久元伯爵（元宮内大臣）、東京駅を設計した建築家の辰野金吾、侯爵西郷寅太郎大佐（隆盛の嗣子）、大山捨松（大山巌未亡人、最初の女子留学生）、島村抱月《ほうげつ》（47歳、劇作家・演出家）といったところだが、愛人の人気女優松井須磨子（32歳）の後追い自殺とセットになった抱月が当時の話題を独占した観がある。

新聞は純愛物語の線で扱ったが、立川昭二は別の側面にも触れているので引用しておきたい(44)。

（大正七年十月）風邪ひとつひいたことのなかった正子（須磨子の本名）が流行していたインフルエンザにかかり、床についた。抱月は枕もとで頭を冷やしたり、薬を呑

表5 主要伝染病の罹患と死亡数（Ⅱ）（1929年－2018年）

	コレラ	赤痢	腸チフス	痘瘡	発疹チフス	ジフテリア	ペスト
1929 （昭4）	114 205	13,421 30,230	8,015 37,262	11 114	3 15	4,703 19,674	2 3
1935	—	15,915 48,964	7,088 37,980	16 113	1 18	4,432 28,054	—
1940	—	22,025 83,689	7,106 40,706	60 575	3 3	4,728 38,303	—
1945	—	20,107 96,462	7,999 57,933	319 1,614	260 2,461	7,826 85,833	—
1946	560 1,245	13,409 88,214	5,446 44,658	3,029 17,954	3,351 32,366	3,825 49,864	—
1950	—	11,968 49,780	630 4,883	2 5	68 938	1,182 12,621	—
1964	1 2	471 52,420	20 890	—	—	42 2,774	—
1973	—	16 3,758	3 258	0 1	—	8 250	—
1990 （平2）	—	5 920	2 120	—	3	0 5	—
2007	0 13	0 452	0 47	—	—	—	—
2018	0 4	4 1,111	0 35	—	—	—	—

〔出所〕『医制百年史』（1976）と国立感染症研究所HP。
（注1）下段の数字は罹患者数、上段は死亡者数。
（注2）下線〰〰は大量罹患を示す。
（注3）—は罹患者なしを示す。
（注4）2018年の罹患者数は感染症発生動向調査の報告数、死亡者数は人口動態統計による。

ませたりして懸命に介抱した。おかげで正子はよくなったが、こんどは抱月に移り寝こんでしまった。

十一月になって医者を呼んだがよくならなかった。入院をすすめられたが、愛人抱月を妻子にとり返されてはとおもい、正子は抱月を芸術（座）倶楽部の二階に寝かせたままにしておいた……五日の午前二時、稽古の終った直後、正子は抱月危篤の知らせを聞かされ……部屋に駆けこんだときは、すでに抱月の顔の上には白い布がかぶせられていた。

松井須磨子が抱月のあとを追って縊死《いし》したのは、それから二か月後の大正八年一月五日のことである。

回復した罹患者となるともっと多く、皇太子（のちの昭和天皇）、秩父宮のほか時の首相原敬、外相内田康哉、陸相田中義一、蔵相高橋是清ら主要閣僚が次々に病臥している。作家の芥川龍之介や永井荷風は病床で遺書まで書いた。長崎では大正九年に入って、医学専門学校関係者の間で猛威をふるい、教授の斎藤茂吉（歌人）は、夫人、長男（茂太）もろとも感染するも回復したが、尾中守三校長や数人の教授は死んだ(45)。

十一人の子持ちだった歌人の与謝野晶子は、小学生の子から家族全員に感染し、「なぜ政府は一時休業を強制しないのか」と苦情を述べたあと「冬はインフルエンザとなり／喘《ぜん》息《そく》となり／気管支炎となり／肺炎となりて／親と子と八人を責め苛《さいな》む」と詠んだ。

二〇一八年のわが国の感染症(伝染病)死者は二万四一二七人(うち結核二二〇四人、C型肝炎二七九四人、季節性インフルエンザ三三二五人)まで激減したが、全世界ではWHOの統計だと毎年約一七〇〇万人が死んでいる。感染症と呼び名が変った伝染病との戦いは、今もつづいている。

〔注〕
(1) 立川昭二『近世病草紙』(平凡社、一九七九)七三ページ。ポンペ『日本滞在見聞記』(雄松堂書店、一九六八)三二九ページ。
(2) 山本俊一『日本コレラ史』(東京大学出版会、一九八二)一七ページ。
(3) 酒井シヅ『病が語る日本史』(講談社、二〇〇二)七七ページ。

(4)前掲ポンペ、三三一ページ。
(5)ドナルド・キーン『明治天皇』上(新潮社、二〇〇一)一五六―六〇ページ。
(6)川村純一『病いの克服―日本痘瘡史』(思文閣出版、一九九九)、五八、八一―八七ページ。
(7)同右、九三―九七ページ。
(8)深瀬泰旦『天然痘根絶史』(思文閣出版、二〇〇二)三五九―六一ページ。
(9)R・ゴードン『歴史は病気でつくられる』(時空出版、一九九七)三六ページ。
(10)小高健『伝染病研究所』(学会出版センター、一九九二)二六ページ。
(11)『日本外科学会雑誌』第一〇一巻(二〇〇〇)三三ページ。
(12)『東京医事新誌』五九九号(明治二十二年八月五日)。
(13)砂川幸雄『北里柴三郎の生涯』(NTT出版、二〇〇三)七九ページ。
(14)『青山胤通』(青山内科同窓会、一九三〇)六九ページ。
(15)前掲小高、八一ページ。
(16)『鷗外全集』第三十巻、五八六―八七ページ、第三十二巻、五八八ページ。
(17)前掲小高、八一ページ。
(18)管見の範囲では、他に北里とエルサンが独立してペスト菌を発見したと記述しているものには『微生物学辞典』、Encyclopedia of Medical Scienceなど。エルサンを発見者としているものには、『医学大事典』(朝倉書店)、『ラルース医学大事典』、ウィリー・ハンセン『細菌と人類』(二〇〇四)などがある。
(19)『医学史研究』3号(一九六一)の緒方論文。

(20) 村上陽一郎『ペスト大流行』(岩波新書、一九八三)四―五ページ。
(21) ウィリー・ハンセン、ジャン・フレネ『細菌と人類』(中央公論新社、二〇〇四)三六ページ。
(22)『医制八十年史』(一九五五)三七八ページ。
(23) 春日忠善『日本のペスト流行史』(北里メディカルニュース別冊、一九八七)四八、三三ページ。
(24) 山崎佐『日本疫史及防疫史』(克誠堂書店、一九三一)七八五ページ。
(25) 福田常太郎『神奈川県に於ける「ペスト」発生概要』(『日本伝染病学会雑誌』二巻一号、昭和二年十月)。
(26)『今ふたたび野口英世』(愛文書林、二〇〇〇)の実川渉稿。
(27) 渡辺淳一『遠き落日』上(集英社文庫、一九九〇)一九八ページ。
(28) 前掲小高、一〇六ページ、前掲春日、五七ページ。
(29)『神奈川県ペスト流行史』(神奈川県警察部、一九一〇)三ページ。
(30) 前掲春日、第七章。
(31)『日本伝染病学会雑誌』二巻一号(一九二七)の飯村保三論文。
(32) 詳細は秦郁彦『昭和史を縦走する』(グラフ社、一九八四)の秦論文(一八五―九〇ページ)を参照。なお『日本経済新聞』一九八二年九月十五日付を参照。
(33) 前掲渡辺『遠き落日』下、九三ページ。
(34) M・B・A・オールドストーン『ウイルスの脅威―人類の長い戦い』(岩波書店、一九九九)三八ページ。
(35) 星亮一『野口英世の生きかた』(ちくま新書、二〇〇四)一八一ページ。

(36) 内務省衛生局『流行性感冒』(一九二二)二二一―二二四ページ。
(37) 速水融『日本を襲ったスペイン・インフルエンザ』(藤原書店、二〇〇六)二四―二六ページ。畑中正一『現代ウイルス事情』(岩波新書、一九九二)三八―四四ページ。
(38) A・W・クロスビー『史上最悪のインフルエンザ』(みすず書房、二〇〇四)三九ページ。
(39) 前掲速水、五二ページ。
(40) リチャード・ゴードン『世界病気博物誌』(時空出版、一九九一)一一七ページ。
(41)「大正七年陸軍諸部隊流行性感冒流行記事」(水戸衛戍病院、防衛研究所史料、衛生―一七七)。
(42) 大正八年一月二十五日付「矢矧」の報告書(「大正八年公文備考―医事」)、防衛研究所蔵。なお前掲速水に詳細な記述がある。
(43) 前掲速水、一八二、四三〇ページ。
(44) 立川昭二『病いの人間史』(新潮社、一九八九)一九一ページ。
(45) 斎藤茂太『精神科医三代』(中公新書、一九七一)九四ページ。

第四章

結核との長期戦

「糸瓜《へちま》咲いて痰《たん》のつまりし仏かな」（正岡子規）

「今生は病む生なりき烏頭《とりかぶと》」（石田波郷）

かつて結核が「不治の病い」「亡国病」と恐れられた時代に、迫りくる死と向きあっていた二人の俳人が詠んだ句である。幸か不幸か、この病気は最後まで意識の澄明《ちようめい》さを保てたので、患者は闘病の合い間に思いのほどを書いたり語ったりすることができた。

こうした環境条件のなかから多くのすぐれた文学作品が生れたが、作家たちには貧困、偏見といった悲惨な社会的背景や生理的痛苦からは目をそらし、独特の美意識にひたった内的世界を構築する傾向が見られた。他の病気と違って、「肺病」にロマンチックなイメージが形成されたのはそのせいだろうが、一九五〇年代以降、手術や化学療法の確立により結核が死因の第一位から三十位へ転落する過程で、イメージは劇的に変った。犠牲者の主役が若い美男美女から、冴えない老人世代へ入れ替ったためもあろう。

東京都立中央図書館に、一五〇〇冊の闘病記本を集めたコーナーがある。ほとんどが私家版だが、がんを筆頭に、なじみの薄い各種の難病まで並んでいるのに、結核体験記は数冊しか見当らない。同病の誼《よし》みで読んでくれそうな人もいなくなったので、書く意欲も失せたのかなと想像しているうちに、結核から生還した人たちの関心は、次の強敵であるがんに向かっているのではないかと私は思いあたった。

たしかに結核史上で最悪の死亡率を記録した一九一八年の一〇万人対二五七人という数字は、二〇〇五年におけるがん死亡率の二五八人とほぼ同じ、いずれも死因の首位に立つ。両者のイメージが重なりあってもふしぎはないが、あえて違いを探すとがん克服の日程がまだ見えていないことだろうか。

ともあれ、日本近代史に無数の爪跡を残している結核という業病の起伏をたどってみたいが、私には幸い多少の「土地勘」がある。同世代では珍しくもないが、終戦直後の昭和二十三年（一九四八）、高熱に襲われた私は医師から結核性の肺門リンパ腺炎と診断され、新制高校一年生の一学期余を休学して、自宅の離れで静養する日々を送ったからだ。

午後の二時間は絶対安静、夕方には瀬戸内の海岸をゆっくり散歩し、微熱の上下に一喜一憂したり、食品成分表で栄養素を計算して母親に注文をつけたり、かなり神経質になっていた。暇にまかせて読んだ徳冨蘆花の『不如帰《ほととぎす》』、正岡子規の『病牀六尺』やトーマス・マンの『魔の山』など結核の生態を扱った文学作品の影響もあってのことだったろう。

そのころ本格的な療養所や大学病院では胸郭形成や肺葉切除などの外科手術が始まっていたようだが、主流は外気・安静・栄養を組みあわせた消極的対症療法にとどまっていた。

私のような初期の軽症患者なら、なおさらである。軽快したあと診察してもらった親類の専門医が、X線写真を眺めながら「誤診だったのかもしれないな」とつぶやいたときはがっかりしたが、さまざまな文学作品に親しむ機会をもらったと考えれば感謝してよいのかもしれない。

病床で読破した諸作品のなかで、いまも鮮烈な印象を残しているのはエドガー・アラン・ポーの『黒猫』(Black Cat)である。妻を殺して彼女が可愛がっていた黒猫もろとも壁に塗りこめたのが、聞こえてきた猫のうなり声で発覚するという物語を、私は飼っていた黒猫を枕元に侍らせながら読みふけった。ついでにポー自身は十四歳で結婚した幼な妻のバージニアを愛していたが、貧窮のなかで不治の肺病にかかって臥床した彼女は、冬の寒気をしのぐため大きな黒猫を抱いて暖をとったエピソードのあることも知った。西洋では黒猫は魔女のお使いとも、幸運の運び手ともいうらしい。二十六歳の若さで死んだバージニアの黒猫は、どちらの役割を演じたのか考えこんだ覚えがある。

江戸期の日本でも化け猫伝説があるかと思えば、黒猫を飼うと肺病除けになるという俗信もあったから、吉凶にこだわる人情は東も西も変らなかったといえよう。

先史から明治まで

岡西順二郎医師に『結核とたたかった人々』（一九七九）という著書がある。この業病にとりつかれた（多くは死亡）内外、古今の著名人八十三人が登場する。内訳を見るとゲーテ、バルザック、ポー夫妻、キーツ、ブロンテ三姉妹、ドストエフスキー、魯迅《ろじん》などの文学者が四十六人と過半を占める。ついで元首が十二人、画家（ゴーギャン、モジリアーニなど）が六人、音楽家（ショパン、フォスターなど）が四人とつづくが、日本人は頼山《らい》陽、正岡子規、樋口一葉、森鷗外、竹久夢二ら数人しか入っていないのは寂しい。

第一号として登場するのは、黄金のミイラで知られる古代エジプトのツタンカーメン王である。ミイラの骨に病跡が発見されたからだが、わが国でも弥生時代後期の人骨にやはりカリエスの跡が見つかっているから、人類は先史時代からこの病に悩まされてきたと言ってよい。早くもBC五世紀に医祖ヒポクラテスは「肺病は成人期になって痰、喀血の症状をもってはじまり、発熱を伴う。常に衰弱が進み、ひどい下痢を起こし、多くの患者が死んでしまう」（1）と、実例をあげながら正確に病気の特徴をとらえているが、個別に誰がと特定できるようになったのはずっと後のことになる。

ペストやコレラのように激甚な急性伝染病は別として、風邪や脚気と同様に慢性病の流行は人目を引きにくく、社会問題化することもないので、古文書に記録される機会が乏しい。結核も同じだが、一九八〇年に結核史の調査を進めた岩崎龍郎は、日本史に現れた最初の結核患者は天武天皇（七世紀）かと推定した。それから四世紀後に堀河天皇を始めとして歴代四人の天皇が、次々に結核死（？）したとされるが、同じ頃『源氏物語』でも紫の上が「胸の病」を患い、源氏の嘆きが美しく描かれている。佳人薄命の甘美なイメージが結核と結びついたのは、このあたりからかもしれない。

コッホが結核菌を発見する一八八二年前後まで、結核は遺伝と体質に起因すると信じられていた。江戸期には浮世絵に登場する瓜実顔《うりざね》のほっそりした美女が、「労咳《ろうがい》＝肺病」になりやすい体質の典型とされ、貧富にかかわりなく二十歳になるやならずの若さで落命するため、いっそう世人の同情を呼んだ。

箱入りを十九で桶へ入れかえる

という川柳は、箱入娘を失った親の悲嘆が目に見えるようだが、実は恋患いではないかと噂する口さがない隣人もいた。浮世絵のスタイルはのちに竹久夢二の画風に継承されるが、西洋でもオペラの「椿姫」や「ラ・ボエーム」のヒロインたちは似通った配役と見てよい。

結核で早世した有名人は若い美女だけではない。男たちには幕末の動乱に光芒を放った高杉晋作、沖田総司を原型として、いつしか「夭折した天才」のパターンが定着したかに見える。正岡子規、石川啄木、滝廉太郎、青木繁へと連なる芸術的天才の系譜でもある。

明治初期における結核の実情は、あまりはっきりせず、公的対策も講じられていない。明治十三年（一八八〇）に届出を義務づけた法定伝染病（六種）のなかに結核は入らなかったし、追加もされないまま推移し、大正八年（一九一九）に独立の結核予防法が成立するまで、国家として本格的に取り組む姿勢は確立していなかった。

理由はいくつかあった。まず統計調査が不備のため、深刻さの認識がおくれたことが挙げられる。内務省は明治十五年に初めて大都市住民のサンプル調査を実施し、若年層の罹患者が多いとの感触を得たが、全国規模の結核死亡者数を調査したのは、明治三十二年が最初だった。その結果、死因の第二位を占めていることが判明したが、五年後に感染源としてもっとも危険と思われた患者の喀痰を消毒する内務省令（俗称は〝痰壺省令〟）を施行したぐらいで、それもさしたる予防効果は期待できなかった。

次にコッホの結核菌発見から八年後の明治二十三年というのに、衛生行政の元締めだった長与専斎衛生局長が「虚弱の体質、先天遺伝を以て無二の原因なりと認める此の大患」（2）と演説しているように、危険な伝染病だという認識は薄かった。

実際には徳川期とちがい、明治期の日本では学校（と寄宿舎）、工場、兵営のように、若者が東京、大阪などの大都市を中心に集団で生活する場が新たに生まれ、大量感染の機会を誘発させていたのである。

表1は明治十六年から戦前期最後の昭和二十年までの結核統計であるが、明治末までの三十年間に死亡数は八倍、死亡率は三倍、死因の第二位へと急カーブで上昇している。だが「不治の病」で治療法もないという思いこみや、日清・日露両戦争で苦しい財政下でもあり、当局は放置するしかないとあきらめていたふしもある。

折から民間経営の海浜療養所（サナトリウム）が、各地に開設された。治療よりも静養しつつ自然回復を待つ気休め的なもので、子規が入った須磨浦療病院（明治二十二年開

表1 結核に関する主要統計（戦前期）

年次	死亡数	死因順位	死亡率（対人口10万人）	参考事項（知名人の死者）
1883（明16）	13,808		73.5	統計調査開始
1890（ 23）	46,025		112.3	ツベルクリン発見
1893（ 26）	57,798		137.4	
1896（ 29）	62,790		144.3	×樋口一葉、×大山信子
1899（ 32）	66,408	2	153.0	全国統計調査を開始
1902（ 35）	82,559		183.6	×正岡子規
1905（ 38）	96,030	2	206.0	×スクリバ
1909（ 42）	113,622	〃	234.0	×政井みね、×二葉亭四迷
1912（ 45）	114,197	〃	225.8	×石川啄木
1915（ 大4）	115,913	3	219.7	×長塚節
1918（ 7）	140,747	〃	257.1	患者150万、スペイン風邪
1919（ 8）	132,565	〃	240.9	結核予防法
1922（ 11）	125,506	〃	218.7	
1925（ 14）	115,956	〃	194.1	
1929（ 昭4）	123,490	〃	194.6	死亡率で世界一
1932（ 7）	119,635	〃	179.4	
1935（ 10）	132,151	1	190.8	死因第1位へ、×矢野綾子
1939（ 14）	154,371	〃	216.3	×立原道造
1943（ 18）	171,474	〃	235.3	死亡数は過去最高、×小川正子
1944-46	—	—	—	統計不明

（注1）死亡数と死亡率（毎年）は厚生省統計調査部『結核統計資料』（1951）、福田克人『結核の文化史』49-50ページより抜粋した。
（注2）死因順位は「人口動態統計」（戦前は1900年以降、5年に1回）に依拠した『国立療養所史』（結核編）60-62ページによった。
（注3）統計数字は全結核を示す。うち肺結核は平均して8割強。
（注4）201ページ表4（1947-2008）へつづく。

設）、東洋一と称された国木田独歩の湘南南湖院、高山樗牛《ちょぎゅう》の平塚杏雲堂など、明治末までに湘南地方だけで七か所がオープンしている（3）。

他にも個人別荘が次々に建てられ、日清戦争外交で持病の肺患を悪化させた陸奥宗光外相は、舞子から大磯の別荘、さらにハワイで療養したが回復しなかった。よほどの幸運者でないかぎり、入所者の多くは再起不能のまま死を迎えたが、当局としては隔離効果に期待した面があったのかもしれない。

サナトリウムはその後、海浜から温泉地や高原へも移っていくが、問題は入院費がホテルなみに高く、逐増する貧困層の患者には手が届かないことだった。明治末期には過酷な労働と不衛生な環境で働く紡績工場の女工たちが、結核に倒れていく悲惨な状況が社会問題としてクローズアップされる。

いわゆる「女工哀史」だが、発病して故郷へ帰らされた彼女たちを通じ、それまで汚染されていなかった農村地帯に病菌がばらまかれ、「肺病やみ」は納屋に押しこめられて死を待った。小豆島を舞台にした壺井栄『二十四の瞳』で、大石先生の教え子の女児が納屋で臥《ふせ》っているシーンを思いおこす人もいよう。

罹病した教師から学童へとか、兵営で感染した兵士が郷里へ持ちこむ感染ルートも認識され、政府は大正期に入る頃からおくればせながら積極的な施策に乗りだす。大正七年、統計が死亡一四万人、死亡率二五七人（対一〇万人）、推定患者一五〇万人という最悪の数字を示した翌八年に、従来の散発的な諸法令を統合した「結核予防法」が成立した。開放性患者の届出制、消毒予防、保菌者の隔離、公立のサナトリウム開設などが規定され、十一年（施行は昭和二年）には強制加入の健康保険法が制定された（4）。

貧困層を主対象とする公立第一号の大阪刀根山病院（大正六年開院）は末期患者が多いせいもあり、死亡率は「十三年間、終始一貫して、毎年約六〇％を維持し、死者の療養平均日数は三箇月足らず」（5）という惨状であった。東京市療養所も七〜九割の死亡率だったと伝わる。

その後の推移を見ると、大正七年から昭和十年前後までの第二期では結核の死者は頭打ちからやや低落傾向を見せ、関係者は一連の施策が奏功したらしいと喜んだ。しかし低落と言っても、昭和十年前後には死因統計でそれまでの第三位から第一位へ躍り出たし、昭和四年の死亡率は世界最高という不名誉な記録を残している（6）。

いずれにせよ昭和十二年以降の第三期は戦中期という悪条件が作用して再び上昇カーブに転じるのだが、こうした経年変化は先進諸国の体験を約一世紀おくれで後追いしただけと見ることもできる。すなわち産業革命期のイギリスなど欧州諸国では、結核の死亡率は一〇万人対七〇〇〜九〇〇人にも達していた。わが国の三倍以上の高率になるが、特効薬もないのに一九三〇年代には半分以下まで低落した。

このあたりの事情を、福田真人は次のように説明している（7）。

結核死亡率の変化には、自然の大きなメカニズムが働いたと考えるのが妥当であろう……感染・発病の中心が時と共に（若年層から）壮年、中年、老年へと移っていくに連れて自然淘汰され、生存している家系には自然に免疫が増大するために……

昭和十七年から若年層を対象に接種が始まったBCGワクチンは、この免疫力を高めることで発病率を低下させることに成功した。感染者のうち発病するのは約二割、そのまた半分の開放性患者は一日に一億〜二〇〇億個の菌を出す（青木正和）のに、家族をふくめた看護人の罹患者が意外に少ないのも、この自然免疫によると考えてよいのかもしれない。

一葉・陸奥・子規・正子は

結核という病気の症状や消長は個人差はあっても慢性化する例が多いので、患者は療養の合い間に読書したり沈思したり、執筆する時間に恵まれた。とくに文学を志す青年が病気の体験や見聞を作品に織りこむのは当然と考えられたし、愛読者やジャーナリズムもそれを望んだ。

表2は前記の岡西順二郎にならい、結核で倒れた戦前期日本の知名人を列挙したものだが、結果的に文学者を中心とする芸術家が大多数を占めた。政治家、軍人、実業家の名があまり見当らないのは体質もあろうが、名を成す前に淘汰されてしまったためかもしれない。

芸術家にしても自伝や伝記はあるが、がんと同じように医師が告知したがらなかったせいか、一貫した病歴の記録は乏しく、喀血、入院(転地)、死期に関する断片的情報しか得られぬ例が多い。そうした制約を承知のうえで、一応の類型化を試みると、(1)急性か慢性か、(2)病巣が肺だけか、他の内臓への転移があったか、(3)転地療養経験の有無、のほか外国での感染例などが検討材料になる。

「奔馬性《シューブ》」と形容された短期の劇症は、のちに「粟粒結核《ぞくりゅう》」の名で分類されている。原発は肺だが、病菌が血管を通じ全身にまわり死に至るもので、表2における典型例は樋口一葉、立原《たちはら》道造だろうか。父と兄の病没、破産、借金と貧困の重圧下で、「たけくらべ」を発表し絶讃を博したとき、彼女は以前からの肩こりと頭痛に悩んでいたが、周囲の目にも歴然としてきたのは、明治二十九年の四月頃かららしい。十月になって森鷗外の手配で東大の青山胤通教授が往診したが、「もはや入院させるまでもない」という絶望的な宣告であった。

十一月初めに病床を見舞った馬場孤蝶《こちょう》が別れぎわに、旅行から帰って年末に見舞いたいと言うと、彼女はとぎれとぎれに、「その時分には、私は何になっていましょう。石にでもなっていましょうか」（8）と答えたが、予告どおり二十日もしないうちに力つきた。自宅で臥床してから、半年たつかの急テンポで死を迎えたのである。

幕末の長州藩志士として人気の高い高杉晋作も、奇兵隊をひきい北九州の幕府軍と戦っ

表2 結核で病没した知名人（戦前期）

氏名	生没年	病状の経過
高杉晋作	1839-1867	慶応2.7発病、2.8喀血病臥、3.4没
沖田総司	1844-1868	元治1.6喀血、明1.5没
清水郁太郎	1857-1885	明16.1ドイツ留学から帰朝、18.2没
樋口一葉	1872-1896	明29.4悪化、29.8医師の初診、29.11没
陸奥宗光	1844-1897	明1罹病、28.4舞子、28.11大磯で療養、30.8没
正岡子規	1867-1902	明21.5、28.5喀血、29.2より6年間左肺、脊椎カリエス、腸結核で病臥、35.9没
高山樗牛	1871-1902	明28.11発病、33.8喀血、各地で療養、35.12没
滝　廉太郎	1879-1903	明34.11ドイツで発病、35.10帰国療養、36.6没
国木田独歩	1871-1908	明39秋発症、40.6南湖院等で療養、41.6没
二葉亭四迷	1864-1909	明42.3ロシアで発病、42.5帰国途上の船中で没
青木　繁	1882-1911	明42発病、43.10喀血入院、44.3没
石川啄木	1886-1912	明44.1結核性腹膜炎、45.4没
長塚　節	1879-1915	明44.10喉頭結核と診断、大2.12再発、4.2没
佐伯祐三	1898-1928	昭3.4喀血、3.8パリの精神病院で没
人見絹枝	1907-1931	昭6.4肋膜炎で入院、昭6.8没
高村智恵子	1886-1938	昭9.2精神科入院、13.10粟粒結核で没
立原道造	1914-1939	昭12.10肋膜炎、13.2、13.12喀血、14.3没（手遅れ、喉、腸にも移行）
小川正子	1902-1943	昭12.10発病、14.3喀血、帰郷療養、18.4没
松岡洋右	1880-1946	昭16.9喀血、17.6自然気胸、21.5入院、21.6没

（注1）他に文学者で結核死した人に馬場辰猪（1888死亡）、斎藤緑雨（1904）、綱島梁川（1907）、富永太郎（1925）、尾崎放哉（1926）、梶井基次郎（1932）、宮沢賢治（1933）、倉田百三（1943）らがいる。

ているさなかに発病、八か月後に死んだ。看病した野村望東尼へ、「面白きこともなき世に面白く」という辞世めいた句を残している（9）。長州志士たちと池田屋で斬りあう最中に喀血した新選組の沖田総司は、江戸へ帰って療養中に庭先に来た猫を斬りそこね、命運がつきたのを知る。天才的剣士も、病には勝てなかったのである。

反対にスローテンポの代表例は、政治家の陸奥宗光だろう。二十代だった明治の初年から持病化していたようだが、日清戦争や三国干渉をめぐる外相としての激務で病勢が悪化、それでも大磯やハワイで療養中も頭脳の冴えは衰えず、再起して首相の座につく野心を捨てなかった。通算すれば、三〇年の病歴ともいえよう。

俳人正岡子規の病歴もかなり長い。明治二十一年に喀血したが回復、日清戦争の従軍記者から帰国する船中で再発する。二十九年から六年間は脊椎（カリエス）と腸に転移して「病牀六尺」で、寝たきりのまま俳句と評論に打ちこむが、激痛に耐えかね「絶叫、号泣」（10）する日もあったようだ。

戦前期では患者の多くは徐々に衰弱死へ至る例が多く、子規のような痛苦に襲われた記録はあまり見かけない。むしろ戦後に始まった初期の外科手術は麻酔法の未発達もあって、作家吉村昭のように「何万本という針を同時に刺されたような激痛」（11）を味わった患者は珍しくなかった。

海外で感染して、現地でか、日本へ帰国してから死んだ例は明治期には多い。表2では滝廉太郎（音楽家）、二葉亭四迷（作家）、佐伯祐三（画家）が該当する。芹沢光治良は留学中にスイスで療養、帰国後は官吏を辞め作家へ転身、九十六歳の長寿を完うした。

清水郁太郎は明治十二年、東大医学部を首席で卒業、教授候補の同級二名とともに第一回文部省留学生としてドイツへ留学したが、一人（病理学の新藤二郎）は半年後に肺患で帰国した。清水と梅錦之丞は学業を終えて帰国し、それぞれ母校の産婦人科と眼科の教授に就任したが、ドイツで感染した結核が悪化して二年後に病没する（12）。正確な統計は見当らないが、官費、私費をふくめ明治初年の留学生には似たような運命をたどった者が少なくない。慣れぬ生活環境で、無理な勉学を重ねたためであろうか。

それにしても、最初の医学留学生三人が結核で全滅したのを知った文部省や大学の衝撃は大きかったろうが、その後も結核で倒れた医師は少なくない。パリ留学中に発病、帰国後に医学部教授を辞し、探偵作家へ転じ昭和四年に死んだ小酒井不《ふ》木《ぼく》もいるが、ここではハンセン病患者の隔離収容施設である国立長島愛生園（岡山）に昭和七年から勤務していた医師小川正子の場合を見よう（13）。

正子の評伝を書いた坂入美智子は「昭和十二年、春ごろから変だと思っていた右の肺を正子は調べてみた。昼顔の咲く初夏、正子は病を得ていることを知った。まぎれもなく結核の発病である。この島に働いて得た病なのだから、この島で養生して癒すようにと（光田健輔）園長は言う」と書いている。

一年余の養生ののち、彼女は休職して山梨県の自宅で療養することになったが、光田園長は彼女が園内の機関紙に連載した手記を『小島の春』（一九三八）と題した単行本にまとめ刊行した。初版は限定五〇〇〇部にすぎなかったが、三〇万部という大ベストセラーとなり、映画化もされた。

療養中の正子は医師だけに、自身の病状を冷厳な目で診断している。彼女が主治医でもあった義兄の石原重成医師へ送った手紙（日付不明）の一節を、次に引用したい。

私の胸も右上葉に鶏卵二個大の空洞があること……この処置として最早《もはや》肋骨切除術

しか残っていず、とうてい気胸位では癒着が多いので不可能なのですが、切除の第一条件となる反対側の健全という事と活動性でないとの二条件がすでに落第ですので、これも不可能の事の様です。
殊に肺外科は特殊の技術ですので滅多に帝大だからというだけで行かれるまではないでしょう……医学として空洞のある限りT・B（注、結核の別称）の培養器を胸にかかえている様なもので、根治する様のないのだということを兄さんも御存知のことでしょう。

この手紙は、はからずも昭和十年代における結核治療法の水準を知らせてくれる。空洞を潰すための人工気胸術に加え、まだ試験的段階にあった胸郭形成（肋骨切除）まで視野に入ってはいたものの、病変が全肺野に広がり、胸膜の癒着もあって、対症療法のみで死を待つしかなかった。そのころ歌人でもあった正子に、

のこり居るいのちの長さ知らねども
いま一度は病友が手とらむ

という和歌がある。

最後まで長島にいる病友（ハンセン病患者）のもとへ復帰したいと願っていた彼女は石原医博の手を握り、「最後の数時間の呼吸困難に喘ぎつつも……穏かに昇天」した。

ところで表2に名前は出てこないが、萎縮腎《いしゅくじん》が死因とされている森鷗外も、実は結核で死んだらしい。鷗外は生涯、他の医師にかかるのを拒んでいたが、大正十一年の死の十日前に初めて診察させた友人の額田晋医師が喀痰検査によりかなり重い結核だと告げた事実を、固く口止めしたという。

この事実を額田から聞いた鷗外の長男於菟《おと》（病理学者）が公表したのは、昭和三十年であった(14)。離婚した前妻から感染したと推定されるが、学生時代に肋膜炎にかかったともいうから、そうだとすれば、かれこれ六十年の潜伏病歴ということになる。

「不如帰」と「野麦峠」のヒロイン

ついでながら、徳冨蘆花の『不如帰』（一八九九）と山本茂実『あゝ野麦峠』（一九六八）という二つの作品を通じて、明治期の結核事情を探ってみよう。いずれも原作がベストセラーとなり、芝居や映画にもなって、この病気に対する一般的なイメージ形成に大きな役割を果した。主役はいずれも若い女性で、前者は華族の家に生れた深窓の令嬢、後者は製糸工場で働く女工と対照的だが、現世に未練を残して死ぬ結末は共通している。

さて『不如帰《ふじょき》』（ほととぎすとも読ませる）は、新婚早々の男爵・海軍少尉川島武男と子爵・陸軍中将片岡毅の娘である浪子《なみこ》が、伊香保温泉に遊んだ情景に始まる。ヒロインの浪子は、「色白の細面、瘠形のすらりと静淑らしき人品」と、いかにも腺病体質であることを暗示している。ほどなく武男は遠洋航海、ついで日清戦争に出征するが、浪子は肺結核となり逗子の別荘で療養する身となる。姑の川島未亡人は片岡家にかけあって実家へ引きとらせるが、継母の片岡夫人は継娘に冷たく、庭先に病舎を建て押しこめてしまう。

浪子は愛する夫との連絡もままならぬまま、むりやり離縁させられ、骨と皮ばかりに痩せ細り、血を吐きながら死んでいくという、お涙頂戴式のメロドラマであった。しかし浪子の「あゝ辛い！　辛い！　最早――最早婦人《おんな》なんぞに――生れはしませんよ」とか「あゝあ、人間は何故《なぜ》死ぬのでしょう！　生きたいわ！　千年も万年も生きたいわ！」という悲痛な叫びは、「満都の子女の紅涙をしぼる」には十分すぎた。

新聞連載が単行本になったこの小説は爆発的な売れ行きを見せ、早稲田の学生だった生方敏郎は半年後の第二十六版を徹夜で読み、「私も、また私がそれを貸した友人も、涙ながらにそれを読了した」(15)と書いている。その後も「武男と浪子」は新派劇や大衆芝居で大当りをとり、「浪子は此の世の人ならず、ああ浪さんよなぜ死んだ」という「不如帰の歌」が大流行する。こうなると病気への恐怖よりも、引き裂かれた純愛へのセンチメンタルな共感が先行してしまう。誰でも見当のつく実在のモデルがいたことも、読者の好奇心をそそったに違いない。

なにしろ『明治過去帳』に大山信子(浪子)と記載されているくらいで、浪子が大山巌大将の長女を指しているのは歴然としていた。そうなると、若くしてイギリスに留学し茫洋型の夫を尻に敷き、英語のレッスンを課していた片岡夫人は、第一回女子留学生で大山の後妻、つまり信子の継母となった捨松しかいない。さすがに蘆花は、夫人の留学先をアメリカからイギリスへ、会津出身から長州へ変えておく程度の修正は施している。

同様に子爵家の御曹司である三島弥太郎(鬼警視総監として知られた故三島通庸の長男)を小説では男爵・川島海軍少尉へ変えているが、日清戦争出征中に起きた悲劇に仕立てる必要があってのことかもしれない。作家は大山大将副官の妻から入念に取材しただけあって、モデル問題がトラブルを起こさぬよう気を使った痕跡はある（16）。だがメロドラマの定石とはいえ、姑の嫁いびり、継母の継子いじめのパターンにそって意図的に二人の悪役を創出した事実は否定できない。

　武男に「阿母《おっかさん》、あなたは、浪を殺し、加之此《またそのうえ》武男を御殺しなすった」と言わせたり、片岡（大山）夫人は「派手好みで浪には地味なものばかり着せて」と描いたのは好例と言えよう。一方、浪の墓の前で涙を払った片岡中将が武男の肩を叩いて「浪は死んでも、喃《なあ》、わたしは矢張卿《やっぱりあんた》の爺《おやじ》じゃ」と慰めるシーンもあるから、当今のフェミニストたちからは「男に甘い」と苦情が出そうな感じもある。

　だが二人の「悪役」にも、言い分はあったはずだ。三島夫人には子爵の家名を守るため、死病にとりつかれた嫁は早く離縁して息子に健康な妻を迎えたほうが良いという判断があった。実際にも弥太郎は法的離婚の二か月後に、侯爵四条隆謌《たかうた》の娘をめとり、のちに横浜正金銀行頭取、日本銀行総裁に出世していた。

　大山家はまだ幼い妹や弟たちに感染しないよう、信子のため庭先に病室を建てて療養させた。アメリカで看護学を学んだ捨松の配慮だったが、世間では「娘を隔離するなど随分と冷たいことをする継母だ」と陰口を叩いたらしい。捨松から話を聞かされ、憤慨した友人の津田梅子（津田英学塾の創立者）が「いくらお母様のお考えであったにしろ、信子さんを追いだすことはないでしょう」(17)と弥太郎に直談判した話もある。捨松も同じ思いだったかもしれないが、それは主治医同士の争いへと発展した。

新婚早々に発病（数日後との説もある）する信子を診察した海軍の高木兼寛が、大山家の主治医だった陸軍の橋本綱常へ、「不治の病の患者を結婚させるとは言語道断」(18)とかみついたのである。橋本がどう言い訳したかは不明だが、天下の名医二人に診てもらえた「浪さん」はまだ恵まれていたとも言えよう。そのころ結核にかかった同年代の女工たちは工場から放り出され、医師の手当も受けられずに死んでいったからである。

『不如帰』が百版を重ねた明治四十二年秋、兄（映画では地井武男）におぶわれて故郷へ向かった二〇歳の政井みね（同大竹しのぶ）が、信州と飛騨《ひだ》を分つ野麦峠で嬉しそうに「あ〻飛騨が見える」の一言を残して息をひきとった。この年の結核死亡率は二三四人（対一〇万人）だが、二〇〇四年のがん死亡率二五四人と比較するだけで猛威のほどが知れる。そして死者たちの最大集団を形成していたのが、製糸工場で働く女工たちであった事実は当時の調査で明らかにされている。

映画「あゝ野麦峠」(山本薩夫監督)は、印象的なシーンで始まる。富国強兵路線をつっ走っていた明治日本は生糸を輸出(全輸出の三〜四割)して稼いだマネーで軍艦を買う構造になっていたが、片や鹿鳴館《ろくめいかん》の華やかなダンスパーティに興じる上流女性のかげには、粗悪な条件下で立ち働く製糸女工たちの群があった。

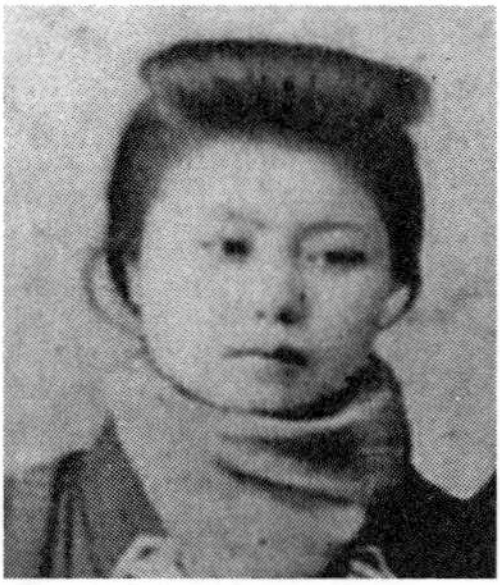
政井みね

女工哀史の実態報告は数多いが、明治四十年代の結核との関わりを調査した石原修医博などによる次のような情報から、概況を知りえよう。

「女工の死亡率は他の職業に比べて約三倍の高率」

「解雇され帰郷した製糸女工の六三%が死亡し、その約七割が結核」

「帰郷女工によって肺病の処女地だった農村部に感染者が急増、〝武男と浪子〟の歌がはやって患者へ寄りつかぬ差別現象が起きた」

同時に、工場における女工たちの劣悪な労働条件も問題になった。「朝暗いうちから夜十時までの労働」とか「寄宿舎では一つの寝具を一年六〜七人が使いまわし、日光消毒もしない」とあっては病気にならないのがふしぎで、石原は「見様によっては白昼人を殺しているに等しい」(19)と糾弾する。

だが原作者の山本茂実が注意を喚起しているように、製糸女工たちを悲惨の一語で片づけるのも一面的に過ぎる。

男軍人女は工女
　　糸をひくのも国のため

という糸ひき歌に示された彼女たちの心意気も買ってやらねばなるまい。

政井みねのように「百円工女」と呼ばれ争奪の的になった腕の良い女工は、一シーズンで小さな家が建つほどの稼ぎを実家へ持ち帰った。企業家は女工へ払う賃金の総額を決め、スキルで競わせる手法を用いたのである。工場法や結核予防法が施行され、労組が力を持ちはじめた大正期以降は、こうしたアコギなやり方は緩和されていく。

富士見高原のユートピア

このように明と暗は交錯しているとはいえ、『不如帰』ブームが形成した肺病をロマン化して眺める気分は消えなかった。大正から昭和にかけて殖えていった救貧的な療養施設が暗の側面を代表しているとすれば、民間の高級サナトリウム、なかでも堀辰雄の『風立ちぬ』などの舞台になった富士見高原療養所は、明のイメージを象徴したと言えよう。もっとも前者が五割の死亡率を上下していたのに、富士見は九割前後の入所者が生還していたぐらいの歴然たる格差はあった。ではなぜこんな差異が生じたのだろうか。理由はいくつか考えられる。

富士見の実質的な創設者である正木不如丘《ふじょきゅう》（俊二）所長は、昭和十三年の結核専門誌に「結核ノ高山療法」と題した論文を寄稿し、開所（大正十五年末）から昭和十一年までの治療成績を発表、学界から注目された（20）。前記の「九割以上」は、この報告の結論部分から引用したもので、一〇年間の入所者一一四六名（平均滞在日数は一五〇〜二〇七日）のうち全治34・2％、軽快47・3％に対し、増悪5・9％、死亡7・2％（八三名）

となっている。

　正木は「全治率に比し軽快退院率の多い事が遺憾である」と控えめに述べているが、四年後に書いたエッセー風の著書では「慢性のものは直るのが本則」、「もうこの陣営（富士見）は不敗の態勢を獲得し得たと信じる」(21)と自信のほどを示した。正木は報告や著書で、富士見の恵まれた地勢条件、気候、日照量などを紹介したあと、好成績は「徹底的大気開放と日光浴」「高栄養食」（一日三千カロリー）、「安静療法」の励行によると説明している。

　この種の「大気安静療法」は特効薬がなく、外科手術も普及していなかった当時の医療水準では常識とされていたのだが、施療患者の多い公立サナトリウムでは、病床数の増設を何よりも優先し、質的充実には手がまわらなかった。

　そのかわり、株式会社（のち財団法人）である富士見高原療養所の入院費は高かった。一日当りが特別室（一室だけ。側室・浴室・台所付き）は二〇円、特等五円、一等四円、

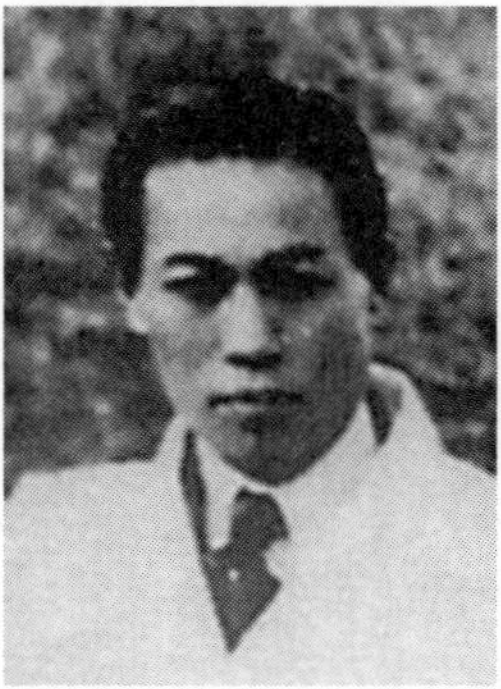
正木不如丘

三等二円の料金表が残っている(22)。日雇い労働者の賃金が一円九八銭の時代だから、限られた富裕層にしか手が届かなかった。

それも手に負えぬ重症となる前に入所したのではないかと思って前記の治療成績を見直すと、昭和九―十一年の三年分だけだが、入所者の66%を占める軽症患者は死亡が皆無なのに対し、「晩期(重症)型」の約四分の一が死亡、四分の二が予後不良と分類されている。つまり富士見の好成績は、軽症患者が集まるせいだと言えなくもないのだ。

軽症の程度もさまざまだった。正木自身が「夏は避暑がてらの患者が多かったが冬季には半減」と書いているぐらいで、何度も出入した画家の曾宮一念は「ここには夏だけ避暑のようによく行っている」(23)が、昭和十二年の時は「年末までで帰る予定であったが、冬を越すことにした」と書いている。

昭和五年から三年間も滞在していた新人作家の藤沢桓夫は、菊池寛から入院中の生活費として大阪新聞に連載小説を載せる世話をしてもらい、病室で原稿書きに忙しかった。一回分の稿料が一〇円で二五〇回分書いたので、他の原稿もあわせると月に五〇〇円ぐらいの収入があったと本人は回想している。正木院長からは、食後の安静以外は起きていてよい、散歩も可と言われたそうで、「病気は大したことなかった」が「大阪人特有の楽天性」で乗り切れたのかもしれないとのこと(24)。富士見の規制がゆるやかだったのは、文人でもあった所長の鷹揚《おうよう》な性格のせいでもあった。

その正木不如丘の文学歴はなまなかではない。大正三年、恩賜の銀時計をもらって医科大学を卒業したあと、青山内科の助手を経て二年間のフランス留学から帰ると、慶応大学医学部の助教授に就任したが、一高入学前から俳句に熱中、十六歳の時にホトトギスの句会で詠んだ、

山人の椎食ふ前歯とがりけり

は最高点をもらっている(25)。

助教授時代には〝医者もの〟と呼ばれた新ジャンルを開拓、評論、エッセー、小説と手を広げ、『木賊《とくさ》の秋』(一九二三)などベストセラーとなり映画化されたものも少なくない。本人は「余技はあくまで余技」と謙遜していたが、「当時のマスコミの人気は、恐らく日本の文壇にまれであったろう」(木々高太郎)(26)と持ちあげる声もあった。

そこへ、日本で初めての高原療養所を八ヶ岳山麓の長野県富士見村へ創設する地元の構

想が慶応大学へ持ちこまれ、結核が専門で留学中にスイスの高原療養所を見学したことのある正木に白羽の矢が立つ。

それまで日本のサナトリウムは、なぜか大都市ないし近傍の海浜に集中していた。早くも明治十年代に東大のドイツ人教師ベルツは高地療養所の普及を唱え、重症の野津鎮雄中将を診察した時の日記に「(スイスの)ダヴォスならば助かるかもしれない……箱根、草津、伊香保でもよいのだが、しかし医者が居ない」(27)と書きこんだ。

正木も富士見では患者が集まらないのではないかと危惧したようだが、実地検分して、この地が箱根、軽井沢、蓼科、志賀高原と比べても、地勢的、気象的に絶好の好条件に恵まれているのを知る。だが地元の要望を容れ、総合病院の体裁をとったため数年ならずして経営難に陥り、正木は徹夜で原稿を書きまくって印税で赤字を埋めていたが、それも空しく破産してしまう。

去就に迷って相談した入沢達吉博士からは「療養所の欠損をうめて行ける、そんな医者は君以外にないと思うね」(28)と激励され、結核医として生涯を傾ける決心をした正木は昭和三年、個人経営に切りかえて再建に取り組む。正木の名声や患者たちの好評も影響してか、療養所の経営は好転した。

病棟も増設され、財団法人化した昭和十一年二月現在で一万三千余坪、六病棟、一九三床の規模となった。寄付者の名を見ると、正木俊二（院長の本名）一一万円、三井報恩会、原田積善会が各三・五万円、文藝春秋一万円とつづく(29)。そして幸か不幸か、入沢の予感は的中した。ライバルとなる他の高原療養所は、ついに出現しなかったからである。

一九三床は、ようやく一一万床に達していた全国規模からすれば0・2%、一三〇万人以上と推定された全患者数からすれば0・015%というささやかなものにすぎなかったが、わが国のサナトリウム史に独特の光芒を放っている。ある意味では、富士見の名声は医師兼文人でもあった正木不如丘が、八ヶ岳山麓に作りあげたいささかユートピアめいた文学サロンでもあった。

その知的風土がダヴォスの結核療養所を舞台にしたトーマス・マンの長篇小説『魔の山』（Der Zauberberg, 1924）にあい通じるものがあったのは、正木がダヴォスを範とした由来からしてふしぎはない。

『魔の山』の主人公ハンス・カストルプは従兄を見舞ったついでに入所を勧められ、何となく七年も滞在してしまったごく平凡な青年だ。舞台はサナトリウムの中か近辺に限られるが、ハンスはイタリア人の文学者、その論敵のラテン語学者、帝政ロシア高官の妻、引退したオランダ人の富豪、賭け事とアルコール好きの金満家未亡人、はてはエジプトの王女まで、雑多な顔触れの患者たちによるとめどないおしゃべりや哲学談議の聞き役にまわる。患者は体温計の昇降だけを気にする者、病気の研究に没頭する者、無気力に諦観している者とさまざまだが、ある種の無秩序と陶酔を伴う「魔の山病」は、富士見でも見られたことだろう。

当時の日本では、政治思想を論議する自由はほぼ封殺されていた。富士見も例外ではなかったが、文芸の世界に逃げこむだけの余地は残っていた。正木の患者たちに対するなみはずれた寛容さは、そのあたりを意識しての対応だったような気がする。

堀辰雄と「風立ちぬ」の世界

表3は、富士見療養所の入退院簿などから作成した知名人の顔触れである。正木所長も『思われ人』(一九五四)などの著書で、印象に残る入所者たちをエッセー風に回想してい

る。ここでは竹久夢二（一八八四―一九三四）と堀辰雄（一九〇四―五三）の関わり方をとりあげてみたい。

物憂げなまなざしに、なよなよした姿態――大正の一時期を風靡した夢二風の美女たちは、いかにも腺病質＝結核体質の危うさを秘めている。モデルは愛人でもあった岸たまき、笠井彦乃、お葉（本名は佐々木か子《ね》よ）の合成とされているが、このうち彦乃は結核で早世、お葉も富士見の入所体験を持つ。そして夢二自身も古くからの友人だった正木に看とられて、富士見の特別病室で死んだ(30)。

夢二がいつ頃から病に冒されたかは不明だが昭和五年から二年半、欧米を放浪中に悪化し、帰国したあと一人で病臥しているのを知らされた正木がかけつけて、富士見に入院させる。病状は好転しないまま八か月後の昭和九年九月、夢二はお気に入りの看護婦に手足を撫でてもらいながら眠るように息をひきとった。享年四十九。

死後に、夢二が施療病院で死んだという噂が流れた。彼に支払能力がないのは事実だったが、やりきれぬ思いの不如丘は「友人の一人の肺病医者が、めんどうを見て……私は夢二ファンの一代表者たる光栄を得たのだ」(31)と反論した。

表3 富士見高原療養所の患者たち

氏名	年齢	職業	入院期間	室番号	転帰
曾宮一念	33	画家	昭和2.7.13-2.10.2		
〃		〃	4.5.3-4.6.6		
お葉（佐々木か子よ）	25	モデル	4年		
藤沢桓夫	26	作家	5年-8.12.26	67	全快
堀　辰雄	28	〃	6.4.3-6.6.20	13	軽快
横溝正史	31	〃	8.8.11-8.10.26		9.7〜14.12 上諏訪で静養
竹久夢二	51	画家	9.1.19-9.9.1	特別	死亡
矢野綾子	24		10.6.23-10.12.6	83	死亡
堀　辰雄	32	著述業	10.7.4-10.11.3	70	軽快
薩摩千代子	32	治郎八夫人	12.2.1-13.7.6	64	軽快（富士見の別荘で昭24死亡）
呉　清源	25	棋士	12.6.27-13.9.24	102	
曾宮一念	43		12.9-13.9		
伊藤　礼	22	学生	30.7.8-31.9.4		軽快
岸田衿子	27	女優	31.8.3-31.10.14		軽快

（注1）堀辰雄の昭和10年の退院日は、富士見発の堀書簡の日付より判断して12月6日以降と推定される。

描いた日付は不明だが、絶筆かと思われる弱々しい筆致の薄《すすき》のスケッチに「興亡の跡さめざめとすすきかな」と不如丘が添え書きした掛け軸が最近発見され、弥生美術館に納まった。二人の交情の濃さがしのばれる。

竹久夢二と入れ替るように富士見へ入所してきたのが、新進作家の堀辰雄と許婚者の矢野綾子である。堀はすでに昭和六年、三か月近くの滞在経験があったが、正木は「胸がわるかったからには違いないが……不如丘がやって居る療養所であるから入って見たくなったのであろう」と観察していた。

だから受持の医師から堀が外出しがちだったり、安静時間を守らぬことで苦情を言ってきても「堀さんは病気をたのしんで居るんだよ。心配しなくてもいいさ」(32)と慰めている。

正木の言うほど軽症だったとも思えぬふしもあるが、東大在学中に肋膜炎を患い、入所

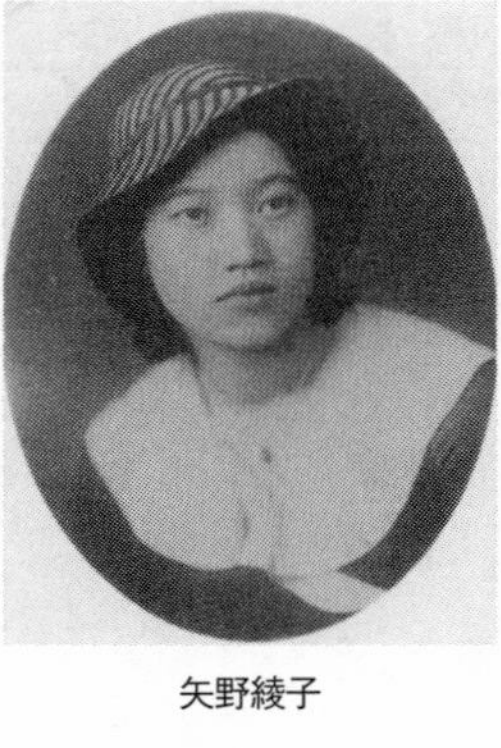

矢野綾子

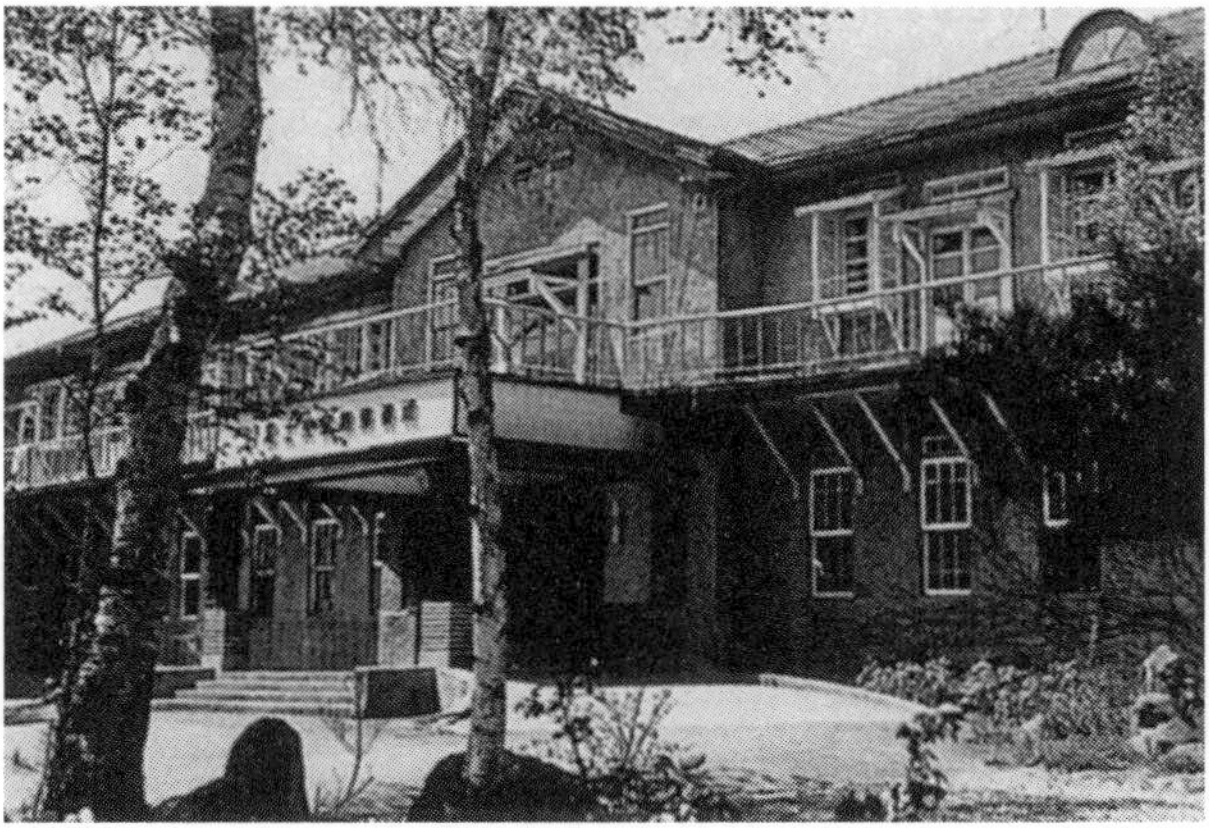

富士見高原療養所

の前年には喀血も体験していた堀は、病気ずれしていたに違いない。そしてその後の二十数年、決して治ることのない胸の病をあやしながら、気が遠くなるほど長い闘病生活を送ることになる。

そのなかで、彼はサナトリウム文学とも呼ばれる独自の世界を作り出していき、周囲には同好の友人やファンが集まって、ゆるやかな知的サークルを形成する。立原道造、福永武彦、加藤周一、神西清、丸岡明、矢内原伊作たちだが、矢野綾子一家やのちに堀夫人となる加藤多恵子の一家も加わり、川端康成や室生犀星も外縁にいた。

矢野綾子（一九一一—三五）は東京住いの

元陸軍主計大佐で現役の今治商業銀行頭取だった矢野透の長女（正確には結核で死んだ実妹の子を養女にした）、一家で軽井沢へ避暑滞在中の昭和八年夏、毎年のように追分へ来ていた堀辰雄と知りあう。そのとき「黄いろい麦藁帽子をかぶった、背の高い、痩せぎすな、一人の少女」（堀『美しい村』）は、草原の中でキャンバスを立てて風景を描いていた。二人は急速に親しくなり、しばしば画を描く綾子に付きそう堀の姿が見られるようになる。

綾子がいつ頃発病したのかさだかではないが、石丸晶子の考証によると、二人が翌年九月に婚約し、十年六月につれだって富士見へ入所するまでには次のような事情があったという(33)。

綾子は今治銀行員で透が目をかけていた青年と婚約していた。透は早く結婚させようとしたけれども、綾子の機嫌が悪くなり、病気も悪化していくので、綾子の父のほうから、「綾子と婚約してほしい。病気が良くなるから」と堀に頼んだそうである。高原療養所に綾子と一緒に入院したのも、透の依頼によるもので、堀から言い出したことではなかった。

彼女の病状は決して軽くはなかった。正木は堀に「まことに可愛ゆらしい」綾子の「大きな、まるで暗い不思議な花のような病巣」が広がるX線写真を示し、「こんなにひどくなってしまっているとは思わなかったね。これじゃ、いま、病院中でも二番目ぐらいに重症かもしれんよ」(『風立ちぬ』)と告げる。

規則で病室は別々だったが、堀は院長の寛容さに甘えフィアンセの「枕もとにほとんど付ききり」ですごす。彼女の死は入所から半年後の十二月六日だったが、正木は「これほど思われて亡くなった婦人は女人として真に幸福な人であった」と思い、「悲しい甘い感情に囚われた」(34)と書いた。

入所中に稀有な体験を作品に仕あげるつもりだった堀も、さすがに筆が進まず、「節子」をヒロインにあてた『風立ちぬ』を書きあげたのは昭和十一年から十二年にかけてである。この小説は、「普通の人々がもう行き止まりだと信じている」サナトリウムでの二人の心象風景に終始している。病苦のあからさまな描写も、他者との交流もほとんど出てこない。現実にはありえない極度に浄化されたユートピアを、作者は創造したといえよう。

『魔の山』のモチーフとされる「無気力と退廃と倒錯」とはおよそ縁遠く、絶望や悲愴感さえも感じられないのである。

矢内原伊作は復員後に、特攻出撃を控えた海軍予備学生の仲間たちが、誰よりも堀辰雄を愛読していたと回想する。小説の標題となった「風立ちぬ、いざ生きめやも」というポール・ヴァレリーの詩句にこめられた「いくぶん死の味のする生の幸福」への志向が、彼らの共感を呼びおこしたのかもしれない。

矢野綾子は息をひきとる直前、ほんとうに幸福だったと言い、父の透へ「(堀に)いい人を持たせて上げて下さい」(35)と言い残したらしい。矢野一家と堀との交流はその後も変らず、妹の良子や室生犀星も応援する形で加藤多恵子との結婚を昭和十三年に実現させる。そのさい、矢野透は経済的援助もと申し出たという(36)。

堀辰雄の病状は、その後も一進一退のまま戦後に及ぶ。一九四五年の喀血以後は、追分の山荘で寝たきりの生活が七年つづく。主治医格の加藤周一が、特効薬のストレプトマイシンをすすめたとき、堀は「僕から結核菌を追っ払ったら、あとに何が残るんだい」(37)

と反問する。そのときは危篤状態を脱したが、パスヤヒドラジッドなどの新薬を使っても及ばず、堀が力つきたのは一九五三年春だが、文学仲間の立原道造、野村英夫はすでに先だち、福永武彦はかろうじて生還した。その頃、「下界」では結核に対する伝統的イメージを変える劇的な変動が起きつつあった。

死因第一位から三十位へ

では劇的な変動とは何か。まずは、結核の死者数と死因順位を示す表4（戦後期）に注目したい。

一九四三年（昭和十八年）に死因第一位の十七万人余を記録した死者数は、終戦を挟む三年間は空白になる。統計が復活した一九四七年の十四万人余は漸減して五一年には九万人余の二位となったあと、急カーブを描いて下降をつづけ、一九七六年には一万人の大台を割る。その後も下降は止まらず、最近では二千人台、順位は三十位、死因の解説書では首位のがん、二位の心臓疾患、三位の脳血管障害などが並んだあと、「その他の死因」に押しこまれている。

どうやら日本は、一時は総医療費の37％を投じたが、結核という厄介な病気を封じこめることに成功したと言えそうだ。しかし戦後ごく初期の時点で病気と悪戦苦闘していた医師や患者で、こうした行く末を予見した人は皆無に近かったろう。その意味でも、彼らの健闘ぶりを振り返ってみる意義はありそうだが、その前に敗戦がもたらした劣悪な環境条件を、頭に入れておく必要がある。

まず、戦時中からの慢性的な栄養不足に起因する抵抗力の低下で、結核患者と死者の数は急増したことを指摘したい。一九四四年から四六年までの三年間は正式の統計が欠如しているが死亡率282・0という推定値があり、極端な事例だと九州のある精神病院では結核を併発した患者の83％が死亡したと言われる(38)。

第二に飢餓と戦病で痛めつけられて海外から引き揚げてきた数百万人の軍人と民間人が新たな感染源となり、新患者を増大させたことが挙げられる。一説には四六年の結核死者は二〇万人と過去最高の水準に達した。翌年に復活した公式統計で十四万人余と減ったのは、前年までの「過剰死亡」(39)で、患者がかえって減少したためかと青木正和は推定する。

表4 結核に関する主要統計（戦後期）

年次	死亡数	死因順位	死亡率（対人口10万人）	参考
1944–1946	—	—	—	統計不明（1946年の推定死者20万人）
1947（昭22）	146,241	1	187.2	届出伝染病に指定
1948（ 23）	143,909	〃	179.9	
1951（ 26）	93,307	2	110.3	結核予防法の大改正
1953（ 28）	57,849	5	66.5	推定患者292万人、別に要注意261万人
1957（ 32）	42,718	6	46.9	健診と予防接種の公費負担
1960（ 35）	31,959	7	34.2	結核病床数11.5万床
1966（ 41）	20,064	〃	20.3	
1971（ 46）	13,608	8	13.0	
1976（ 51）	9,578	10	8.5	
1980（ 55）	6,439	13	5.5	死者数は米の6倍、英の3倍
1985（ 60）	4,690	16	3.9	
1990（平2）	3,664	17	3.0	患者9.3万人、新患5.2万人
1995（ 7）	3,178	23	2.6	「結核医療の基準」
1997（ 9）	2,742	22	2.2	WHO、世界結核デーを創設
1999（ 11）	2,935	21	2.3	「結核緊急事態宣言」
2004（ 16）	2,328	25	1.8	全世界の結核死者約300万人
2008（ 20）	2,220	27	1.8	新患者2.5万人
2013（ 25）	2,087	26	1.7	60歳以上の患者が占める割合は71.2%
2018（ 30）	2,204	30	1.8	世界の感染者1000万人、死者150万人（WHO）

〔出所〕『厚生統計要覧』各年版、『人口動態統計』各年版。
（注1）表1からつづく。
（注2）死因の第1位は1951年から脳出血、1981年以降はがん（悪性新生物）。

第三に、戦前の健兵確保とは別の観点から結核を致命的な「亡国病」と見なした厚生省や医師たちは、消極的な大気安静療法から胸郭成形や肺切除など積極的な外科手術への転換で、この危機を乗り切ろうとした。米兵への感染拡大を怖れた米占領軍（ＧＨＱ）も、日本より一歩進んでいた最新の医療技術導入に熱意を見せた。

外科手術は昭和初年から実験的に試行され、とくに支那事変期に傷夷軍人療養所で実績を積んでいたとはいえまだ一般化せず、失敗（死亡）率も高かった。安全性がやや高いとされた胸郭成形でも七年間（一九四〇—四六）の死亡率が20％だから、手術を決心するにはかなりの覚悟を要した（40）。それでも各地に急増設された国立療養所には、手術を希望する患者が殺到し、順番待ちに半年以上かかる例も珍しくなかった。医師も患者も戦場帰りが多く、安全性にこだわる気分が薄かったせいもあろう。

十数か所の結核療養所が林立した東京都下の清瀬村は人口の半ばを患者が占める門前町と化し、駅前には患者と見舞客を相手に退院者が開いた商店街が形成された。理髪店、電気器具店、時計屋、雑貨屋、歯科医院に連れこみ旅館まであり、「銭湯へ行くと刀傷のザックリある人ばかり……傷がないほうが肩身の狭いような感じ」（41）だったという証言もある。

届出を義務づけた代りに、政府は多くの患者たちに生活保護法を適用、医療費も公費で負担するが、療養所幹部は先鋭的な患者組合との折衝に音を上げたらしい。富士見のサナトリウムとはまるでちがう殺伐とした環境ながら、治療技術の開発と向上はめざましいものがあった。主導したのは、国立療養所に集まった意欲的な外科医グループで、一時は「病院というより再生工場だ」とからかわれることもあったが、それも長くはつづかなかった。十年もしないうちに、ストマイに代表される化学療法が主流になったからである。

表5が示すように治療法の主流は、戦前の大気安静法から虚脱法、直達法を経て化学療法へと転移している。転移と言っても、実際には重なりあっていて、たとえば手術の前後には一年ないし三年の入院生活があり、その間は冬でも暖房のない病室の窓を開放し、患者は湯タンポを入れ毛布にくるまって寒気を凌いだ。併存した大気安静法がすたれたのは一九六五年前後からで、富士見高原療養所が一般病院へ転換したのもその頃である。

化学療法が主役の座を固めたのも同じ時期で、当初は化膿など合併症を防ぎ手術後の生存率を高めるのが主な役割であった。四八年に肺切除へ初挑戦した宮本忍博士は、五〇年秋の学会でストマイ非使用の場合が30％だったのに対し、併用すると死亡率が２％に下ったと報告した(42)。結核医で最多の手術をこなしたとされる宮本は、自身の体験を回顧して「生の敵である肺の空洞を征服するために、わたくしは気胸から成形へ、成形から肺切除へ、さらに空洞切開への道をきりひらいてきた」(43)と述べている。

たしかに結核菌との勝敗は、宮本が指摘したように、菌が増殖し、チーズ状になった空洞をどう潰すかにかかっていた。虚脱法はいずれも外圧を加えて肺を萎縮(虚脱)させ、間接的に病巣の治癒をはかる手法である。昭和初年から普及した人工気胸術は、胸膜外に空気を注入するのだが、圧力不足のうえ、数日置きに何年も継続する煩雑さ、胸膜が癒着している場合は適用できないなどの難点があった。

次に登場した胸郭成形術は開胸して左右で二十四本ある肋骨を、病状に応じ六本ないし八本(最大限は十一本)を8〜18センチずつ切除し、気胸と同様の目的を達しようとするもので、局部麻酔下の患者は執刀医が手で肋骨をバリバリと折る音を聞かされた(骨は半年後には自然に再生するが)。

しかし、鶏卵大とかリンゴ大もある巨大空洞には効果が乏しかったので、代って登場し

表5 結核治療法の変遷

大気安静法

		①	②	③
虚脱法	人工気胸	①1882	②1916	③1930-50
	胸郭成形	①1910	②1928	③1950-53
	充填術	①1926	②1947	③1949-50
直達法	肺切除（肺葉、部分、全摘）	①1934	②1948	③1950-65
	空洞切開	①	②1943	③1950-53
化学療法	ペニシリン	①1941	②1945	③1945-
	ストレプトマイシン（SM）	①1945	②1948	③1950- 三剤併用（1954）
	パス（PAS）	①1946	②1949	③1951- 三剤併用（1954）
	ヒドラジッド（INH）	①1951	②1952	③1955- 三剤併用（1954）
	リファンピシン	①1967	②1971	③1975-
	四剤併用			③1995（現行）

（注1）①は最初の実施例（主として外国）、②日本での初例、③は日本での最盛期（いずれも西暦年）。

（注2）1949年8月1日現在の「国立療養所の治療状況」は、人工気胸（1か月以上継続）が9,198人（所在患者に対する比率は26.5%）、胸郭成形が3,528人（10.2%）、充填術が2,081人（6.0%）となっている。1952年度の内訳は、胸郭成形が14,560人、肺葉切除が671人、肺全摘が219人、空洞切開術が407人となっている。1955年の全治療96.5万件のうち気胸8.1%、手術52%、化学療法93.2%となっている。

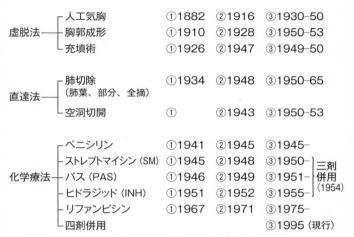

たのが直達法と呼ばれる肺切除と空洞切開である。当初は手術に平均六時間かかり出血量も多く危険視されたが、ストマイなどの併用や気管（全身）麻酔の導入で痛みの少ない「安全な手術」と判定されるようになる。

合い間に合成樹脂球（俗称はピンポン玉）充填術という手法も試行され流行したが、二、三年で下火になった。後で紹介する俳人の石田波郷は成形を受けた半年後の四九年四月にピンポン玉大を四個、ナフタリン大を十九個埋めこんだが、「近頃は球を入れている者が次々と死ぬ……球を出しても死ぬ」(44)ので、経験者は恐慌を来したと書いている。生きのびた石田も十四年後に「玉出し」手術を受けた。

ともあれ最終的に結核菌との戦いを制したのは、抗生物質群による化学療法剤だったと評してよい。一九四四年に第一号のストレプトマイシン（ストマイ）を開発したのは、ノーベル賞（一九五二年）受賞者のワクスマン博士（米）で、一九四五年秋成形した直後の若い女性に投与され、著効を見た(45)。四六年二月の朝日新聞は「これが広く実用されるのも遠い将来のことではないであろう」と報じたが、久しく「バカと結核につける薬はない」（砂原茂一）と信じこんでいた日本の医師たちは半信半疑だった。

ストマイが正式に輸入されたのは四九年二月だが、その前にララ救援物資や米軍の横流し品が出まわり、高価なヤミ値で取引されている。そして同年の秋には閣議が国産を決定するという、すばやい対応となった。五五年頃には後発のパス、ヒドラジッドを加えた三剤併用が標準化したが、いずれも菌の増殖を抑えるレベルにとどまり、難聴などの副作用が懸念されたのに対し、六六年には殺菌効果を発揮するリファンピシンという決定的な新薬が登場する。

砂原茂一博士は「結核化学療法の質的転換が起こり……栄養も安静も療養所も必要としない時代」(46)になったと評している。勝利宣言と言ってもよいが、天然痘絶滅宣言と同じではなかったことが、やがて知れる。

戦後文人たちの闘病記

ここでやや視点を変えて勝利宣言が出るまでの十数年、日々を結核菌との戦いに明けくれた人々の体験を並べてみよう。

戦後期の知名患者を列挙した表6と、戦前期のそれに当る表2を対比して最大の相違点は、前者のほぼ全員が生還していることだろう。だからこそ本人の筆で体験の始終を語れるわけだが、快い思い出ではないせいか委細をきちんと記録した人は少ない。表6の対象者が文学者に偏っているのも、彼らの職業意識と作家研究者のおかげかもしれない。

各人の病歴を眺めると、いくつかの興味深い特徴点が浮かびあがってくる。入院期間は多くが二―三年(ひきつづき数年の静養)というところだが、藤沢周平と福永武彦は六年以上と長い。

成形の体験者(福永、吉村昭、石田波郷)がいずれも一九四七年から四八年にかけてで、肺切除はその後の発病者なのも、手術法の変遷(表5)と符合している。島尾忠男のように、成形と肺切除の両方を体験した例は珍しい。

ピンポン球の「球込め」を施術されたのは石田だけだが、先行した成形とあわせ四八年から四九年は生死の見きわめがつきにくい手術法の模索期で、結果的に「人間モルモット」にされたと言えなくもない。石田手記の一部を引用したい(47)。

召集されて軍務に従い、過労の為結核になった……東京療養所に入った。このとき

表6 結核で闘病した知名人（戦後期）

氏名	生没年	病状の経過	死因
渥美　清	1928–96	1954.5～56.4入院、54.11右肺全摘	肺がん
石田波郷	1913–69	44.3戦地で胸膜炎、48.5～50.2清瀬入院、48.10～12成形（7本）、49.4充塡（63.5除去）	心衰弱
遠藤周作	1923–96	1951発病、52.9～53.2フランスで療養、60.4～62.5入院、61.1～61.12肺切除（3回）	脳出血
島尾忠男	1924–	1950.11発病、51.1～53.10入院、51.9成形（8本）、52年肺切除（2回）	
太宰　治	1909–48	1936感染、48.1喀血、48.6自殺	自殺
福永武彦	1918–79	1945.2～45.4胸膜炎入院、46.5発病、47.6～53.3清瀬、47.10成形（8本）	胃潰瘍
藤沢周平	1927–97	51.3発病・静養、53.2～57.11入院、53.6右肺上葉切除（5本）	
丸山真男	1914–96	1951.2～51.9入院、54.1～56.4入院、54.9左肺上葉切除	肝がん
吉村　昭	1927–2006	1941.12肋膜炎、48.1喀血、48.8～48.11入院、48.9胸郭成形（5本）	膵がん
吉行淳之介	1924–94	1952.11空洞発見、53.11～54.10清瀬入院、54.1左肺区域切除、54.7芥川賞	肝がん
秩父宮	1902–53	1940.6発病、44.9～53.1療養、53.1没	
明仁天皇（現・上皇）	1933–	1953.12診断、57.9完治	

〔出所〕主として自伝、伝記、年譜より作成。
（注1）島尾（医師）、丸山（政治学者）、渥美（俳優）以外は文学者。
（注2）病歴のうち（　）内の○本は肋骨の切除本数。

の私は右肺上葉に数個の空洞を有し、右季肋部膿胸、腸結核、中耳結核等一連の症状を併せもっていた。期待した手術はすぐには出来なかった……（昭和二十三年）十月十四日成形手術。右第一―第四肋骨切除、十二月二日二次成形、同第五―第七肋骨切除。共に宮本忍先生の執刀であったが、依然として痰と菌はとまらなかった（中略）。（翌年）四月十四日遺残空洞に対して、肋膜外合成樹脂球充塡術を行った。宮本先生執刀。痰と菌は再び依然としてとまらない……忍耐を以て病患の中に常住しよう。或は近く第四回目の手術を受けるようになるかもしれない。

四回目の手術はせずに退院したが、体調は完全に戻らず、入退院をくり返しながらも石田は俳句仲間の激励や援助に支えられて、余生を完うする。

病床で彼が詠んだ句に、

たばしるや鵙叫喚《もずきようかん》す胸形変《きようへん》

がある。個人差はあっても、この時期の手術にさいしての痛みぐあいはなまなかではなかったらしい。局所麻酔で五時間五十分かけて肋骨五本を切除した体験を、吉村昭は城山三郎との対談で次のように回想している。城山も同じ頃、「畳針《たたみばり》のような太い針」で人工気胸術を受けたことがあった(48)。

吉村　痛いってもんじゃないよ(笑)失神するどころか、『殺してくれ』だよ。だって、意識がハッキリしてるもの。

城山　ひと思いに殺してくれか、か。

吉村　ひどいもんだよ、あれ。土木工事。肋骨を二五センチぐらい切るんだよ。ぴしゃっと肺も潰れちゃう。

城山　ピンポン玉やった？

吉村　あれ、僕よりもっと後。一年ぐらいかな。大失敗なんだよ。

城山　あなたは前の療法なんだ。

吉村　そう。原始的なんだよ。

読んでいるだけで激痛に襲われる感じになってしまうが、最近まで患者の鎮痛には無頓着な医学界の風潮にも原因があった。結核医の島尾忠男でさえ「手術をしたら、しばらくは痛いのが当たり前」と覚悟しながらも、成形直後の「痛みで眠れない一夜を送った」(49)次の日に、こっそり弟に薬局で鎮痛薬を買わせ服用したという。その島尾も一年後(五二年)の肺切除では気管内麻酔と鎮痛用に麻薬を処方してもらっているから、過渡期には一年違いで運、不運の差は大きかったと言えそうだ。

そのあたりの機微に触れた福永武彦の小説『草の花』(一九五四)は、最後の「サナトリウム文学」でもあるが、清瀬療養所における見聞が背景に使われている。すでに成形をすませた語り手(福永)が入った大部屋には、電気屋、古道具屋の主人、軽症の医学生など六人が同居していたが、なかでも同じ大学(東大)の文学部同窓である汐見茂思と親しくなる。

左肺上葉に鶏卵大の空洞をかかえた汐見は、ためらう医師へ肺葉摘出手術を強く希望するが、同室者たちも賛成せず、語り手や医学生と次のような問答を交わす(50)。

「成形したってこんな大きな空洞は決して潰れやしないよ」

「肺摘ならどうだい？」

「駄目だ、危険ですよ」

「安静にして、ストマイを打って、よっぽど病巣が落ちついてからなら……しかしそれでもどうかな」

「とにかく僕はやってもらいますよ……万一僕が癒《なお》るとしたら肺摘以外に方法がないのだ。もし癒らないのなら、むざむざ死ぬよりちっとでも医学の進歩に役立った方がいい」


にこにこして頑固に言い張る汐見へ、医師も結局は「一人でも沢山やってみたい、何しろ肺摘を希望する人はまだ尠《すくな》いんでね」と了承したが、手術は成功しなかった。自殺ともなくもない死者が残した二冊のノートから、作家は汐見の失われた青春の物語を書き進めていく。

『福永武彦全集』の月報に、長山泰介「療養所での福永さん」という短いエッセーが収められている。それによると『草の花』の描写は現実の療養所そのままで、「私には主人公汐見の肺摘手術の模様がどうも私のそれに似ているように見える」(51)そうだが、決定的な違いはモデルの長山が生還していることであろう。

病者が否応なしに死と向きあっていたのに生への道程しか見えなくなった時、結核をとり巻いていたロマン性も消え失せてしまったのかもしれない。

二〇〇九年三月十八日に挙行された財団法人結核予防会の創立七〇周年記念全国大会に出席した明仁天皇(現・上皇)は、国民病と呼ばれていた結核が猛威をふるった時代は「特効薬もなく、結核を患っていた人々の不安と苦しみ、医療に従事していた人々の労苦は、今日では想像することも難しいようなもの」だったが、特効薬の開発や診断技術の普及で「急速に改善され」と述べた。

そして「私自身、かつてストレプトマイシンやヒドラジッドなどの新薬の恩恵に浴したものの一人です」と付言した。皇室医務主管の補足説明では「昭和二八年一二月、二〇歳のお誕生日の直前に、結核の診断がなされ、以後、ストレプトマイシンやヒドラジッドなどの投薬が続けられ、昭和三一年九月に至り、ほとんど御治癒との判断」(52)がなされたという。

それまで公表されていなかった事実なので、医学界でも初耳だった人が少なくなかったようだが、この時期は治療の主流が外科療法から化学療法への移行期に当る。青木正和（結核予防会会長）の「ストレプトマイシン・パスの二剤併用療法が実施可能となり『結核の診断が死』を意味しなくなったのは一九五二年（昭和二七年）四月、実際にヒドラジッドも使えるようになったのは一九五六年六月のことである」(53)という観察は、すっぽり皇太子時代の天皇にあてはまりそうだ。

天皇は前記のスピーチで「近年、国内において、新しい問題が生じています」として、高齢者を中心とする患者の発生、治療が困難な多剤耐性菌の増加、開発途上国における結核の蔓延などに注意を促している。

結核の絶滅も近いかと楽観説も出た一九九九年、死亡率が横ばいないし逆転の兆候を見せたことにあわてた厚生省は、「結核緊急事態宣言」を発した。その後、再び下降カーブへ戻ったとはいえ、結核予防会は「結核は過去の病気ではありません」のスローガンをかかげ、ビートたけしを「ストップ結核大使」に任命するなど、熱心な啓蒙活動を進めている。

かつて結核が久しく居坐っていた死因順位のトップの座は、一九八一年からがん（悪性新生物）が占めつづけ、病気との闘いの主戦場となっている。

〔注〕

（1）青木正和『結核の歴史』（講談社、二〇〇三）六二ページ。
（2）『国立療養所史〈結核編〉』（厚生省医務局、一九七六）二四ページ。
（3）高三啓輔『サナトリウム残影』（日本評論社、二〇〇四）第一章を参照。
（4）福田眞人『結核の文化史』（名古屋大学出版会、一九九五）五五ページ。
（5）前掲『国立療養所史』三〇―三一ページ。
（6）一九二九年の日本の死亡率一九五に対し、同時期にイギリス九六（実数は四・六万人）、アメリカ七五、ドイツ八七。
（7）前掲福田、三五一ページ。
（8）小松良夫『結核―日本近代史の裏側』（清風堂書店、二〇〇〇）三八二ページ。
（9）一坂太郎『高杉晋作』（文春新書、二〇〇二）二一四―二二ページを参照。
（10）正岡子規『病牀六尺』（岩波文庫、一九二七）、明治三五年六月二〇日の項、「苦痛、煩悶、号泣」と書いたこともある。

(11) 川西政明『吉村昭』(河出書房新社、二〇〇八)五八ページ。
(12) 新実藤昭「明治前半期欧州医学留学生について」(『日本医史学雑誌』三三巻四号、一九八七)。
(13) 坂入美智子『潮鳴りが聞える—私の小川正子』(不識書院、二〇〇一)、清水威『小川正子と「小島の春」』(長崎出版、一九八六)、前掲小松、三九八—九九ページ。
(14) 森於菟「父鷗外の死について」(『世界』一九五五年四月号)、前掲高三、九三—九四ページ。
(15) 生方敏郎『明治大正見聞史』(中公文庫、一九七八)九二ページ。
(16) 蘆花は第百版(明治四十二年)の巻首に取材源は明治三十年頃に逗子の静養先で同宿したさる婦人で、「浪さん」が肺結核で離縁されたこと、「武男君」は悲しんだこと、片岡中将が怒って娘を引きとったこと、臨終の時に「二度と女なんかに……」と浪子が言い残したことなどを聞き、「話の骨に勝手な肉をつけ」と記している。
(17) 久野明子『鹿鳴館の貴婦人 大山捨松』(中央公論社、一九八八)二〇八—一二ページ。
(18) 前掲福田、一三二—三三ページ。
(19) 石原の諸論稿を利用した宮本忍『日本の結核』(朝日新聞社、一九四二)一〇六—〇九ページ。
(20) 前年の「日本結核病学会宿題報告」を機関誌の『結核』第一六巻九号(一九三八)に掲載、一一四六ページ。
(21) 正木不如丘『高原療養所』(講談社、一九四二)序文。
(22) 『富士見高原病院創立八〇周年記念誌』(二〇〇六)。以後は『八〇周年記念誌』と略称。
(23) 曾宮一念『画家は廃業』(静岡新聞社、一九九二)。
(24) 藤沢桓夫「私の履歴書」(『日本経済新聞』一九八一年七月二十二日付)、同『大阪自叙伝』(朝日新聞社、一九七四）二三九ページ。

(25) 正木の評伝は神津良子『いざ生きめやも』（郷土出版社、二〇〇七）、児平美和『正木不如丘文学への誘い』（万葉書房、二〇〇五）を参照。

(26) 横溝正史「不如丘と不木」（『医家芸術』一七巻二号、一九七三）。

(27) 『ベルツの日記』（岩波文庫）明治一三年六月二三日の項。

(28) 前掲正木『高原療養所』二三二ページ。

(29) 前掲『八〇周年記念誌』。

(30) 夢二の女性関係については、金森敦子『お葉というモデルがいた』（晶文社、一九九六）を参照。

(31) 正木不如丘『思われ人』（春陽堂書店、一九五四）六二ページ。

(32) 同右、一五六ページ。

(33) 石丸晶子「堀辰雄と女性」（『国文学　解釈と鑑賞』一九九六年九月号）。

(34) 前掲正木『思われ人』、一六〇ページ。

(35) 『堀辰雄事典』（勉誠出版、二〇〇一）三三五ページの石丸晶子稿。

(36) 堀多恵子「えにし」（『太陽』一九七三年八月号）。

(37) 神西清「白い花」（『文芸』一九五三年八月号）。

(38) 莇昭三『戦争と医療』（かもがわ出版、二〇〇〇）八四ページ。

(39) 前掲青木、一九四ページ。

(40) 宮本忍『私の昭和外科史』（日本評論社、一九八五）一八七ページ。

(41) 前掲高三、第三章を参照。

(42)前掲宮本、二〇七ページ。
(43)同右、二一三ページ。
(44)石田波郷「胸中の球」(『石田波郷全集』第八巻、一九八八)、三六八ページ。石田修大『わが父　波郷』(白水社、二〇〇〇)一〇七ページ。
(45)前掲高三、二九二ページ。
(46)砂原茂一・上田敏『ある病気の運命—結核との闘いから何を学ぶか』(東京大学出版会、一九八四)二四五ページ。
(47)『石田波郷全集』別巻(一九七二)四三〇—三三一ページ。
(48)森史朗『作家と戦争』(新潮選書、二〇〇九)一四—一五ページ。なお吉村昭『冷い夏、熱い夏』(新潮文庫、一九九〇)を参照のこと。
(49)島尾忠男『結核と歩んで五十年』(結核予防会、二〇〇三)四七ページ。
(50)福永武彦『草の花』(新潮文庫、一九五六)二八、三三ページ。
(51)『福永武彦全集』第一二巻月報(一九八七)。
(52)宮内庁の発表文、翌日付の各新聞が要旨を報じた。
(53)前掲青木、二三一ページ。

第五章

戦病の大量死とマラリア

「そこで撒《ま》きましょ　DDT　DDT」

ミンドロ島の大岡昇平

フィリピンのミンドロ島から生還した作家の大岡昇平は『俘虜記』（一九四八、創元社／新潮文庫所収）のなかで、自身のマラリア体験を次のように書いている。

ミンドロは比島群島中最も悪性のマラリアの発生する島だそうである。しかし予防薬をとっていたため、サンホセにいる間は患者は二三名を越えなかったが、（十二月中旬に）山へ入る時衛生兵がキニーネを忘棄したため、やがて急速に蔓延《まんえん》し、一月二十四日米軍に襲撃された時、立って戦い得る者三十人を出なかった。（中略）

一月十六日に発熱した。私は四十度の熱が続き、二日目に足が立たなくなり、三日目に舌がもつれた。

そんなしだいで陣地を移動する所属隊から置き去りにされた三十五歳の大岡一等兵は、熱と渇きと死の恐怖のなかで山中を彷徨、いったんは銃で自決をはかるが、「もう少し熱が下るのを待って試みる方が賢明」と思い直す。倒れたまま朦朧《もうろう》としていた大岡が米兵の捕虜とされたのは、終戦の日が遠くない一九四五年一月二十五日のことだった。
米軍の兵舎に連行されたあとの情景を、彼は次のように書き継いでいる。

一人の肥《ふと》った中年の兵士が私をカメラで覘《ねら》った。それから近づいて「何処が悪い」とたずねた。私が「マラリアだ」と答えると、額に手を当て「口を開けろ」といった。そして黄色い錠剤を五六粒抛《ほう》り込んで「水を飲め」といい、私が水を飲むのを見届けて「私は軍医だ」といい棄《す》てて遠ざかった。

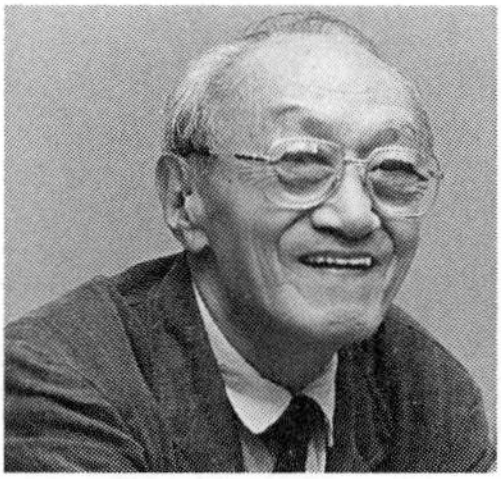
大岡昇平

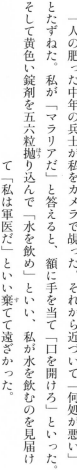

中国大陸や太平洋の激戦場で、マラリアで死ぬか瀕死の体験を味わった兵士は珍しくないが、大岡が稀に見る幸運な病人だったことはまちがいない。彼は数日後に飛行機でレイテ島にある米軍の捕虜病院へ運ばれ、二か月間の入院生活で健康を回復することになる。

マラリアには、発症から四〜五時間つづく高熱が退いたあと四十八時間後ごとに再発する三日熱、七十二時間ごとの四日熱、周期なしに高熱が持続する悪性の熱帯熱の三種がある。大岡のマラリアは、おそらく死亡率の高い熱帯熱だったかと思われる。特効薬はキニーネやアテブリンだが、米軍の軍医が投与した黄色の錠剤は彼等が主用していたアテブリンだったろう。

すぐ西隣りのルバング島には残置諜者として滞在し、三十年後に投降した小野田寛郎《ひろお》少尉がいた。彼の回想録に病気の話が出てこないので本人にたしかめると、「生水は絶対に飲まなかった。マラリア蚊はいたし、村人にも患者はいたらしいが、風通しの良いところで寝るようにして、予防薬も携行しなかったのに、マラリアにはかからなかった。カゼをひいたぐらいですんだのは、目的意識と節制で体力を維持しえたためかと思う」という返事だった。人里から離れて生活していたので、マラリア原虫を持つ蚊と接触しなかったせいもあるかと思われるが、幸運も手伝っていた。

マラリアは、きちんと予防薬を飲み、発症後も治療薬を投与して栄養と安静を守れば死亡率は低く、さほど恐がる必要はない。しかし太平洋戦争後半の敗退期に補給ルートを断たれた南方諸地域の日本軍は、多くが食も薬もない悪環境で、マラリアを筆頭とする各種戦病の合併症で悲惨な死に追いこまれた。だが実態を伝える統計は乏しい。

戦争が終ると国家による公式戦史を編纂するのが国際的な慣例で、本巻の一部か別巻で軍医部の手による衛生戦史が書かれる例が多い。わが国でも日清・日露戦争、第一次大戦から満州事変まではこの慣例にならい、戦病、戦傷の態様、予防、治療の処置、衛生機関の人事や資材の調達などが、詳細な統計データを添えて刊行された（1）。

ところが大東亜戦史を扱った防衛庁の『戦史叢書』（一〇二巻）には、衛生分野を扱った巻がふくまれていない。そのかわりに陸上自衛隊衛生学校が、元軍医将校たちを動員して全九冊の『大東亜戦争陸軍衛生史』（非売品、一九七一、以後は『陸軍衛生史』と略称）を発行した。

その第一巻「人的損耗」の項で、執筆者（元陸軍省医事課長の金原《きんばら》節三軍医大佐）は、大東亜戦争では「敗戦により、特に統計資料はいっさい焼却又は破棄せられ、まとまったものは皆無の状況である。従って全戦争間を通じ、戦傷戦病はどの位あったか等ということは、全く推定するよしもない」（2）と弁明している。海軍もそれ以上にデータが乏しいので途方にくれてしまうが、あきらめるわけにもいかないので、断片的に残った諸情報を組み合わせて概容だけでもつかみたいと考えたが、未解明の重要な問題点が三つあると感じた。

第一は軍人軍属の全戦没者約二一〇万人（うち陸軍一六五万人）のうち、戦死、戦傷死、戦病死の区分がわからないこと、第二は病因別の戦病患者と戦病死者の統計が得られないこと、第三は戦争栄養失調症など、この戦争特有の新たな病因や合併症が出現したのに、再分類が確定しないままに終っていることである。

つまり大岡昇平が罹患したマラリアの患者が全期間、全地域にわたり何名いたのか、どのくらいが命を落したのか、病因の順位をふくめ見当がつかないのだ。そのため、戦争が終ったあとも外地から引き揚げてくる兵士たちが持ち帰る「復員マラリア」への恐怖が衛生関係者を憂慮させた。原虫保菌者を数百万人と推定する専門家もいたが、どうやら杞憂に終ったらしい。実際にはマラリア既往者は約一〇〇万人、そのうち国内での再発者は約四三万人だったが、多くは一回の再発だけですみ、「自然治癒的な傾向が強かった」（3）とされる。

ともあれ、日本が体験した第二次大戦の惨烈な様相を戦病の側面から観察するのが本章の主旨だが、その前に順序として日清・日露の両戦役と戦間期における概況をたどっておく。

日清・日露戦役の病跡

近代日本としては最初の対外戦争となった日清戦争(一八九四―九五)では、表1が示すように、戦闘における陸軍の死者約一四〇〇人に対し、戦病死者は一万六千余人、つまり戦没者の約九割に達している。もっとも軍人軍属の他に十五万人とも言われる多数の軍夫等の非軍人が参戦していて、患者、死者数のほぼ半ば(七千人以上)を占める(4)。

入院加療者数の多い順に病名を挙げると、脚気、急性胃腸炎、赤痢、マラリア、コレラと並ぶが、死者数ではコレラ、脚気、赤痢、急性胃腸カタル、腸チフスの順となり、当時は脚気も入ると考えられていた伝染病の死者が全体の七割以上を占めた。「日清戦争は病気との戦いであった」(5)と皮肉る大江志乃夫の論評も、あながち誇大とは言えまい。

原因は、なじみの薄い外地への出征に備えた予防衛生、とくに伝染病への対策がほとんど払われていなかったせいだった。爆発的な集団感染としては、澎湖島《ほうことう》占領に向かった比志島支隊で罹患者一九二九人のうち一一三〇人が死んだコレラ、台湾の討伐作戦でキニーネを投与したが効なく死んだ近衛師団長の北白川宮能久親王を筆頭に、二万余人が感染したマラリアの例が挙げられる。また「雪の進軍」の軍歌で知られる山東半島や南満州で、一万人前後の凍傷患者を出す。

十年後の日露戦争（一九〇四―〇五）では日清戦争の教訓を汲んで、伝染病の予防に重点を置く。死亡率が高いのは、特効薬がなかったからでもある。主戦場が満州という寒地なので、凍傷の予防にも対策を講じ「概《おおむ》ね予防の目的を達したり」と『戦役統計』は自讃するが、すでに第二章で取りあげた脚気については患者が十数万人という規模だけに歯切れが悪い。その一部を次に引用する（6）。

脚気は戦地部隊の患者甚だ多数に上り戦闘力にも影響するに至れり。戦地に於ける脚気を予防する為宿営の改善、労逸の均衡其の他一般衛生法の施設と共に、米食に交うるに地方の雑穀、重焼麺麭《パン》等を以てし、後内地より割麦を追送し一般に米麦混食に

表1 各戦役の戦病統計（陸軍）

病名	A日清戦争		B日露戦争		Cシベリア出兵	
	入院数	死亡	入院数	死亡	入院数	死亡
コレラ	8,575	5,298	—	—	26	5
赤痢	11,455	1,913	9,669	2,654	1,198	70
腸チフス	4,134	1,325	24,201	8,701	103	22
流行性感冒	420	8	5,351	112	2,943	294
マラリア	10,604	748	1,544	3	49	—
脚気	31,992	3,695	110,751	5,896	593	34
結核・胸膜炎	1,303	328	9,745	1,117	2,649	213
急性胃腸カタル	11,678	1,684	15,963	303	1,357	2
精神病・神経病	961	104	3,828	342	317	5
花柳病	2,479	23	6,785	4	1,109	—
破傷風	50	44	35	28	9	5
凍傷	7,303	190	2,538	22	426	—
戦病（その他共計）	115,419	16,441	251,110	21,424	18,926	916
戦死		1,132		50,817		1,399
戦傷（入院）	3,973	285	138,177	9,214	1,250	106
総患者	171,164		1,033,160		102,329	
典拠	『明治二十七八年役陸軍衛生事蹟』第2巻		『明治三十七八年戦役統計』第3巻		『西伯利出兵史』第4巻	

（注1）戦地出動部隊の入院患者に限定。
（注2）「入院患者」と「総患者」との差数は主として隊内で治療した「部隊患者」。Aの「マラリア」総患者は28,481名、「脚気」総患者は47,586名、「凍傷」総患者は12,616名。Bの「脚気」総患者は161,954名、「マラリア」総患者は12,645名。別に内地部隊の入院患者が71,763名、Cの「流行性感冒」総患者は14,272名。
（注3）シベリア出兵の脚気患者は部隊内（非入院）をふくめると961、凍傷は同じく1,468人というデータがある。

移したり。

脚気を例外として、日露戦争における予防衛生の効果が日清戦争に比べ全般的に向上した事実は否定できない。病死因の順位は腸チフス、脚気、赤痢、結核の順だが、コレラは統計表から姿を消し、マラリアも罹患者は多いが死者はほとんどいない（表1参照）。凍傷も八甲田山の遭難事件（一九〇二年）の教訓を摂取したため患者は減ったが、それでも厳寒期の黒溝台戦では「収容患者の三八％は凍傷にかかった」（7）という。

伝染病に対する特効薬がない状況は変らなかったが、衛生材料廠で六・七億粒生産して兵士に携行させた「征露丸」（現在は「正露丸」と改名）というクレオソート剤は、それなりの予防効果をあげたようだ。当初は捨ててしまう兵が多かったが、缶の蓋に「陛下のご希望で一回一錠、日に三回服用」と書いたところ、忠実に服用する兵士がふえたという話が伝わっている。

以上は原則として陸軍のデータだけだが、ついでに海軍の戦病状況を観察すると、日露戦争では戦死二七五四人、戦傷をふくむ患者数が五〇七〇人（うち戦地三九四七人）、死亡者数は一七一人だから、二万五二〇六人の出征人員に対し、0・7％にすぎない（8）。脚気に至っては第二章で詳論したように海軍の対策が功を奏し、患者八七人（うち死亡三人）とほぼ根絶に成功した。

その後、第一次大戦などを挟んで日本軍は三〇年近い平時体制をすごすが、一九一七―二七年にかけ約一〇年の平病統計（累計）を見ると、当然ながら戦時に比すと低調ではあるが、伝染病の死者は少なくない。なかでも一九一七年から二〇年にかけ、戦地、内地の別を問わず猛威をふるった流行性感冒（スペイン風邪）では、陸海軍あわせて約十七万人以上が罹患し、二七〇〇〇人以上が死亡している（9）。

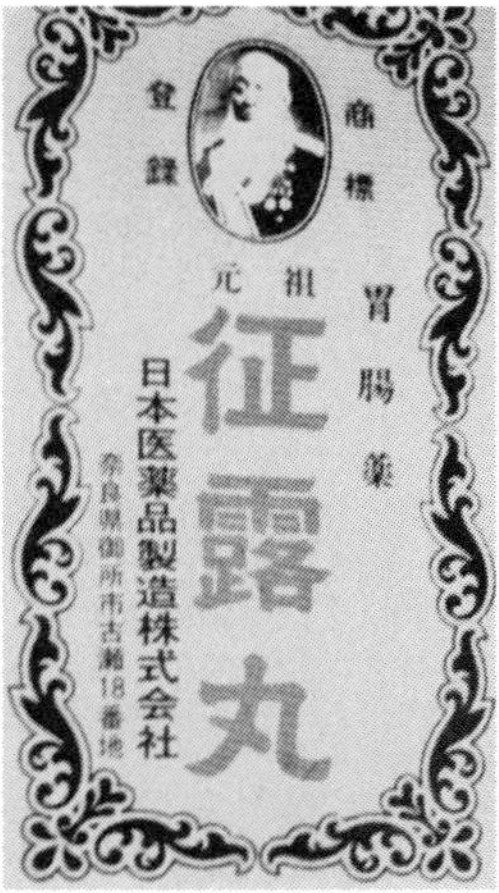

その他の病気では花柳病（性病）と脚気は治癒率が高いのでさして問題にはされなかったが、結核患者はほぼ全員が死亡するか除役したので、深刻な課題となった。年次による変化を見ると、一九〇九年をピーク（新患一

二八九人）に一時は下降するが、五年後から増加曲線へ転じ、二二年（同一六九〇人）と三〇年（同一五七〇人）、四〇年（実数は不詳）にピークを描いている（10）。

一九三一年の陸軍軍医学校卒業式では「軍隊に於ける肺結核の予防に就て」が御前講演のテーマとなり、「兵員減耗の主因をなす結核性疾患の予防撲滅策を講ずることは軍隊衛生上焦眉の急務」と強調した。そのころ一般社会でも結核対策の強化が叫ばれていたが、支那事変（一九三七―四一）を迎え、除役軍人のリハビリ用に軍事保護院が管轄する国立の結核療養所が次々に設立され、外科手術の導入などで結核治療の牽引車的役割を果す。

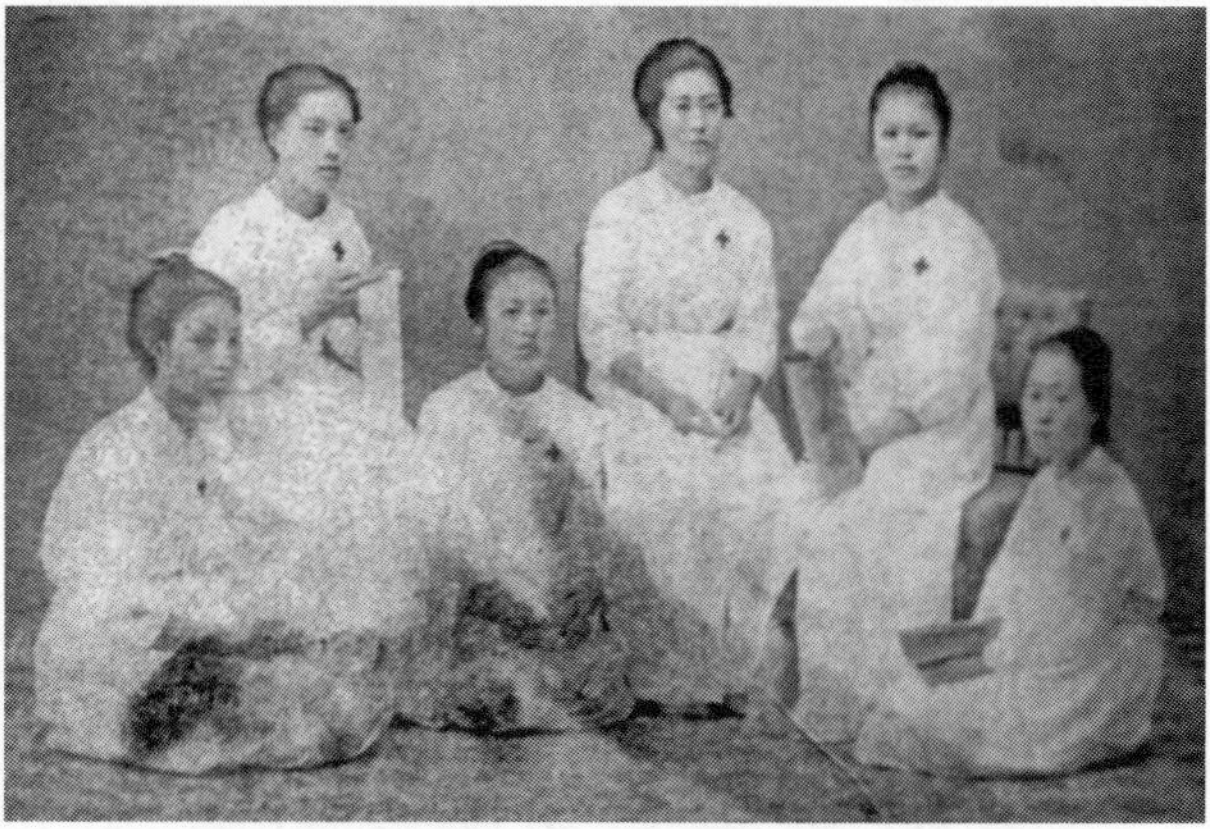

日清戦争時に日本赤十字社から派遣された陸軍初の篤志看護婦たち

戦争が激化するにつれ、適齢青年層の間では、戦場で死ぬか結核療養所で死ぬかの二者択一しかなさそうだ、という皮肉めいた会話が交わされる。

戦病の主役は?

終戦直後の一九四五年十月、米戦略爆撃調査団の要請に応じ、陸軍省が南方、支那、関東軍(満州)の地域別にまとめた「戦病発生」統計が『陸軍衛生史』第一巻に添付されている。「正確なる統計資料は焼失したので地域別発生総数、並に発生率を調査し調整した」と断わっているように、「いかにも机上で調整されたことを思わせるきれいな統計的数字」が並んでいて、資料価値には疑問が残る。

たとえば外地の三地域を合計した戦病者の約七九〇万人は、一九四四年末における陸軍兵力の三倍前後、つまり一人当り延べ三回以上も戦病者に数えられる不自然さなどだが、大勢を察するには便利なので、表2に掲記しておいた。

この表2から個別の病因を眺めると首位は結核(一六七万人)、次位はマラリア(一〇七万人)、ついで脚気(七四万人)の順になる。後で触れる非公認の戦争栄養失調症は、

表2 大東亜戦争期の戦病発生（陸軍）（1941年12月-45年8月）

	南方	支那	関東軍
兵力（万人）	39.4→132	61.2→76.5	64.9→45.6
死亡（万人）	98.8	43.6	4.6
主要伝染病	74,250	54,569	29,380
マラリア　1942年	185,100		
43	229,820		
44	217,440		
45	110,140		
計	742,500	272,845	58,760
結核・胸膜炎	445,500	654,828	572,910
脚気	408,375	245,565	88,140
其の他の全身病	371,250	163,707	102,830
精神病・神経病	330,418	218,275	117,520
花柳病	18,563	16,370	10,283
その他共計	3,712,687	2,728,600	1,469,000

〔出所〕『大東亜戦争陸軍衛生史』第1巻。
（注1）1945年10月陸軍省調製。
（注2）主要伝染病とは法定伝染病10種のほか、デング熱等をふくむ。
（注3）いわゆる戦争栄養失調症が、どの病名に入っているかは不明。
（注4）「兵力」の左は1941年12月、右は1944年11月の数を示す。
（注5）戦病者のうち内地への還送者は南方8.5万、支那12.1万、関東軍7.7万人。
（注6）海軍については、入院患者の1日平均が1942年に9,534人、44年に29,089人というデータがある（有馬玄『海軍奉仕五十年回顧録』）。

表3 大東亜戦争開始以来の損耗統計 昭和20年10月24日陸軍省

地域	兵力（万人）	戦死	戦傷死	戦傷	戦病死	戦病
支那	110	40,000	4,000	88,000	67,600	2,261,000
満州	70	1,335	300	4,641	60,000	1,409,000
朝鮮	25				30,000	620,000
ビルマ	22	103,090	12,883	73,920	8,470	149,730
蘭印	23.5	22,445	3,710	47,000	70,047	1,401,800
ニューギニア	8	20,000	2,000	6,300	10,000	280,000
ビスマーク諸島	10	4,500	500	10,000	2,000	70,000
ソロモン	8	13,000	2,000	5,000	10,000	100,000
フィリピン	33	103,000	10,000	25,000	10,000	800,000
中部太平洋	9.7	62,308	6,042	9,679	20,903	205,237
沖縄	6	51,000	5,000		2,000	46,500
台湾	20	1,071	58	920	1,525	187,458
海没		52,050				
その他共計		501,099	48,093	288,460	308,545	8,440,725

〔出所〕『大東亜戦争陸軍衛生史』第1巻付表。

（原注1）一部を除き「若干部隊」の損耗を基準としての推計。

（原注2）「戦病」は在隊者をふくむ。入院を要する者は約4割程度。

（原注3）「戦傷死」は入院後の死者。

（原注4）航空部隊を除く。

（秦　注）上記の『陸軍衛生史』第1巻487ページに掲記されている「死没者概数表」は合計1,647,200人となっており、地域別内訳では「支那」は43.6万（うち支那事変期が18.1万）、「ニューギニア」が11.2万、フィリピンが37.8万となっている。

「其の他の全身病」（六三万人）などにかくれていると思われる。

表2のうちで死者がどのくらいの比率になるか確実なデータは得られないが、結核医の宮本忍が著書で「結核による陸軍軍人の死亡率は昭和十三（一九三八）、十四、十五年の間にそれぞれ一九％、二三・六％、二八％と上昇し、十六年度には二〇％に減少したが、死亡者の七七・一％は支那戦線から、一五・七％は満州からの還送患者」(11)と述べているのが参考になる。

大東亜戦争期の死亡率を25％以上と推定して、内地還送者の計二〇万人に掛けると五万人以上になるが、残りの一〇万人も大多数が除役になったと思われる。

第二位のマラリアについては、南方における一九四四年と四五年の戦病発生数があまりにも少なすぎる点が問題だろう。四〇万人以上が戦没したフィリピンの戦場だけでも、表2の数値を超えてしまいかねないからだ。ニューギニアやビルマも考慮すると、おそらく実数は七四万人の数倍と推定してもむりはなく、発生数、死亡数ともに結核を上まわる規模ではなかったかと考えられる。

戦病死者の全体規模を推測する手がかりとしては、やはり陸軍省が終戦直後に作成した

「地域別の損耗統計」（表3）という資料がある。合計が戦死・戦傷死五四・九万人、戦病八四四万人、戦病死三〇・八万人になるが、やはり信頼性に疑問が湧く。

戦（傷）死と戦病死の計八五万人余が、最終的な全戦没者一六〇余万人の約半分にしかならないからだ。戦争末期における現地からの報告が未達のゆえかと思われるが、差数の相当部分は戦病死ないし広義の餓死者におちつくのかもしれない。

このように戦病の主役がマラリア、結核のいずれかは議論が分れるだろうが、戦後日本への関わりで見ると、前者が一過性に近かったのに対し、後者は「結核傷病兵として敗戦の祖国へ帰って……戦後の結核社会を形づくっていく実質的な中心者になる」（12）という指摘もあることに留意したい。

中国戦線では

支那事変の頃となると建軍から七十年、陸海軍の制度や組織は整い、軍医官や医療技術の質も向上していた。とくに戦傷者の治癒率は82％に高まり、「死亡率は日露戦争時の四分の一以下に減少」（13）（坪井良子）したとされる。

しかし、戦病の予防や治療法も進歩したが、衛生環境の悪い中国の地理的特性に、作戦至上主義という日本陸軍の体質が結びついて予想以上に大量の戦病者を生みだす。

たとえば一九三七年八月から二か月余の上海戦で苦闘した名古屋第三師団では、伝染病を警戒して事前に⑴生水を飲むな、必ず沸かした湯を飲め。⑵毎食後一〇粒ずつクレオソート丸を服用せよと通達し、コレラの予防接種もやったが、実際には守ろうとしても守れない悪環境に兵士たちは投げこまれていた（14）。

身動きもままならず腰まで水につかる壕陣地にへばりついていた兵士たちは「戦死体の浮くクリークの汚れた水を飲み、泥のしみ込んだメシを食べて着のみ着のまま」（15）で戦っていた。その握り飯はカマスで背負い弾雨と泥濘のなかをはって運ぶ兵の手で届けられたが、猛暑の季節なのですぐに腐敗した。伝染病や腸カタルにやられないのがふしぎなくらいである。

形の上では傷病者は最前線の仮包帯所で応急手当を受けたあと、後方の野戦病院へ担送され、重症者は兵站病院を経て病院船で内地の陸軍病院へ輸送されることになっていた。だが壕陣地や仮包帯所には必要な食糧や医薬品が届きにくいうえ、軍医はよほどの重症でないと後送を認めなかった。食がなく水がなくても戦えという精神主義は、その後の大作戦で当然のようにくり返される。

歩兵第十二連隊のある分隊長は「私は生水を飲まなかったが、アメーバ赤痢にかかり、さらに二日ごとに高熱を発する二日マラリアにやられた」が、診断した軍医は「キニーネがないから、あきらめろ」と申し渡した。この分隊長(三好伍長)は、激戦つづきで部下十一人のうち戦死三、戦傷五、戦病三人を出し一人になってしまったが、コレラに襲われなかったのは幸運だったと書いている(16)。

だがコレラ禍は始まっていた。飯沼上海派遣軍参謀長は九月十五日の日記に「コレラは150名位(全部にて)。コレラ専門の軍医五名第二防疫部を派遣す」と書き入れ、十月十日には「六日迄のコレラ患者800余、死亡約300、赤痢325、死亡5名」と記している。

八月末の発生源は上海の住民らしいが全容はさだかでなく、十月末で患者三四九六人、死亡率23・8%という情報がある。日本軍に侵入したのは九月上旬で、松井軍司令官日記(十月二十八日)に「戦病は約三〇〇〇、うち死亡五二一、主としてコレラなり」(17)とある点からおよその規模を想像するしかない。

その後、戦火は南京、徐州、武漢へと広がり、日本軍は形の上では連戦連勝を重ねたが、中国は首都を重慶に移して屈伏する気配を見せず、泥沼の長期戦へ移行する。そして大東亜戦争突入後は支戦場の一つに変ったが、最後まで百万に近い日本軍が中国大陸へ釘づけにされた。

この間の戦傷病に関する統計資料はほとんど残っておらず、断片的な公私の記録で概況を察するしかない。中国戦場全般については『陸軍衛生史』に「支那における戦死、戦病死の累計」（昭和十五年十月二十九日）が、戦死一〇万二九〇〇名、病死（戦地における病死）一万七四〇〇名とあるのがほとんど唯一の情報である(18)。

この情報には、「戦病死が戦死の1／6に過ぎず、死亡者の半数は伝染病によるもの（八三〇〇名）、戦病で内地還送後死亡せるもの七〇〇〇名（九月迄の累計）、依って戦病で死亡せるものの累計は内外地を合わせ約二万五〇〇〇名で、これと戦死との比率は1／4」という註釈が付されている。

たしかに戦病死が戦死の一〇倍にも達した日清戦争は別として、日露戦争の40％、シベリア出兵の60％に比較すると支那事変の25％は改善の跡が著しい。しかし大東亜戦争の段階に入ると中国戦線をふくめ比率は逆転し、日清戦争のレベルへ逆戻りしてしまう。

だからといって第一線の軍医たちを責めるのは酷で、前述のように人命尊重の気風と合理性に欠け、無理な作戦を強行する傾向の強かった軍上層が責任を負うべきだろう。

地域別、病因別の統計が欠如しているため、中国戦線における戦病の実態を正確にとらえるのは困難だが、一端として大量の戦病者を出した武漢作戦などの事例をとりあげてみる(19)。

武漢攻略戦（十四年八月〜十月）は中支那派遣軍（畑俊六司令官）の第十一軍と第二軍（兵力計約四〇万）によって実施されたが、一万二千の戦死者、三万人の戦傷者、二〇万人の戦病者（うち一五万はマラリア）を出した。とくに大別山系の突破で苦戦した第二軍の被害が大きく、戦病死九〇〇〇人のなかには三〇〇〇人のコレラ死もふくまれている。

第十師団歩兵第三十九連隊の例を見ると、戦病死四三二人のうちマラリア二〇五、コレラ八五、脚気四〇人を算し、ほとんど全員がマラリアに冒されたのにキニーネの補給が切れ、「クスリ」の人文字を描き、連絡機に救いを求めた。「わが連隊に最大の損害を与えたのはマラリア」と連隊史は記す。

廬山を攻めた第十一軍第一〇一師団の苦闘ぶりを眺めると、軍医も例外でなかったことがわかる。小田原の外科病院長から召集された岡村軍医は、混合マラリアと大腸炎で四〇度の高熱にあえぎながら、傷病兵が来ると起きあがり、大腿部切断などの手術をこなした。合い間にマラリアの治療法を研究して作戦終了後、南昌にマラリア専門の野戦病院を増設させている。

これらの事例を観察すると、日本軍を悩ませた主な戦病はコレラ、赤痢のような伝染病よりも、やや意外感をぬぐえないマラリアだった気配がある。一方、畑派遣軍司令官が内地へ転任して陸軍病院を見舞ったさい、「肺結核絶対多数なり。今次事変に於ける特異の現象といふべし」(20)と記し、長尾五一軍医は脚気が「多発し、特に南支方面で罹患率が高かった」(21)として、九万五一七一人(昭和十六年六月まで)という数字を掲記しているから、戦病の主役は断定しにくい。加えて中国戦線では新顔の深刻な戦病が登場していた。

新顔の栄養失調症

その新顔、すなわち「戦争栄養失調症」に取り組んだ一人が、前記の長尾軍医であった。昭和十三年の徐州作戦に派遣された関東軍の兵士たちが原駐地に帰還後、入院した患者中に、病原体を検出できないのに「著しく痩せ、頑固な下痢を続け、なかなか治癒しない」者が多いことに注目した梛野《なぎの》巌軍医少将（第七師団軍医部長）の提唱で、命名したのが発端らしい（22）。

日清戦争以後の各戦役を通じ、病因統計に記録されたことのない病名で、最後まで明確な定義を決められないままに終ったとはいえ、やがて全戦場を通じ最大の死因を形成したと見ることもできる。症状の定義がゆれ動いた理由はいくつかある。

関東軍の命名直後に北支那方面軍や中支那派遣軍からも、類似の症状を呈した患者群の存在が報告された。しかも赤痢菌などが検出されたり、マラリアや脚気とまぎらわしい症状も混って、独立した疾患とみなすのに反対する意見も出た。

『陸軍衛生史』は「その症状の多彩なこと、本態の不明なこと、多発して戦力に及ぼす影響など」の疑問があったにもかかわらず「公認」されたのは、「医学的よりも事務的、便宜的理由もあってのことだ」(23)と説明している。

最終的に野戦衛生長官(陸軍省医務局長)は十九年三月に「戦地で相当長期間にわたる全般的ないし部分的栄養不及が基礎(主因)となり、これに加えて不良な環境、心身の過労、個人の素質等(誘因)が累加して高度のるいそう痩《そう》を来し、治療が困難な場合戦争栄養失調症なる病名を使用する」(24)との「病名決定の基準」を通達した。

病型としては萎縮型、浮腫型、貧血型、神経炎型等があるとか、体重の約20%を喪失した場合とか、本症と伝染病との合併が多いと注記されている。また感染症の併発を加えるべきだという見解もあった。

折から長尾軍医中佐は、軍医学校教官から支那派遣軍司令部付のマラリア対策班長として大陸打通の湘桂作戦に参加した。ところが行ってみるとマラリアはさほどではなく、大量の戦争栄養失調死と向きあう。表4は部分的ではあるが、貴重な野戦病院の病・死因別統計なので長尾著から引用したい。

この表を見ると、入院患者の約半分、栄養失調患者の実に97・9%が死亡するという高

表4 湘桂作戦における第68師団野戦病院第一半部の入院統計

	A入院者	Bうち死亡	B／A(%)	B／全死亡(%)	駐留時の死亡率(%)
戦争栄養失調症	387	379	97.9	22.0	
赤痢	1,062	724	68.2	41.8	5
マラリア	274	142	51.8	8.2	3～5
脚気	288	118	40.9	6.6	〃
急性腸炎	158	49	31.0	2.8	〃
戦傷	1,249	240	19.2	13.9	
その他共計	3,418	1,728	50.5		

〔出所〕長尾五一『戦争と栄養』54ページ。
（注1）湘桂作戦（昭和19年5月15日―12月31日）の参加兵力は30数万、うち戦死11,742、戦傷22,764、戦病66,543人。
（注2）他部隊で、作戦中の19年9月衡陽を中心に1000余人のコレラ患者が発生、90%前後が死亡した。

率を示している事実にはおどろくしかない。長尾は「直接の対敵行動よりもむしろ猛暑下の連続行軍（約八〇〇キロ）」「粗食による栄養不足」「死亡は風土に慣れぬ補充兵、初年兵が大多数」と観察し、補給を無視した「人海戦術」への疑問を呈している(25)。似たような惨状は、同じころニューギニア、ビルマ、フィリピンなど南方の戦場でも展開していたのだが、その前に細菌戦の傍杖《そばづえ》を食った浙贛《せっかん》（せ号）作戦の「悲喜劇」に触れておきたい(26)。

せ号作戦は昭和十七年四月のドーリットルの東京空襲にあわてた大本営が、

米空軍の航空基地利用を阻止するため支那派遣軍に命じ発動された。第十三軍を主軸とする九個師団が浙江省西部の飛行場群を破壊して撤退する構想で五月から九月にかけ実施されたが、大本営は石井四郎軍医少将がひきいる七三一部隊の投入による細菌の投下、散布を実施するよう指示する。七三一はすでに前年と前々年に寧波や常徳へ航空機によるペスト菌投下作戦を試行していたが、この作戦では作戦部隊が撤退したあと、戻ってくる住民を狙う地上散布も併用した。

沢田第十三軍司令官らは部下の兵士たちに伝染するのを危ぶんだが、その通りとなってしまい、被害を受けた患者には中国軍が毒物を撒いたとごまかすしかなかったようだ。ではどのくらいの被害が生じたのか。

第十三軍司令部の「浙贛作戦経過概要」は、戦死一二八四、戦傷二七六七、戦病一万一一八二名（入院以上）と記録するが、一見して戦病の比率が異常に高いことがわかる。ところが、高くなった理由や病種には説明がなく、沢田の回顧録や参加部隊の戦闘詳報や連隊史にも言及がない。

いかにも不自然だが、在中国の米軍が名古屋帝大のX線技師だった下士官捕虜（捕虜番号229）から引きだした次のような証言で、およその事情を知ることができる。

日本軍がみずから生物兵器攻撃を行なった地域に誤って踏みこんでしまったとき、非常に短時間のうちに、一万人以上にのぼる患者を出した。主にコレラ患者であったが、赤痢とペストも患者がでた。これは中国軍の仕業であると教えられ、多くがそう信じた。患者は主に杭州陸軍病院に急送されたが、コレラ患者の多くは治療が手遅れとなり死亡した。南京の防疫給水部本部でみた統計によれば、死者は一七〇〇人以上となっていたが、実際の死者数ははるかに多いと信じている。

当然のことながら細菌戦の被害者は日本軍だけではなかった。最近になって、中国側の被害情報も少しずつ判明してきた。大本営作戦課の担当参謀だった井本熊男中佐の日記（八月二十八日）によると、標的と手法は「広信、広豊ではペストで毒化したノミやネズミを放つ。江山ではコレラ菌を井戸に入れる。食物に付着させ、果物に注射する。衢州《くしゅう》、麗水には「チフス菌」となっているが、中国人の証言には井本日記の記事を裏付けるものが少なくない。

全体の規模は不明だが、衢州地区では十三か所で約二千名のペスト死者が出たという。そのうち中国政府が日本の細菌戦を非難する国際的キャンペーンに乗り出したことや、有効性に疑問が出てきたこともあって、中国大陸におけるこの種の作戦は打ち切られた。

多数の栄養失調死を出した十九年秋の湘桂作戦では、追撃の先頭に立った第十三師団は逃げおくれた敵兵や難民と混交する状況でコレラの大量感染が起き、兵がバタバタと死んだ。補給がつづかず注射薬はおろか、手の消毒薬さえないので、患者をまとめて水桶を置いた一室に閉じこめるさい「氏名と所属を聞くだけで精一杯だった……翌朝みれば大半は骸《むくろ》と化し、軽症者は水を飲んで手桶の周囲に蠢《うごめ》いている」(27)ぐあいだったと杉本軍医は回想している。

南方戦場では

大東亜戦争は石油などの重要資源を求めての南方諸地域(米領フィリピン、英領マレー、ビルマ、蘭領インドシナなど）の占領を主目標、真珠湾の米太平洋艦隊の奇襲撃滅を副目標として開始された。

作戦は予想以上のテンポで進み、開戦（昭和十六年十二月八日）から半年で外郭（ニューギニア、ソロモン諸島など）をふくむ広大な地域が日本軍の手中に入ったが、戦闘や軍政の経過は省略し、戦病の視点からの観察に限定したい。

大本営陸軍部は南方作戦の発動に先だち、「乗船直後将兵全員に配布する目的」（序文）で『これだけ読めば戦に勝てる』と題した七〇ページの小冊子を作成した。前年から台湾軍研究部で進めていた熱地作戦の調査成果を辻政信中佐がまとめたもので、「白人支配からの解放」「土民を可愛がれ」「土民の風俗習慣を尊重せよ」といった一般的な心得の他に、研究部の軍医たちが取り組んだ熱帯病対策も盛りこまれている。

末端の新兵でも呑みこめるように、「弾丸に死んでも病に死ぬな―目に見えぬ各種の悪病やマラリア蚊の大敵が潜伏している。病気の大半は口より入る。南洋では其の上更に蚊と蛇とを用心しなければならぬ……土人の女は殆んど全部花柳病を持っており……」(28)と配慮のほどが窺える。

蛇（コブラ？）が登場するのはご愛嬌として、伝染病から性病まで目配りしているが、最重点がマラリアに向けられているのはたしかだ。すでに中国での経験もあり、大本営はマラリア担当の軍医を事前に南方へ派遣し、特設治療班を作るなどの準備をさせたが、マラリアを克服する画期的な手法が見つかったわけではない。

前記の小冊子では「防蚊具の使用、蚊取線香や除虫菊粉をいぶし、マラリア予防薬の服用、防蚊膏の塗布等」を挙げているが、大別すると、マラリア原虫を持つアノフェレス蚊の退治・防御策（棲息地で石油散布によるボーフラ退治、防蚊ネット、いぶし等）と予防及び治療用の抗マラリア薬服用の二種になる。

そもそもマラリアという厄介な病気は有史いらい人類を苦しめてきたのだが、マラリア原虫の発見、媒介役がアノフェレス種の蚊と判明（いずれもノーベル賞をもらう）したのは十九世紀末になってからだった。キナの樹皮に治療効果ありと知れたのは十七世紀で、大探検時代のアフリカや南米、アジア奥地への冒険旅行やその後の開発はキナから精製したキニーネがなければ不可能だったろうと言われている(29)。

平清盛の有名な熱病がマラリアとされているように、台湾や沖縄ばかりでなく明治・大正期の北海道など内地の各地でも罹患者を見かけた。日清戦争で日本軍は台湾や満州の戦場で悩まされ、マラリア対策はその後も台湾総督府の重要課題とされた。世界最大のキナ生産地で年産一〇〇〇トンをほこるジャワ（オランダ領）からの輸入に依存しつつ、台湾での生産も試みられた。

一九三〇年代に入るころ、化学合成剤のアテブリンやプラスモヒンが登場、南方作戦には三剤の併用により対処する方針で臨んだ。『陸軍衛生史』によると、ドイツなど枢軸国をふくむ大東亜共栄圏のキニーネ需要量を年間四三〇トンと見こみ、昭和十七年度前半の需要は確保ずみだが、以後の不足分は「蘭印より武力取得」としていた。

日本軍がジャワを占領したのは昭和十七年三月だが、現地軍参謀長からは「キニーネ五〇トン、樹皮二五〇〇獲得す。工場は完全なり。従業員は付近に待避しあるも招致し得る見込」(30)との電報が舞いこむ。石油もろとも、キニーネも押さえた現地部隊の喜びようが伝わってくる。その結果「硫規（硫酸キニーネ）毎月4トン、アテブリン錠4 6 0万、プラスモヒン錠4 4 0万錠」の調達が可能になったのであるが、いずれも根治薬ではなかったので、地域によっては続出する患者に悲鳴をあげるところもあった。

シンガポール占領（十七年二月）をめざしたマレー作戦では「予防内服の徹底」や「マラリア濃厚地帯は機動により迅速にこれを突破した」りで患者の発生は少なかったが、ビルマへ向かった第三十三師団は「原虫保有者86％」に達したとか、フィリピンの第十四軍は「マラリア多発につき、波集団より軍医二〇名を応援」といった報告も見られる(31)。

予防内服の処方は陸軍と海軍、さらに部隊によって違うが、第十四軍では、

A法　アテブリン錠3個を一日量とし、一週間連用、その後プラスモヒン1個ずつを三日間連用、全部で一〇日間。

B法　硫規5錠、アテブリン3錠を一日量とし、三日連用、三日休んで硫規錠を四日間連用。

のいずれかを採用していた(32)。治療の処方も増量するだけで、組み合せは変らない。効果のほどは体質、栄養条件によって一様ではないが、第十四軍のマラリア患者が一万二五七二名、うち死亡二〇名、入院三四五二名という数字から見ると、死亡率が極めて低い割に罹患者が多い（一説では累計五万人）のは、薬錠の苦味や副作用（胃腸障害）を嫌ったり、戦闘にかまけて面倒な処方を守らない兵士が少なくなかったせいかと推量される。

「隊員を整列させ号令一下服薬（海軍省教育局「熱帯衛生必携」十六年十月）」という注意書きが守られたかは疑問である。

それにしても、バターン半島のジャングル地帯に三か月余もたてこもって抵抗した米・フィリピン軍（米比軍）の場合は条件が悪かった。十七年四月九日に降伏した約七万人の米比軍将兵は、マリベレスから南サンフェルナンドまで102キロ歩いて収容所へ着く前に次々と倒れ、一万七千人（収容後をふくめると三万人以上）が死んだ。いわゆる「バターン死の行進事件」である。その責任を問われた本間雅晴軍司令官は、終戦直後に戦犯として米軍事法廷で裁かれ処刑されたが、日本側関係者は次のように釈明している。

(1) 捕虜の数が予想以上に多かった。

(2) 五月に予定していたコレヒドール島総攻撃の準備でトラックをまわす余裕がなかった。

(3) 護衛の日本兵は完全武装で歩いたが、捕虜は水筒だけの軽装だった。

(4) 捕虜の多くがすでにマラリアや栄養失調で体力を消耗していた。

おそらく、バターンの悲劇を招いた決定的要因は(4)であったろう。この点は、米陸軍の戦史も認めていて、バターンへ逃入するとき防蚊ネットを置いてきた兵士が多く、アテブリンも欠乏して、三月末にオーストラリアから緊急空輸で七六万錠のキニーネを送らせたが足りなかったという。そのころには入院患者が七千人を超え、全軍の80％がマラリアや一日一〇〇〇カロリーまで落ちた栄養の不足で戦闘能力を失っていた。降伏して「死の行進」を始めた兵士たちの多くは「生命維持がやっと」（モートン）の体調だったのである(33)。

この事件は、戦後も久しく日米史家の間で論争の対象になってきたが、二〇〇五年に往年のルートを歩いてみた日本の若い女性が「それほど辛い行進ではなかった」と書いて、生き残りの米兵士が「米兵の半数は病人だった」と反論したことがある(34)。いずれの言い分にも理があるとしか言いようがない。

明暗を分けた日米マラリア戦

ミッドウェー海戦の敗北を転機に、守勢へ転じた日本軍は広げすぎた外郭防衛線へ反攻してきた連合軍と苦戦を重ねる。半年にわたるソロモン群島ガダルカナル島の攻防戦に敗れた日本軍は、十八年二月に撤退した。

その後の三年、一度も戦勢逆転の機を得られないまま、ニューギニア、中部太平洋、ビルマ、フィリピンと坂道をころげ落ちるような敗北戦がつづき、二百万人以上の人命が失われるが、うち40%近い六十数万人が広義の餓死者だったという試算がある(35)。

公式統計に「餓死」の項目はないし、「栄養失調症」も登場しないが、極限的な戦況を知る最前線の指揮官は戦病死＝栄養失調死＝餓死を実感していたと思われる。そして南方における大多数の戦病死者が他の疾病、たとえばマラリア、脚気、赤痢などの消化器病、熱帯潰瘍などを併発していたうえ、入院加療の機会も与えられずに死を迎えた。

戦死と戦病死の比率で見ると、緒戦期の南方作戦では5対1だったのが、中期以降の諸戦場ではたちまち逆転する。たとえば十七年夏から半年つづいたガダルカナル戦では、投入兵力約三万人のうち二万人が戦没、うち一・五万人が戦病死（参謀次長あて報告）だから、比率は1対3となる。また三年近く戦ったニューギニアの第十八軍は、十一万のうち十万人が戦没し、「其大部は栄養失調に基因する戦病死」と安達軍司令官が遺書に記したぐらいで、比率は1対10を上まわった。

米軍の「蛙跳び戦略《リーブフロッグ》」で補給が杜絶したまま取り残され、終戦後に最優先で一六二八人が病院船で復員した中部太平洋のメレヨン島では軍医部の統計が残っているが、砲爆撃による戦死が三〇七人に対し、四四九三人が戦病死した。うち栄養失調が七〇〇人、脚気が八九二人、伝染病が四六九人で、項目はないが、ほとんどが広義の餓死と言ってよい。比率は実に1対15である（36）。似たような現象は他戦場でも起きたと思われるが、確実なデータは得られない。

戦病患者が戦病死に直結しない、やや恵まれた場所でも、戦病の多発は指揮官にとっては頭痛の種であった。戦力が低下したからで、十八年夏の陸軍省局長会報で、東条英機陸相は「マラリアは南方で戦力損耗の最大原因」（37）と発言している。

そのころラバウルの第八方面軍は兵力の23％が病人で、一万人が入院患者だった。マラリアが六割を占め、急性腸炎、デング熱がつづき伝染病は少ないと報告を受けた今村司令官は、マラリア予防薬を服用しても罹患者が減らないので、中央が対策チームを作るなど従来の防圧策を再検討するよう進言した。

防圧策が急速に改善されない一因は、この病気の特性にも関係していた。悪性の熱帯熱には周期がなく死亡率が高かったが、三日熱や四日熱だと高熱が四〜五時間後には下熱し、二日か三日の周期で発熱と下熱をくり返すパターンである。下熱している期間は歩行や戦闘も可能だし、治療しているかぎり死亡率はさほど高くはなかった。

ウイルス性のデング熱はほぼ全員が感染するほど多かったが、免疫が生じ致死率は0・01〜0・03％程度だから、死者や下肢切断者が出る化膿性の熱帯潰瘍のほうが怖れられたと海軍の草鹿中将は回想する(38)。

そのラバウルも「蛙跳び」で敵中へ置き去りにされ、陸海軍十万人の将兵は自活体制に移るが、マラリア薬が底をつき二十年二月には新患発生率が平均36％を超え死亡者が急増した。翌月に内地からマラリア剤を積んだ飛行艇が緊急輸送で飛来すると、新患の発生はぴたりと止んだが、それも使い果す頃に八月の終戦が来た。そして豪州軍が持ちこんだアテブリンで一挙に防圧、残兵は無事に復員することとなる。

マラリア対策で特記しうるのは草鹿と陸軍の今村が協議して感染源の蚊群を退治するため全軍を動員、延べ三十一万時間をかけてボーフラが発生する湿地や水溜りの埋め立て土木工事を実施したことであろう(39)。はからずも、同じマラリア禍に悩んだ米軍が薬剤より蚊の制圧策へ転じ、土木工事に力を入れた着想と共通する。

だが米軍の決め手は、飛行機によるDDTの空中散布という革新的手法だった。米陸軍軍医部の公式戦史によると、南北戦争、第一次大戦ばかりでなくパナマ、フィリピンなどでマラリアに苦しめられてきた米陸軍は、第二次大戦に参戦する頃は埋め立て、ついで重油の散布を重視していた。

一方、キニーネの主産地であるジャワを失って輸入が杜絶し、ドイツのバイエル社が製造していたアテブリンやプラスモヒンの技術を流用してアメリカが量産体制に移るまでは、連合軍もマラリア禍を逃れられなかった。一九四二年から終戦まで南西太平洋における米軍のマラリア入院患者は累計十二万四千人(うち死亡は一一三人)、罹患者は約五〇万人ともいわれている。

バターンの惨状はすでに紹介したとおりだが、四二年から四三年にかけてニューギニア戦線の米軍は感染率を97%と報告し、ガダルカナル島では年率178%(再発をふくむ)、マラリア患者は戦傷者の一〇倍に達したと記録していた。「一個師団の実力を発揮するには三個師分の兵員が必要。一個師は戦闘中、一個師はマラリアで病臥し、一個師は休養中」と、マッカーサー将軍が嘆じた話もある。

原因としては、

①指揮官の認識不足

②軍医の経験不足

③衛生教育の不足

④抗マラリア剤の不足

などが挙げられているが、克服の手法は鮮やかであった。

専門家で構成された調査隊（一三〇隊）と制圧隊（二七八隊）が各戦場へ送りこまれ、マラリア対策と取りくんだ。「劇的な転換」が確認されたのは一九四三年夏と特筆されている。たしかに南西太平洋における米軍の感染入院率を見ると、四三年（年率）の24・5％から四四年前半は7・5％へ、同後半には4・1％へと急下降した(40)。

最大の寄与要素は、米軍が四三年秋に北アフリカとイタリア戦線で試用し、四四年七月ニューギニアのナザブで実施した爆撃機によるＤＤＴ粉末の空中散布だろう。九月のモロタイ島上陸作戦では上陸点への大量スプレーが試みられ、占領直後のサイパン島でもC―47輸送機が日本本土爆撃のB―29が進出する前に、全島の三分の二をDDTで「浄化」した。四五年八月末、日本へ進駐する二十四時間前に、米軍はやはり飛行機で大規模な散布作戦をやっている。

一九三九年スイスのミュラーが滑石の有機塩素系物質から合成して四八年にノーベル賞をもらったこの粉末は、多くの感染症に対し「DDT革命」と賞揚されるほどの著効を発揮した(41)。終戦で日本本土へ引き揚げてきた復員兵や民間人たちが、検疫港の埠頭で全身が白く染まるほどのDDTをふりまかれた光景を記憶する人は多い。

まもなく国産のDDTも量産されるようになり、次のような「DDTの歌」も登場した。

チン　チン　チフス　発疹チフス
みんな嫌いだ　大嫌い
お閻魔さまより　なお嫌い
そこで撒きましょ　DDT　DDT

このように日本軍の兵士たちがマラリア衰弱のはてに大量死しているとき、米軍は画期的な制圧策に成功、他の連合国も恩恵にあずかったのだが、それはマラリアだけではなかった。ついでに日米の明暗を分けた軍陣医学の諸分野から、輸血とペニシリンの果した役割に触れたい。

輸血とペニシリン

戦病の予防や治療は平時の一般人とも共通するが、戦傷の治療、なかでも重傷者の救命は軍陣医学の緊切なる課題でありつづけた。ひとつの目安は「戦死」に占める「戦傷死」の比率だが、日清、日露両戦役はいずれも6％台である。その後のデータは欠けているが、表3と4から大東亜戦争では10％を上まわると推測できる。その間に医療技術はかなり進歩しているので、兵士が満足に軍医の止血も受けられず出血多量で死んでいったゆえであろうか。

たしかに日本の軍医陣には「戦死者及び戦傷死者の多くは、亡血による死亡で……亡血対策は軍陣外科に於て、はなはだ重要な課題」（出月三郎軍医中佐）との認識があった。そして「新鮮血液輸血が理想的」だが、野戦において給血者を求めるのは容易ではないので、支那事変前から生理食塩水に溶かして使う乾燥血液の研究を進めたが、なかなか進展しなかった(42)。一九三八年、武漢作戦に従軍した一軍医が「輸血が充分に簡単に行われていたら、死亡率の低下は計られた」(43)と悩んだ状況は変らなかったのである。

同じ年にアメリカへ出張した内藤良一軍医大尉は、開発段階の凍結乾燥血漿に目をつけた。苦労してカギになる真空ポンプを入手し帰国すると、軍医学校で試作にかかる。日米開戦後の四二年、国際赤十字を通じ在日本の米兵捕虜へ乾燥血漿が送られてきたのがきっかけで、東条陸軍大臣の即決命令がくだり、内藤が主任となって東京に七か所の採血センターを設け、主として若い女性の献血に着手したのは四三年春だった(44)。

しかし、あまりにもおそすぎた。戦中に製造したのはアメリカの二〇〇〇分の一にすぎぬ三トンにとどまり、それも前線への輸送ルートが切れたため、使用する機会は乏しかったと内藤は回想する(45)。内藤は石井四郎の片腕と目され、七三一部隊のノーハウを米軍に提供するかわりに石井以下を免責させる交渉を引き受けるが、のちに日本ブラッドバンク（ミドリ十字の前身）を創立し、戦後の血液産業で重要な役割を果すことになる。

すでに第二次大戦勃発の頃、米英では血液銀行のネットが動き始めていたが、「民主主義の兵器廠」を自任したアメリカは、自軍ばかりでなく連合国陣営を支える大規模な血液供給プロジェクトを立ちあげる。冷蔵した全血、金色の粉末を前線で水に溶かして使う乾燥血漿、血液の代役である濃縮アルブミン製剤の組み合わせで、四三年末までに二〇〇万単位の乾燥血漿と一二・五万本のアルブミンが調達された。

必要な量を確保するために回復した兵士をふくむ献血キャンペーンが推進され、パリのある病院で輸血された伍長の血がアイゼンハワー総司令官の献血と判明するや、新聞は「将軍の血を持つ伍長」の見出しに写真をつけ大々的に報道する。体内血液の半分に相当する7リットルの輸血も珍しくなかったとのこと。「血の物量攻勢」ともいえよう。

助からぬ重傷者が輸血で救命された兵士の実数は不明だが、マーシャル参謀総長報告書は、戦傷者の死亡率が第一次大戦の1／2以下に低下したと強調している(46)。『血液の物語』の著者ダグラス・スターは、太平洋戦場で最大規模の輸血作戦を実現した硫黄島の戦例を、次のように記す(47)。

血漿やアルブミンや冷蔵全血を含む三〇日分の医療補給品を完備した野営貯蔵所があった。兵士はチフスやつつが虫病や、ペストの予防接種を受け、軍服にはＤＤＴが散布された。

衛生兵は、ガーゼや脱脂綿や包帯のセット、モルヒネ、サルファ剤、外科用のメスやハサミ、血漿、アルブミンなどを詰めこんだズックを背負った……死傷者の割合がノルマンディー侵攻の二〇倍近くになると予測していたのである。

不吉な予想は的中した。日本軍の猛反撃で、米兵の死傷者は一日千人にものぼり、医療班の死傷者も激増する。ある衛生兵は肩に受けた傷を自分で手当したあと、スリバチ山の中腹で倒れている海兵隊員を見つけると、小銃を地面に突き立て、血漿の瓶を安全装置につるし、注射針を刺して輸血している間に八個の手榴弾が飛んできた。片手でつかんで放り出したが、九個目は間に合わず爆死してしまう。この衛生兵には最高勲章の議会功労章が授与された。

こうした至れりつくせりの救命作業ぶりを読んで、「（我々が）必死で行った傷病兵のための医療行為も連合軍のそれと比較して著しく不十分だ」と自認した塩川優一軍医（昭和十六年十二月東大医学部卒）は、「私たちが軍医学校で受けた教育は、全く古典的なものであった……戦場で行った医療では、傷口を消毒薬で消毒する、出血しているところに圧迫包帯をする、といった姑息的な医療を行っただけで、軍医学校では出血に対する対策は全く教えられておらず、輸血の準備もなかった」（48）と回想する。

なにしろ北ビルマのフーコン谷地で悪戦苦闘した菊兵団（第十八師団）では、塩川軍医自身がマラリア、デング熱、アメーバ赤痢、熱帯潰瘍と栄養失調でフラフラになり、それでも裸足で衛生兵に背負われ、負傷兵に注射してまわる日々だったようだ。

その塩川が、血清がないうえ消毒薬も切れがちの戦場で最も恐れていたのは、致死率が五割を超えるガス壊疽と破傷風だった。第二次大戦前に予防接種を完備したフランス軍やアメリカ軍の兵士は出征前に全員が接種していたが、なぜか日本軍は日清戦争いらいの症例があるのに無関心で、大東亜戦争では数千人以上の死者を出したと推測される（49）。

このように黒星つづきだった日本軍の軍陣医学で、世界の先端を走ったと評せるのは、捕虜や囚人の生体実験をベースにペスト、コレラ、チフス菌を用いた七三一部隊の細菌兵器だったというのは皮肉である。しかしノモンハン事件を手始めに中国大陸で試みた細菌作戦は必ずしも成功せず、戦争後半にはアメリカの報復を怖れて中止せざるをえなかった。あえて探すと、戦中の日本医療陣がかろうじて気を吐いたのは青カビから精製する抗菌薬であるペニシリンの自力開発であったろう。

米英では一九四二年から量産が始まり、チャーチル英首相の肺炎を治したと伝えられ、陸軍軍医学校を中核に海軍や医・薬・農・理学界の科学者を総動員したペニシリン委員会が着手してから半年余で開発を成功させている(50)。そして四五年早々から「碧素《へきそ》」の名をもらい量産態勢に入ったが、関係者の縁故で入手して助かったわずかな例を除き一般化せず、戦場の兵士たちに恩恵が及ぶ機会は来なかった。

ＤＤＴも乾燥血漿も、ペニシリンと同様に必ずしも技術的難度の高い医療品ではなかった。同じことは兵器開発の分野でも言える。原子爆弾はともかく、自動小銃、対戦車バズーカ砲、対潜水艦用のヘッジホッグ、土木作業用のブルドーザーなどは、町の発明家でも思いつくレベルの兵器であったが、日本軍は実用化できなかった。「日本軍は、独創的でかつ普遍的な組織原理を自ら開発したことはなかった」(51)ときめつけられるのもしかたあるまい。

ペニシリンの成功例は、軍官民の知恵と力量を総合的に運用すれば、いずれも突破しえた可能性を示唆していると言えないだろうか。

復員マラリアが数年間で終息したあと、アノフェレス蚊が絶滅した現在の日本では海外旅行者が持ちこむ一年当り一〇〇人前後の患者しか見られなくなり、毒性が指摘されたDDTは一九七一年から使用禁止となり姿を消した。天然痘と同じようにマラリアの根絶も可能であるかに見えたが、二〇世紀後半から勢いを盛り返し、アフリカ大陸を中心に毎年四〇万人以上の死者が出ている。

アノフェレス蚊の殺虫剤耐性、キニーネに代ったクロロキンへの薬剤耐性の出現、それに地球温暖化により流行地域が拡大する動向を、WHOは「ロールバック・マラリア」と呼び、警告している(52)。

〔注〕

（1）日清戦争、北支事変、日露戦争、北清事変、日独戦争、シベリア出兵、満州事変については、参謀本部編の各公式戦史が衛生関係にも言及しているほか、日清、日露両戦役については陸軍省編の『戦役統計』が詳細な衛生統計を記載している。衛生部門だけを扱ったものとして、陸軍省医務局編による日清戦争、北清事変、日露戦争、満州事変（未完）の各陸軍衛生史が印刷され、これらの多くを陸自衛生学校が保有する。海軍は公式戦史のほかに、日清、日露戦争の『海軍衛生史』を刊行した。

（2）『大東亜戦争陸軍衛生史』（以後は『陸軍衛生史』と略称）第一巻、一四八ページ。

（3）飯島渉『マラリアと帝国』（東京大学出版会、二〇〇五）三二〇―二一ページ。

（4）原田敬一『国民軍の神話』（吉川弘文館、二〇〇一）一九〇ページ。

（5）大江志乃夫『東アジア史としての日清戦争』（立風書房、一九九八）五〇七ページ。

（6）陸軍省『明治三十七八年戦役統計』第三巻、第九編、三ページ。

（7）大江志乃夫『日露戦争の軍事史的研究』（岩波書店、一九七六）一七九ページ。

（8）軍令部『明治三十七八年海戦史』第七部（一九〇五）一一八―二一ページ。

（9）速水融『日本を襲ったスペイン・インフルエンザ』（藤原書店、二〇〇六）二九四―三〇六ページ。

（10）清水勝嘉『日本公衆衛生史（昭和前期編）』（不二出版、一九八九）九三―九七ページ。内地部隊の発生率は「一九四〇年51・0％を最高とし」てある。

（11）宮本忍『気胸と成形』（真善美社、一九四七）一九五ページ。

（12）高三啓輔『サナトリウム残影』（日本評論社、二〇〇四）一六七ページ。

（13）『日本医史学雑誌』第46巻第3号（二〇〇〇）の坪井論稿。

(14)『第三師団衛生隊回顧録』(一九七九)四一ページ。
(15)『ふくしま戦争と人間』第一巻(福島民友新聞社、一九八二)。
(16)三好捷三『上海敵前上陸』(図書出版社、一九七九)一一三ページ。
(17)上海戦のコレラについては偕行社編『南京戦史資料集』ⅠⅡ(一九八九、一九九三)の松井石根、飯沼守日記、『東京医事新誌』77—3号(一九六〇)の有馬玄稿を参照。
(18)前掲『陸軍衛生史』第一巻、一五二ページ。
(19)武漢戦の戦病については『歩兵第十連隊史』(一九七四)、『姫路歩兵第三十九連隊史』(一九八三)、井本熊男『支那事変作戦日誌』(芙蓉書房、一九九八)、岡村俊彦『榾火』(文献社、一九六一)、長尾五一『戦争と栄養』(西田書店、一九九四)などを参照。
(20)『続・現代史資料4』(みすず書房、一九八三)の畑俊六日記、昭和十四年二月九日の項。
(21)前掲長尾、一八二—八三ページ。
(22)同右、二六ページ。
(23)前掲『陸軍衛生史』第六巻、一二ページ。
(24)前掲長尾、三七—三八ページ。
(25)同右、五二—八一ページ。
(26)浙贛作戦における細菌戦については秦郁彦『昭和史の謎を追う』上、第22章、常石敬一編訳『標的・イシイ』(大月書店、一九八四)一四一ページの捕虜229号の尋問記録、『日本軍の細菌戦・毒ガス戦』(明石書店、一九九六)の森正孝稿、『季刊戦争責任研究』No.2(一九九三)の吉見義明・伊香俊哉論文、『歴史評論』681号(二〇〇七)の松野誠也論文、「沢田茂中将陣中日記」(防衛研究所所蔵)、

第十三軍司令部「浙贛作戦経過概要」（同上）を参照。
（27）週刊朝日編『父の戦記』（朝日文庫、二〇〇八）所収の杉本雄三手記。
（28）大本営陸軍部『これだけ読めば戦は勝てる』一五ページ（防衛研究所所蔵）。
（29）マラリアの世界史についてはW・H・マクニール『疫病と世界史』（新潮社、一九八五）第五章を参照。
（30）前掲『陸軍衛生史』第八巻、第八、第九章。
（31）同右第一巻、一五五ページ。
（32）同右、一五六ページ。
（33）バターン戦におけるマラリアをふくむ戦病については米公式戦史の、Louis Morton, *The Fall of the Philippines* (1953) pp.369–78, Medical Dept. US Army, *Preventive Medicine in W W II Vol. VI* Communicable Diseases-Malaria (1963) pp.506–11を参照。
（34）『文藝春秋』二〇〇五年十二月号の笹幸恵、〇六年三月号のレスター・テニー論稿。
（35）秦郁彦「第二次世界大戦の日本人戦没者像」（『軍事史学』第42巻2号。二〇〇六）。
（36）小池猪一編著『海軍医務・衛生史』第四巻（柳原書店、一九八六）一七五ページ。
（37）金原節三軍医大佐（陸軍省医事課長）の業務日誌（防衛研究所蔵）、昭和十八年七月三十一日の項。
（38）草鹿任一『ラバウル戦線異状なし』（光和堂、一九五八）二〇九ページ。
（39）同右、二〇八ページ。
（40）米軍のマラリア対策については〝米陸軍軍医部（Medical Dept.）〟が編集した第二次大戦シリーズのうち*Preventive Medicine in W W II, Vol. II*（Environmental Hygine, 1955）, Vol.VI-Malaria,（1963）, オーストラ

リア軍についてはメディカル・サービス・シリーズの*Clinical Problems of War*（1952), R.M. Macleod, *Science and the Pacific*に収録されたM.E. Cordon-Rall's article p.15.

（41）C・F・サムス『DDT革命』（岩波書店、一九八六）を参照。

（42）前掲『陸軍衛生史』第二巻、一八六ページ。

（43）前掲岡村『梢火』二二七ページ。

（44）内藤良一『老SLの騒音』（ミドリ十字、一九八〇）三五六ページ。

（45）同右、六一―七ページ。

（46）General Marshall's Third Report, July 1, 1943 to June 30, 1945, p.275.

（47）ダグラス・スター『血液の物語』（河出書房新社、一九九九）一九四―九七ページ。

（48）塩川優一『菊兵団軍医のビルマ日記』（日本評論社、二〇〇二）二四〇ページ。

（49）三野正洋『日本軍の小失敗の研究』（光人社NF文庫、二〇〇〇）一六二ページ。

（50）前掲『陸軍衛生史』第二巻第5節、稲垣晴彦『碧素』（非売品、二〇〇五）を参照。

（51）戸部良一他『失敗の本質』（ダイヤモンド社、一九八四）二七八ページ。

（52）飯島渉『感染症の中国史』（中公新書、二〇〇九）一六二―六三ページ。

第六章 狂聖たちの列伝

「インデアンス・コンメン・ジー」（大川周明）

精神科医・石田昇の再評価

大正十四年（一九二五）十二月二十八日付の『東京朝日新聞』に、「問題の石田医学士昨日帰朝　さびしい出迎」の見出しをつけた次のような記事がある。

［横浜電話］去《さ》る大正七年十二月米国留学《りゅうがく》中、セントポート・プラッド・インハット病院《びょういん》の看護婦養成所教授《きょうじゅ》ウォース（三五）氏を六連発《れんぱつ》のピストルで射殺《しゃさつ》し医学上の精神病者《せいしんびょうしゃ》にして法律上の精神病者に非《あら》ずとて終身懲役《しゅうしんちょうえき》を宣告《せんこく》され、メリーランド州立刑務所《しゅうりつけいむしょ》で五年間獄中生活《ごくちゅうせいかつ》を続けていた問題の人石井昇（五二）氏は既報《きほう》の如く松沢病院《まつざわびょういん》で呉博士《くれはかせ》の診察治療を受けるを理由《りゆう》として出獄《しゅつごく》を許され猪原《いはら》安氏に伴われて二十七日午前七時二十分、バンクーヴァーから横浜《よこはま》に入港した、郵船《ゆうせん》横浜丸で帰《き》朝《ちょう》した。

尚夫人《なおふじん》は郷里仙台《せんだい》で病気静養中とて弟某氏その他二三の出迎えを受けて上京したが同氏は全治次第《ぜんじしだい》再び異国《いこく》の鉄窓《てっそう》につながれるのである。

句読点の少ないルビだらけの記事だが、事実関係の誤記もある。射殺された「ウォース」はジョージ・F・ウォルフ（Wolff）医師、場所はシェパード・エノック・プラット病院が正しい。判決の直後は州立刑務所に収監されたが、送還されたときは州立精神病院にいた。

何よりも主役の石田昇《いしだのぼる》が、石井と誤記されているのは頂けない。付け加えると「弟某」は、今の特捜部長に当る東京地裁次席検事で十三歳年下の石田基《もとい》と思われる。鬼検事として知られた基は、陸軍機密費事件を捜査中の翌年十月、怪死をとげた。検事局は「事故死」と認定したが、「石田検事の怪死」を書いた松本清張は、謀殺で首謀者らしき男は三十数年後の執筆時にも健在だと記す（1）。

話はそれたが、朝日の記事が「問題の」と形容したほど世間に知られていたわけではなく、扱いも社会面のベタ記事なみにすぎなかった。そもそも大正七年（一九一八年）に殺害事件が起きたときも、石田の身分が長崎医学専門学校精神科教授だっただけに、地元の新聞が少しおくれて報道はしたものの、中央紙は報じていない。

また精神科専門の東京府立松沢病院へ移されたあとも、重症のためアメリカへ戻す話にはならず、恩師にあたる東京帝大医学部精神科の呉秀三名誉教授や同門の医学者たちが面会しただけで、昭和十五年（一九四〇）に肺結核でひっそりと死ぬまで、ジャーナリズムが石田の消息を伝えることはなかった。

医学者たちの間でさえ半ばはタブー扱いされていた石田を、精神医学の先駆者として見直し再評価したのは、呉の講座を継いだ三宅鉱一（教授在任期間は一九二五—三六）、内村祐之《ゆうし》（一九三六—五八）につづく第五代の秋元波留夫《はるお》教授（一九五八—六六）である。それも定年退官を控えた最終講義においてだった(2)。

その後、長崎医大の中根允文《よしふみ》教授が、石田の軌跡をたどった伝記風の著書を刊行して、明暗の両側面から石田の業績を紹介している(3)。何はともあれ、両教授の著作を参考にしつつ事件の実態を追ってみることにしたい。

石田が単身で渡米したのは一九一七年十二月、ボルチモアのジョンズ・ホプキンス大学に籍を置き、近在のプラット病院精神科に通っていた。同じ船で出かけ三か月間、同じ下宿に住んだ小酒井光次（衛生学者、のち不木《ふぼく》のペンネームで推理作家へ）はニューヨークに移ったあと、石田が遊びに来たときも異常に気づかず、本人は英語もうまく専門分野にも自信を持っていたようだと回想する。

ところが事件直前の一九一八年十一月頃に「同じ病院に居る医員が僕を妬んで排斥しようとしている」と記した絵ハガキが届いた。あとから思えば不吉な前兆だったが、射殺されたのはくだんの医員だったのである。一か月後に下宿の主人が日本人の殺人行為を伝えるニューヨーク・タイムズの記事を見せてくれ、小酒井は翌年三月の公判に証人として出廷することになる。

大学や病院の医師たちの他に、日本人医師四、五人が石田に面会したり証言に立っているが、病気が病気だけに真因はもうひとつつかみにくい。

小酒井は検事の陳述を引用する形で、兇行の一両日前に、市中でピストルを買って当日の朝、病院内で同僚のウォルフの後からいきなり一発射ち、肺を貫通された被害者は即死したと書いている。しかし、動機ははっきりせず、「看護婦がどうとかという話もあったが、要するにＩ君は発狂したのである」(4)と口を濁した。

おそらく本人からの聞きとりだろうが、松沢病院の病床日誌には「被害的幻聴さかんなりしものの如し。又、妄想性曲解あり……看護婦長が、自己に恋着すと考う。しかるにドイツ系米人なるドクトル・ウォルフが右看護婦長に執心し……ウォルフが日米間を離間（注：当時、日本はドイツと交戦中）せんとすと考え、遂に恋いがたき、国敵たると思惟する同人を、短銃にて射殺」と記入されている。

一九一九年三月二十一日付の地元紙『ボルチモア・サン』は、前日の最終評決の模様を報じた。それによると、裁判長は「犯行の三十分前でさえ正気でないことを示す徴候は全く認められなかった」という病院長の証言を採用して、「有罪、第一級殺人の罪で終身刑」を言い渡した。

石田は裁判官から抗弁したいことがあるかと聞かれると、「あります」と応じ、「通訳より上手な英語」で「思い返すと、私の行動は狂気からでした……気がつくと拘置所にいて、びっくりしました。夢を見ているよう（like dream）でした。以上です」と落ちついた口調で陳述している。

秋元は、こうした陳述ぶりから、石田は犯行の直後に自身の異常を自覚するまでに回復し、正気に戻ったと推定するが（5）、獄中の拘禁反応もあってか、長くはつづかなかった。

事件から一年余の『東洋日の出新聞』や雑誌『変態心理』などに、石田が送った長文の獄中手記が掲載されているが、「彼《か》の医師を撃ったものは私ではなく、その計略に與《あずか》った多数の米国人で……罪のない者を、殺人犯に見せるという政略は此の国でなければ出来ない芸当」とか「私の留守宅が全滅したという暗示が加えられた」（6）式の記述が見られる。

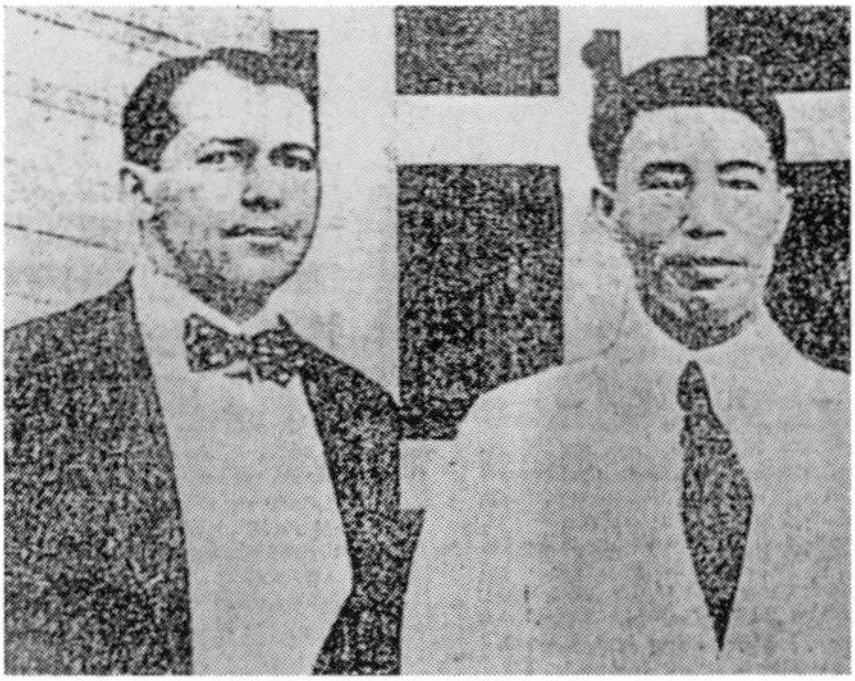

石田昇（右）と殺害されたウォルフ

目を通した中根は「典型的な〈妄想型統合失調症〉の病像を呈している」（7）と結論するが、一九三五年から石田の主治医として松沢病院に勤務した秋元には、特別の思いがあった。

その頃の石田の病状は重く「精神荒廃」としかいいようのない状態であったが、医学生の頃、石田の主著を読んだのがきっかけで精神科医の道へ進んだ秋元は、病室で接するたびに「石田のような偉才」を「迷妄なる一肉塊に変えてしまう分裂病とはそもそも何者なのか、という思い」(8)にとらわれたと書いている。

精神医学の先駆者たち

ここで石田昇も一員だった明治・大正期における日本精神医学の発展過程を、ざっとふり返ってみよう。

東京大学で最初に西洋医学の精神病を講じたのは、ベルツ博士(一八七九年)とされているが、ドイツに留学した榊俶《はじめ》が初代の精神科担当教授として着任したのは一八八六年(明治十九年)で、十一年後に講座を引きついだのは一番弟子の呉秀三であった。

病気の性質上、臨床観察が重視されたため、東大の教授が精神科専門の東京府立巣鴨病院の医長や院長を兼ねる慣例となっていた。巣鴨病院の前身は宮内省の下賜金を基に開院した府立癲狂院《てんきょういん》(明治十二年~二十二年)だが、他にも江戸期いらいの慣習になっていた座敷牢に押しこめられたり、不備な民間経営の私立癲狂院で療養する病者が多かった。

この時期に世間の耳目を集めたのは、宮内省の了解を得たうえで旧相馬中村藩の前藩主(子爵相馬誠胤《ともたね》)が狂人として座敷牢に軟禁され、それを「忠臣」の錦織《にしごり》剛清が「救出」

しようとして訴訟合戦になった相馬事件である。

明治十六年から約十年つづいた紛争は、自宅、癲狂院、東大病院などを転々した相馬が病死し、遺体を掘り返して毒殺でないことが判明したことで決着するが、その間に榊教授や後藤新平（内務省衛生局長）ら知名の士も巻きこむ騒動となった（9）。相馬の病名は「狂躁発作を有する憂うつ病」（三宅秀教授の鑑定）だというが、度会好一《わたらい》のように、忠臣きどりの錦織も「好訴パラノイア」ではなかったかと推測する論者もいる（10）。

いずれにせよ、この時期はお手本とした欧米先進国でも精神病学は未発達で他分野との境界も曖昧だし、病名や分類も確立していなかった。病院の呼称も癲狂院はイメージが悪すぎると嫌われ、明治二十年代に精神病院へ変ったが、脳病院と名のるのが流行した時期もある。やがてそれもすたれ、〇〇病院（神経科）式が多いなかで、明治三十六年に斎藤紀一が創設、養子の茂吉（歌人）が継承した私立青山脳病院は、昭和二十年に空襲で焼失するまでこの名称で通す。

近代精神医学の骨格を作ったのはドイツのクレペリン（一八五六―一九二六）だが、わが国で似た役割を果したのは、東大の精神科と巣鴨病院を三十数年にわたり主宰した呉秀三であろう。私が高校生の頃に、クレペリン・テストが流行したことがあった。一桁の数字を連続的に一分間ずつ加算させる方法で、スピード・コンテストかと思い張り切って二行目に及んだら先生に叱られた。目的は各行の先端を結ぶ曲線の形(状)で精神異常を発見することにあると聞かされ、がっかりした覚えがある。

しかし芦原将軍(後述)の名声は聞き知っていたが、呉博士の名を聞いた覚えはない。今でも専門医を除くと知る人は少ないと思うが、パイオニアとして残した呉の足跡は大きい。彼は精神病者の人権、福祉の向上を重視し、収容施設の整備、増設についても政府へ献言を重ねる。相馬事件の影響もあって、明治三十三年には精神病者監護法(大正八年精神病院法へ)が成立して、警察に監督と取締りの任務を課した。

最大の課題は患者収容力の拡大と効果的な治療法の開発であったが、日の当らぬ病いのせいか、はかばかしい進捗ぶりとはならなかった。大正七年の呉論文によると、約十五万人と推定される患者に対し精神病のベッドは官公立一千床、私立四千床にすぎず、大多数は私宅監置(座敷牢)と民間療法に頼っている。昭和十五年に収容力は二万五千床にまでふえたが、終戦時には一挙に四千床まで転落し、松沢病院では入院患者の約半数が栄養失調などで死亡する惨状を呈した(11)。

治療法の進展も進行麻痺(脳梅毒)のマラリア発熱療法、持続睡眠療法、ロボトミー(前頭葉切開術)、電気ショック法などが次々に試行されたが、著効が見られたのは大正十二年に輸入されたマラリア療法ぐらいで、とくに精神分裂症は長く「不治」のイメージをひきずった。

呉教授の事績で見逃せないのは、多くの秀れた弟子たちを育てたことであろう。三宅鉱一、森田正馬、斎藤玉男、下田光造、斎藤茂吉、内村祐之といったところだが、出色の一人が冒頭で紹介した石田昇(一八七五—一九四〇)だった。

石田は仙台藩御典医の家系に生れ、旧制二高を経て明治三十七年に東大医学部を卒業して呉教室の助手と巣鴨病院の医員を兼ねるが、在学中から多彩な才能を開花させる。まだ医学生の時代に、本邦二番目となるセルバンテス『ドン・キホーテ』の翻訳出版、雄島浜太郎のペンネームによる小説、短歌を発表するが、専門分野でも明治四十年、三十一歳のとき『新撰精神病学』と題する大著を刊行して注目された。初版の緒言で、石田は後年の運命を察知していたかのように、格調高い文語体の名文で次のように記述している。

精神病は社会の凡《すべ》ての階級を通じて発現する所の深刻なる事実なり。如何《いか》なる天才、人傑といえども一度本病の蹂躙《じゅうりん》に遭《あ》わば性格の光、暗雲の底に埋れ、昏《こん》々として迷妄なる一肉塊となり了らざるもの罕《まれ》ならん、狂して存せんよりは寧《むし》ろ死するの勝《ま》されるを思う者ある、洵《まこと》に憐《あわれ》むべきなり。（中略）

精神病は絶対の絶望を意味するものにあらず、深谷に陥落せる人をば健康者の立脚地に引上げんとする努力に於《おい》て医は既に少くとも部分的成功を奏したるものなり……。

この本は好評のため版を重ね、そのつど石田は最新の研究成果を取り入れ増補改訂を加えているが、特に難治とされた「早発的痴呆《ちほう》」の研究に取りくみ、ブロイラーがシゾフレニーと呼び換えたのを第六版（一九一五）で最初に「分裂病」の訳語を採用し定着させた。ちなみに、現在でも精神病入院患者の過半を占めている「精神分裂病」は、二〇〇三年から「統合失調症」と改称している。

治療の実践面でも、明治四十年に長崎医専教授兼県立病院精神科長として赴任すると、開放病棟、作業療法を試行するなどの実績をあげた。そして大正六年の年末、同じ呉教室で七年後輩の斎藤茂吉を後任に迎えてアメリカ留学に向かい、既述のように石田は分裂病の「ミイラ取りがミイラ」になってしまったのである。

芦原将軍の年代記

石田昇が一九二五年(大正十四年)、かつては医員として勤務した東京市外の府立松沢病院(一九一九年に巣鴨より移転)へ、こんどは重症患者として戻ってきたとき、病院にはかつては担当患者だった「芦原将軍」(一八五〇―一九三七)という大スターが〝君臨〟していた。

〝君臨〟とは大げさすぎると笑うなかれ。数多い関係文献(12)からいくつかを紹介すると、

「日本で一番有名な将軍」(岡田靖雄)
「女子供にも知られる名士」(田中貢太郎)
「松沢病院の主」(小田晋)
「(松沢)病院の象徴的存在」(林暲)

のような評言がある。
なにしろ一九三一年発行の「現存人物の伝記は国宝的人物のみをあげる」と断わった平凡社大百科事典の第一巻に、「芦原将軍」の小伝が八行にわたり記載されているほどだった。国宝的人物と呼べるかは疑わしいが、当時の日本でもっとも有名な「狂人」であることはまちがいない。
では何と書いてあったのか。やや舌足らず調ながら記述の一部を次に引用したい。

自ら将軍なりと信じ居る一種の誇大妄想患者。発狂前は櫛職を営む。明治八年十月十六日遺伝性躁病を発し……今日に至る。彼は常に服装態度すべて将軍に擬し、訪問者あれば、書を書き与え、豪然として代価を要求するなど、外見、闊達剽逸《かったつひょういつ》な生活を送っている。

百科事典からこの項目を見つけた出久根達郎は、「規格を逸脱してまで将軍をア行に組みこんだのには〈ショーグン〉さえ収録している完璧な事典を誇示したかったという営業政策もあったろうが、それはひるがえせば読者の無言の要望を無視できなかったということか」と注釈し、わざわざ戦後版の「百科事典には、芦原将軍の項目はない」(13)と付言している。

だが、この項目が書かれた頃には将軍の正確な身許情報は病院も把握していなかったらしい。それから六年後の一九三七年(昭和十二年)一月、新聞各紙が「将軍病篤し」と報じ、内閣の組閣張りにテント村を設営する騒ぎのなかで、報知新聞が幼なじみの佐藤チカという老女を探しあて一代記を大々的に掲載する。

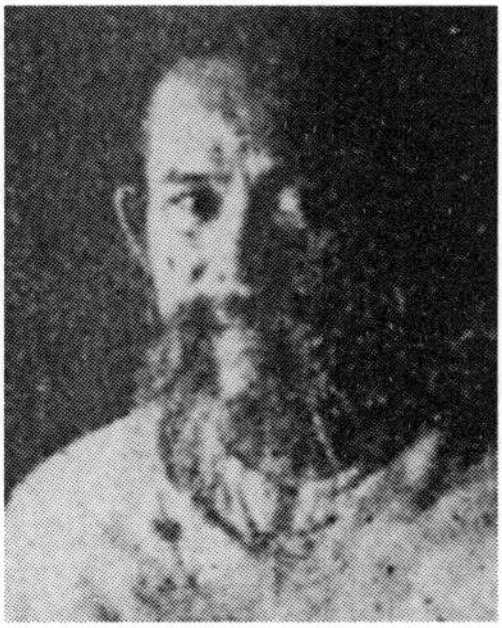

芦原将軍

さらに二月二日、五十六年の病院生活ののち八十七歳で死去したあと、病院のスタッフが戸籍を探しあてる騒動を経て、ようやく本人の前半生が明らかになってきた。表1はその後も将軍こと芦原金次郎の生涯を探索した関根真一、鈴木芳次の調査に負うところが大きい。

この表を参照しつつ彼の一生を眺めていくと出身は

富山県高岡藩内、父親は馬絵師として知られていたが、維新前後に東京へ移り住む。父の死後は埼玉県深谷の櫛問屋古川家に引きとられ、櫛職人として修業を積んだ。

発病したのは二十四歳になった明治八年とされているが、古川家の娘（佐藤チカ）は、金次郎が空の星を指して「あぎゃやがてわしを将軍様として迎えに来らっしゃる星じゃ」と告げたのは二十歳ぐらいの時と記憶しているから、もう少し早かったのかもしれない。十三年一月の『東京絵入新聞』が「名物男／大蔵省で大気焔」を吐き、巡査に連行されたと伝えたのが最初の新聞報道だが、その後も類似のトラブルをくりかえす。

東北巡幸へ出かける明治天皇の馬車に近づこうとしたり、二重橋の周辺をうろついたりして、ついに癲狂院へ入れられ、合い間に脱走して傷害事件を起こしたりしたすえ、明治十八年以降は病院暮しが始まった。実兄もいたが赤貧で自宅看護ができないため、金次郎は公費患者として半世紀余をすごすことになる。

最も早い学会報告は、明治二十年に岡田和一郎が発表した「錯迷狂病者自称芦原将軍病床記事」(14)であろう。錯迷狂（パラノイア）はのちに偏執狂とも妄想型分裂症とも呼ばれるが、半世紀以上も患者だったのに、「診断がまちまちで、ついに最後まで結論が出

表1 芦原金次郎の略年譜

年月日	記事
嘉永 3年3月5日（1850）	芦原孫左衛門の三男として出生
明治 7年（1874）	結婚（半年で離別）、懲役
8年2月頃	このころ発病、芦原将軍と自称
13年 6月 1日	最初の新聞報道
14年 7月31日	直訴未遂（？）
15年10月16日	東京府癲狂院へ入院（16・1脱走）
18年11月28日	傷害罪で拘引、再入院
20年	紙、布、木製の「大砲」製作
23年	菊15葉の将軍旗制定
29年	芦原太陽暦を作る
43年 7月	乃木大将と会見
44年 5月	韓国の大礼服をもらい着用
大正 8年11月	新築の松沢病院へ移動
12年 3月20日	石田昇を将軍付医官とする指令
昭和 12年 2月 2日	胃がんで死去
12年 3月23日	豪徳寺に遺骨埋葬
12年11月	東京精神学総会で斎藤医師より脳所見の発表

〔出所〕主として『日本精神病院協会月報』第7、8号（1976年）の関根真一、鈴木芳次稿。

なかった」(15)と斎藤茂太(茂吉の長男)は述べている。また岡田靖雄は「妄想型分裂病説と慢性躁病説」の両説に分かれていること、松沢時代の好々爺然としてきた晩年だけに接した医師は躁病と診断するが、分裂病と考えるべきだと説く(16)。

死後の脳解剖に当った斎藤西洋医師(茂吉夫人の弟)は、学会で「生理的老耄《ろうもう》性萎縮以外に著しき病見を認め得ず」と報告しているので、将軍の病因は迷宮入りと結論するしかなさそうだ。

ともあれ、将軍が明治二十年代からほぼ一貫して、マスコミの寵児でありつづけた秘密は何なのか。「その言うところの奇抜なると、其話の大きさ加減と、且つ一方には、其言語態度の寧ろ愛嬌である所など、俗受けのよい」(森田正馬)(17)とか「新聞記者がネタがなくなると巣鴨病院に御託宣を伺いにいくのである。そのたびにツボにはまった意見も飛び出してくるのだから、やめられない」(種村季弘)(18)といった観察のとおりではあった。

具体例を挙げてみよう。まず本人の肩書だが太政大臣、内大臣、芦原帝と使い分けしているが、本命の芦原将軍は動かない。御託宣は初期の「令示」が日清戦争前後から「勅語」へ昇格した。本人が書くのは稀で、元役場書記の秘書が代筆することが多かった。人気が高まり記者や参観人が欲しがるので勅語は有料となり、それで菓子や果物を買い、子分たちに分け与えた。

ひじりとぞ思ふ

ここで奇抜な芦原勅語のサンプルをいくつか紹介しておく。

○「一、軍資金壱千万円を芦原将軍に提供すること、二、品川台場へ大砲拾門を備え付けること」（明治二十年、黒田首相への達）

○「ロシアの陸軍大臣に芦原将軍の下へ参内せよ」（日露戦争の頃）

○「東京帝大のかわりに芦原国大学堂を建てるべし」

○「天皇陛下に世界万国を属国として捧げよ」

○「バルチモア監獄にいる石田昇教授は無実の罪なので米大統領は解放し、今後芦原将軍付医官として勤務せしむ」（大正十二年三月二十日）

○「飛行機が発達したから大砲はやめるべきだ」（大正十五年五月二十八日付時事新報）

○「満州は広いから世界の公園にしよう」
○「国際連盟を脱退し、我が国威を中外に発揚すべし」(昭和八年二月)
○「日米戦争に備えペスト菌製造所を設立し、日日一万貫を作ること」

あとは省略するが、似たような妄想狂は珍しくなかった。松沢病院には「宇宙大主帝天神大王」または「天神太陽基督宇内大主宰」と名のる元判事とか、自他ともに絶世の美人ぶりを誇る「仙台姫御前」がいたし、青山脳病院(斎藤茂吉院長)には天皇、皇后を自称し、勅語を書きまくる患者もいたが、芦原将軍のようなスター役者には出世していない。

おそらく芦原勅語の人気は、ひょっとすると本人は正気で狂気を演出しているのではないかと疑う人もいたくらい、ツボにはまった鋭い時事評論が主流だったせいもあろう。

しかも「国家主義者で時代にピッタリ合っている。時代がこういう狂人を無意識に要求しつつある」(斎藤玉男副院長)(19)となれば、左翼思想や自由主義に敏感な警察も、所詮は無害、無益の誇大妄想と見なし、警戒の対象外と見なしたのだろうか。

記者以外の名士との会見が話題になったこともある。なかでも最高の見せ場は、乃木大将がお伴をつれて廃兵院経営の参考にと巣鴨病院を訪れたときの会見だろうが、問答ぶりは、次の二通りが伝わっている。

A「院長呉秀三博士の先導により親しく将軍を其居室に訪い感慨無量互に口を開かざること数分、乃木将軍静かに芦原を慰め『元気で結構である』と言いも終らざるに破顔一笑『余り俺を病人扱いするな、其れよりは御前こそ旅順では随分心配したろう。あの戦など俺にやらせるとあれ程までに士卒は殺さなんだ。だが二〇三高地の占領と二龍山砲台の突撃なんぞは実に痛快』であった」(20)

B「将軍は破顔一笑して大将を迎え『尊公も旅順では随分苦労したのう、まあ御苦労であった。誠に二人の子供をなくしたのは辛かったろう。御察しする……』と云って大将を慰められた……此の一幕も亦世界歴史の場面に一齣《こま》として後世に遺《のこ》るべきものであろう」(21)

いずれが正しかったか詮索する必要もないと思うが、どちらにしても旅順戦のツボを押さえた発言にはちがいない。偽装狂人説を唱える人が出たのもむりからぬところだが、晩年は妄想が枯渇して奇嬌の度が減じ若い頃には時々起こした乱暴も影をひそめ、好々爺然としてきたせいかもしれない。将軍の日常生活ぶりは、松沢病院医師の関根真一、岡田靖雄、看護員だった志村芳樹が詳しく書き残している。

居室は南第二病棟の奥にあった八畳ほどの個室で、壁には金モールと勲章をつけた大礼服、木製のサーベルと古ぼけたシルクハットが掛けられていた。室内には火鉢と将棋盤、茶道具が置かれ、患者や看護人を相手に将棋を手合せするのが楽しみで、かなりの腕前だったという。毎朝起きると晴雨に関わりなく天の一角を凝視して「クモー下れッ」と大喝、朝食は可愛がっていた二、三匹の猫と味噌汁のぶっかけ飯を一緒に食っていた。

見学者の一行が来ると、大礼服をまとって記念撮影に応じ、シルクハットを差しだして写真代や勅語代の寄進（五円ぐらい）を受ける。入金があると看護人をお供に正門前の雑貨屋に出かけ、菓子や卵を買って子分たちに分け与えた。将軍最後の晴れ舞台は、昭和十一年五月の運動会での仮装行列だったらしく、患者のひとりは次のように書き記している。

最後に将軍の馬車がつづいた。鳥の羽根をつけた将軍帽、肩章、勲章をつけた軍服が見物人の目を奪う。白髪・白髯《はくぜん》の将軍の容貌が生彩を放つ。精神病者の代表者、人気の焦点芦原将軍。数百人の患者と見物人は熱狂して、万雷の歓呼を挙げ、拍手喝采をする。

いかに人気者とはいえ、芦原将軍がこのように特別待遇されていることには、患者の間からも不平の声が出たらしい。松沢では一千人を超える入院患者のうち、自費は約三割、公費は約七割を占めた。昭和十年ころには、自費の特等（八畳、日額六円）、一等（六畳、同四円）こそ一人一室だったが、二等（同二円）は雑居だったから、将軍は公費なのに自費の特等なみに優遇されていたことになる(22)。

それなりの理由はあった。精神病院は陰惨だという世間のイメージを少しでもぬぐいたい、と考えた呉院長の配慮もあって甘やかしているうち、医師が「お前余り威張ると退院させるぞ」とおどしても、「ここは俺の病院だ」と切り返され手がつけられなくなったのが実相らしい。

歌人でもある斎藤茂吉が、芦原金次郎と石田昇を悼《いた》んだ数首を紹介したい。

おそるべきものさへもなく老いゆきて
　芦原金次郎はひじりとぞ思ふ

入りかはり立ちかはりつつ諸人は
　誇大妄想をなぐさみにけり

鳴滝をともに訪ひたることさへも
　おぼろになりて君ぞ悲しき（石田昇の一周忌に）

精神病の輪郭と定義

日本の近代史には石田昇や芦原将軍以外にも、名を残した同病の士は少なくない。ひきつづき話題性のある特異な「ひじり」たちを取りあげてみたいが、その前に精神の病気とは何を指すのか、輪郭と分類の変遷を概観しておく。

最近は「こころの時代」「脳の時代」という標語を耳にすることが多いが、医学の諸分野のなかで一般人にもっとも難解なのは精神病だという定評がある。私も精神医学の概説書を開いてみたが、哲学か倫理学の教科書を読まされているような気分になった。入口にあたる対象範囲と境界域の定義、ついで上位、下位の分類と病名のややこしさで立ち往生してしまう感がある。

南山堂版の『医学大辞典』にはなぜか「精神病」の独立項目はなく、代りに「精神障害」（mental disorder）が入っていて、「精神病や神経症などの狭義の精神疾患の他に、精神発達障害・人格反応など、平均より偏りのある精神状態や行動異常も含めた状態をいう。漠然とした包括的な言葉で定義が難しい……」とある。

執筆者が定義困難と自認しているのは、一九九五年にＷＨＯの国際疾病分類（ＩＣＤ—10）がわが国でも公式採用されていらい、診断も統計も、この「精神障害」の枠内での再定義で統一されつつあるというやむをえない事情もあるようだ。

明治いらい専門家が苦心して編みだした古典的な分類や病名は、途中で何度も変ったり言い換えられたうえ、俗称が混入したりで混乱を生みだす。東京府癲狂院開設時の四種（躁狂、うつ狂、偏狂、痴狂）は、呉が一九〇二年に考案した十五種の疾病分類では、うつ狂を除いて姿を消し、一九一〇年以後は呉分類の「〇〇狂」はすべて「〇〇病」に置き換えられた(23)。

呼び名と定義の変動が特にめまぐるしかった典型例は、偏狂→錯迷狂(パラノイア)→早発性痴呆→精神分裂病と変遷した現行の統合失調症や、痴狂→白痴→精神薄弱(精薄)と変転した精神遅滞だが、途中で枝分れした痴呆は二〇〇五年から認知症と改められた。

表2は、こうした古典的分類による東大病院、松沢病院、国府台病院(陸軍の精神科専門病院)の患者統計である。戦前期における全国規模の継続的統計は欠けている。大正六年の全国調査の患者六万五千人という数字があるくらいで、うち入院者は約四千人にすぎない。

現行の教科書にはＩＣＤの新分類を建前としながらも、従来の診断に用いた分類も混ぜて解説する例が少なくない。たとえば『標準精神医学』(第四版)は「古典的分類」として、

外因性(脳器質に直接侵襲を及ぼす身体的病因による障害)
心因性(性格や環境からのストレスなど心理的原因による障害、神経症や適応障害も)
内因性(いずれでもなく原因不明だが、遺伝的素因が背景にある。統合失調症、躁うつ

表2 古典的分類による精神病患者の統計

	A東大病院精神科（1926-1935）		B松沢病院（1926-1935）	C国府台病院（1937-1945）	D松沢病院（1997）
	外来患者	入院患者	退院患者	入院患者	入院患者
1. 早発性痴呆（統合失調症）	3,007人（18.7%）	274人（21.6%）	1,785人（56.7%）	4,384人（41.9%）	778人（70.5%）
2. てんかん	1,104（6.9）	87（5.6）	43（1.4）	393（3.8）	29（2.6）
3. 躁うつ病	556（3.5）	43（3.4）	238（7.6）	363（3.5）	37（3.4）
4. ヒステリー性（戦時神経症）	358（2.2）	43（3.4）	25（0.8）	1,199（11.5）	
5. 進行麻痺（脳梅毒など）	1,481（9.2）	453（35.7）	717（22.8）	556（5.3）	
6. 中毒性（飲酒、麻薬等）	132（0.9）	36（2.8）	95（3.0）	61（0.6）	95（8.6）
7. 頭部外傷性	283（1.8）	37（2.9）	10（0.3）	1,086（10.4）	
8. 精神薄弱	677（4.2）	23（1.8）	41（1.3）	622（5.9）	44（4.0）
9. 精神神経症（神経衰弱）	5,782（36.0）	27（2.1）	—	739（7.1）	
10. 退行期精神病（老人性痴呆）	508（3.2）	26（2.1）	37（1.2）	10（0.1）	
その他共計	16,094（100.0）	1,266（100.0）	3,151（100.0）	10,454（100.0）	1,103（100.0）

〔出所〕A、Bは『精神神経学雑誌』41巻10号（1937年）の三宅鉱一論文より。

Cは『大東亜戦争陸軍衛生史』（陸自衛生学校、1971）第6巻より。

Dは『松沢病院120年年表』（2000）より。
（注）古典的分類による病名は上記資料を参考にした。

病など）

の三分法や、十六項目に分れるアメリカ流のＤＳＭ法も併記してある。ただし著者は三分法は今や「妥当性がなかった」(24)とわざわざ断わっているが、同調しない医学者もいるようだ。

ここでは、とりあえずＩＣＤ―10の「精神および行動の障害」（Ｆ01～Ｆ99）に則した主要な病態について個条的な解説を試みるが、必要に応じ在来の用語も併用したい(25)。病名の次の（　）内は二〇一九年六月末現在の入院患者数（総計二七・二万人）を示す（令和元年度「精神保健福祉資料」６３０調査）。

別に外来、在宅をふくめ推計患者の総数は二〇一七年時点で三四八万人に達している（平成二十九年患者調査）。七・三万人（一九三〇年）、一三〇万人（一九五四年）に比較すると多すぎる感をぬぐえないが、精神疾病の範囲が広がったのと、調査が行き届いたためかもしれない。

Ｆ０　症状性を含む器質性精神障害（約七万人）……統合失調症（Ｆ20）に次ぐ在院患

者がいる。脳疾患、脳（頭部）外傷などによる大脳器質の機能不全や知能低下をもたらす精神障害。このうち老人性アルツハイマー病の認知症（Ｆ00）と脳梗塞などに起因する血管性認知症（Ｆ01）を合わせて約四・七万人を占めるが、アルツハイマーは在宅をふくめると五十六万人以上ともされる。「進行麻痺」（俗称は脳梅毒）はここに入るが、抗生物質の効果で梅毒が急減したため、患者は稀となった。また「てんかん」は、かつて統合失調症、躁うつ病と並んで三大精神病とされていたが、最近は多くが外れ、脳外科の領域へ移っている。

Ｆ１　精神作用物質使用による精神及び行動の障害（約一・一万人）……いわゆるアルコール依存症が九割以上を占め、残りは覚醒剤などの麻薬中毒。

Ｆ２　統合失調症など（一四・三万人）……精神障害では一貫して首位の座を保ち、全入院患者の五割以上を占める。妄想型（幻覚、幻聴も）、破瓜《はか》（解体）型（感情の平板化と意欲低下など）、緊張型（強い興奮や混迷）などに区分される。難治、不治のイメージが長くつづいてきたが、一九六〇年代に薬物療法が導入されていらい寛解率はかなり好転しつつある。遺伝的要素を否定できない。

F3　気分（感情）障害（二・六万人）……過去の躁病、躁うつ病（双極性感情障害）、うつ病が該当する。家族遺伝の要素もある。最近はうつ病（F32）の増加が著しく自殺の多発と関連して社会問題化しつつあり、総患者は一〇〇万人を超える。薬物療法も開発されたが、難治である。

F4　神経症性障害、ストレス関連障害など（約五千人）……全患者数は約八三・六万人と多い。以前は精神神経症、ノイローゼと呼ばれていた。明治期には夏目漱石が「神経衰弱」（F48・0）は「二十世紀の共有病なり」と宣告したほど流行し、外来患者の24・1％とか30・8％に達し、世間では勉強過度の学生が主役だと信じこんでいた。現在は強迫性障害、出征兵士の間で発生する戦時神経症や（心的）外傷後ストレス障害（PTSD、F43・1）、今は廃語となったヒステリー（解離性障害）、対人恐怖症や最近よく耳にする適応障害（F43・2）なども、このカテゴリーに属す。

F5　生理的障害及び身体的要因に関連した行動症候群（約七百人）……過食症、不眠症、夢遊病、性機能不全、心身症など。

F6　成人のパーソナリティ及び行動の障害（約一千人）……非社会性人格、情緒不安定、盗癖、放火癖、サドマゾヒズムなど。

F7　精神遅滞（約六千人）……かつては精神薄弱とも呼ばれていた。知的機能のIQ70以下が目安で、程度に応じ魯鈍《ろどん》↓痴愚↓白痴と区分していた時期もある。

F8　心理的発達の障害（約二千人）……幼児、小児のいわゆる知恵おくれ、自閉症など。

F9　青年期までに発症する行動、情緒の障害（約九百人）……情緒障害、遺尿症、吃《きつ》音《おん》症など。いわゆるアスペルガー症候群を含む。

漱石から大川周明まで

さて、そろそろ列伝の流れに戻りたいが、表3は精神障害歴がある著名人の一覧である。このほかにも周囲が公表をはばかり、偽名で入院させる例も多かったので、隠れた知名の士がいたと思われる。

手探り時代の明治初年は別として、統合失調症（早発性痴呆）の患者が多いことがわかる。石田昇、島田清次郎、高村智恵子、璽光尊《じこうそん》たちである。芥川龍之介の場合は睡眠剤自殺の直前に斎藤茂吉が進行麻痺と診断したというが、アヘン中毒、分裂病説もあって確定しにくい(26)。

文学者には、アルコール(辻潤)、パピナール(太宰治)、コカイン(平野威馬雄)の中毒者が珍しくなかった。概して奇嬌、錯乱の振舞いを呈し、辻は「俺は天狗だぞ」と叫んで二階から飛び降りたり、パーティ会場で「クワッ! クワッ」と叫びつつテーブルの上をかけまわったりして入院するが、退院後は元の木阿弥で舞い戻るのをくり返す(27)。

太宰治は逃走の恐れありとカギ付きの病室へ入れられ「動物園のサルのように鉄格子につかまって、出してくれ、出してくれ! とどなっていた」(28)と主治医は回想するが、退院後はほぼ正常に復し、多くの名作を書いている。

芥川の名を出せば、師の夏目漱石にも言及せざるをえない。ロンドン留学中に彼の引きこもり状態を見た仲間から「夏目狂せり」のご注進が文部省に届き、帰国命令が発せられかけた話は有名だが、彼が人目につく狂態を見せたのは、帰朝直後の明治三十六年から翌年にかけてである。

鏡子夫人の回想では、向いの下宿屋にいる学生に「おい、探偵君!」と呼びかける式の

表3 精神障害歴を報じられた著名人

氏名	生年-没年	職業	記事
井上良一	1852-1879	東大法学部教授	明11.7発病、12.1井戸に投身自殺
相馬誠胤	1852-1892	元相馬藩主	明8精神錯乱と診断、12.4座敷牢入りと入院のくり返し。22.1快復、25.2吐血死去
謝花　昇	1868-1908	沖縄の民権家	明34.5発狂と報道、悪化をつづけ41.10死去
石田　昇	1875-1940	精神医学者	大7.12米人医師を射殺入獄、14.12日本送還・松沢病院へ入院（分裂病）、回復せず昭15.5肺結核で死去
島田清次郎	1899-1930	作家	大13.7早発性痴呆と診断入院、昭5.4肺結核で死去
芥川龍之介	1892-1927	作家	大10神経衰弱を自訴、大15アヘンエキス常用、幻覚発症、昭2.4自殺未遂、2.7自殺
高村智恵子	1886-1938	光太郎夫人	昭6.8発病、7.7自殺未遂、10.2～13.10ゼームス坂病院へ分裂病と診断入院、11.12喀血、13.10粟粒結核で死去
辻　潤	1884-1944	ダダイスト	昭7.3アルコール性幻覚発作、8.8～9.4慈雲堂入院、その後放浪生活のまま19. 11死去
島津治子	1878-1970	元女官長	昭11.8不敬罪容疑で検挙、11.9～12.9感応性精神病の名目で松沢病院入院
太宰　治	1909-1948	作家	昭11.10パピナール中毒で1か月武蔵野病院へ入院、23.6自殺
米岡米吉	1890-1966	陸軍大佐	昭15. 5戦傷入院中に隣室の岡本大佐を斬殺、国府台病院へ入院
北原武夫	1894-1947	陸軍中佐	昭14. 3特急車中で1人殺害、6人傷害、14. 7軍法会議で進行麻痺として不起訴
田中隆吉	1893-1972	陸軍少将	昭17.10兵務局長辞任、17.11～17.12国府台病院へ入院（老人性抑うつ症と診断）、24.9自殺未遂・慶大神経科入院、25.5退院
大川周明	1886-1957	右翼思想家	昭21.8松沢入院（進行麻痺と診断）、23.12東京裁判不起訴、23.12全治退院
璽光尊	1903-1983	璽宇教主	昭22.1金沢で検挙（妄想型分裂病と診断）、7日後に釈放

被害妄想、不眠、家庭内暴力（ＤＶ）が頻発、一時は子どもをつれて夫人が別居するまでになった。かかりつけの尼子医師は「どうもただの神経衰弱じゃないようだ」と首を傾げ、診察してもらった呉博士からは「ああいう病気は一生なおりきるということがないものだ」と聞かされたが、そのうち好転して、『吾輩は猫である』の執筆後はほぼ正常に戻った(29)。飼いはじめた黒猫が飼主のノイローゼを治したと説く半藤一利説もある。

死後の解剖にあたった長与又郎教授は、ロンブロゾーの「天才は精神病者の一つの変型」という定義を引用する間接話法にとどめているが、千谷七郎は分裂病、偏執狂あるいは「病気ではなく異常人格の発展」とする諸説を引用したあと、「今日の知識を以てすれば、内因性うつ病と診断したい」(30)と記す。三島由紀夫の「対人恐怖症」をとりあげたことのある内沼幸雄は「分裂病と躁うつ病の混合」という見方だが、芥川よりは重症に思えるという。

精神病は正常と異常の境界に曖昧な部分があるので、それを利用して狂者に仕立てる例もなくはなかった。相馬事件の主人公は別として、島津治子はこの例に属するといってよさそうだ。

旧薩摩藩主島津家の一族で昭和二年に皇后女官長を辞したあと、大日本連合婦人会理事長をつとめていた治子が「不敬嫌疑」で警視庁特高部に検挙されたのは、十一年八月二十六日である。新聞は、「警視庁邪教にメス　不敬に亘る言説」とか「釈放され松沢へ〈あゝ龍神様が現われる……〉幻さめぬ島津女史」の大見出しで報じ九月二十四日、青山署から「感応性精神病」（別名は祈祷性精神病）の鑑定で松沢病院へ向ったときは、マスコミの車数十台が追跡、と伝えた(31)。

この病気は、宗教信仰がらみの狂態に適用される例が多かった。璽光尊を石川県警が手入れしたさい、警官隊と格闘して逮捕された元大横綱の双葉山も一例だが、この騒動では教祖の側近だった呉清源《ごせいげん》もろともすぐに釈放され、数か月後には回復して両人とも本業へ復帰した。

ところで島津事件のカギは、新聞が説明責任を避けた「不敬」と「龍神様」にある。真相が判明したのは、戦後になって木戸幸一（当時の内大臣秘書官長）の日記が公表されてからであろう(32)。日記に添付されている「島津治子聴取書」によると、島津は八大龍神を祭神とする神政龍神会（昭和九年予備海軍大佐矢野祐太郎が創立）の一員である高橋ムツらに誘われ加入した。

会は大本教や天津教とつながる新興宗教だが、陸軍皇道派の国家革新運動とも関わり、霊告によって昭和天皇に代り皇弟の秩父宮か高松宮を擁立しようとする言動が、不敬と見なされたのである。矢野はすでに三月、不敬罪で逮捕されやがて獄死したが、皇室がらみの島津は松沢病院に隔離して、ほとぼりが冷めるのを待つ戦術だったかと思われる。

昭和十年代の戦時期には、軍人の病者がめだつ。米岡米吉は陸大を卒業したエリート将校だったが、早稲田大学の配属将校を経て連隊長として出征した中国の戦場で負傷、東京の陸軍病院で療養中に、やはり入院中の岡本徳三大佐を刺殺した。岡本は昭和十四年のノモンハン事件の激戦場で重傷を負い、壕内で軍医の緊急手術を受け、片脚を切断して内地へ送還され療養中に、幻覚に襲われた米岡に殺されたのである。同じころに、やはり進行麻痺の将校（北原中佐）が戦地帰りの列車内で発作を起こし、軍刀で七人の乗客を殺傷する事件もあった。

他から仕立てられたのではなく、自発的に精神異常を演技したのではないかと疑われた事例もある。武見太郎医師から過労に起因するノイローゼと診断された田中隆吉少将は国府台陸軍病院へ入れられたが、のち東京裁判へ提出した諏訪敬三郎院長の診断書は「老人性抑うつ症」(33)と書かれていて、電気衝撃療法などで「病識正常」となり一か月半で退院している。

それから三年後、田中は東京裁判で検事側の重要証人として、往年の僚友を告発する立場をとって非難を浴び自殺未遂をひき起こすが、仮病説は消えなかった。

その東京裁判でA級被告として出廷中に東条元首相の頭をたたいて、世間の耳目を集めたのが大川周明である。開廷の数日前から異常な言動があり弁護人から申請書が出ていたが受けつけられず、迎えた一九四六年五月三日の情景を、朝日新聞法廷記者団の記録は次のように伝えている(34)。

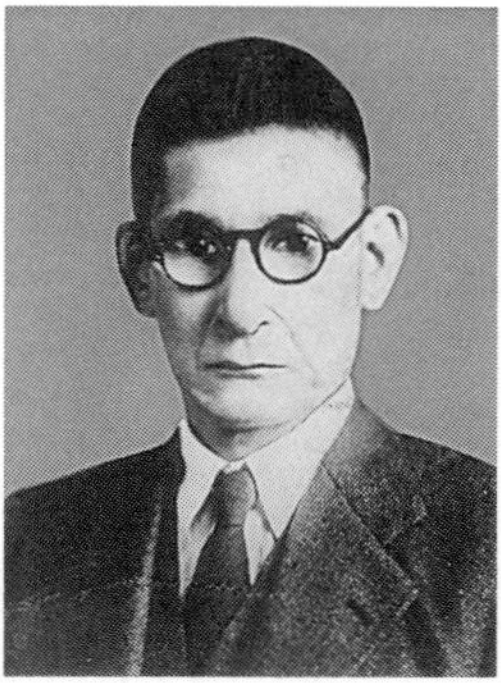

大川周明

起訴状の朗読中に、東条の禿《は》げ頭に、うしろから平手の不意打ちである。ピッチャンと高い音がした。下手人はまうしろの大川周明博士である……開廷時より、満場の目は大川博士にそそがれざるをえなかった。水色の異様なパジャマに、素足で下駄をつっかけ……（中略）

そのうえ、パジャマのボタンを外す。胸をはだけ、腹を出す……奇声をあげた。「インデアンス・コンメン・ジー」（インド人よ、来れ、という意味だろうが、これは英語とドイツ語のチャンポンだ）

大川はすぐに米軍病院へ送られ、軍医と内村祐之東大教授によってワッセルマン反応で「教科書どおりの誇大型進行麻痺」（脳梅毒）と鑑定され、松沢病院へ送りこまれた。内村の指示で脳脊髄液を採って検査した神谷美恵子医師に大川は「内村とききさまが俺をきちがいにしやがったのだ」とどなりつけ、「病室の窓ガラスをたたき割って手や腕を血だらけにした」という(35)。医師たちは難治と判断したようだが、マラリア（発熱）療法が効いたのか、めきめきと回復し、一九四八年十二月に退院するまでにコーランを原典から全訳する大仕事をやってのける。

仮病説がくすぶったのもむりはないが、内村教授はのちに「大川詐病説が根強く残っているが、あれは正真正銘の精神病であった……裁判終結のころに全治したのは、マラリア療法の効果があがるまでそのくらいの日数を必要としたからにすぎない」(36)と説明している。

もっとも、米軍にはそれなりの思惑があったのかもしれない。入院から一年後の一九四七年四月九日、ウエッブ裁判長は、二月と三月の医師診断を考慮して、本人に自己弁護する能力がないという理由で審理から外し、健康回復を待つと発表した。

診断書を読んで「意外な話だ」(37)と不満を覚えた大川は退院を求めたが、七月三日に不許可の通知が来た。そして東条ら七名のA級被告が処刑された翌日の四八年十二月二十四日、他の容疑者(岸信介、児玉誉士夫《よしお》ら)とともに不起訴釈放となり、一週間後に退院する。

米軍は、大川がふたたび「法廷を喜劇化してしまうのを恐れたのではないか」(38)との推測もあるが、松沢病院には戦犯用の精神病室が数室あり、なかには回復して戻され死刑にされた例もあるというから、大川は幸運だったとしか言いようがない(39)。

平沢貞通と帝銀事件

大川の精神鑑定に関わった内村祐之（一八九七―一九八〇）は内村鑑三の子息、一高時代に左腕速球投手として名をはせ、呉秀三を継ぐ精神医学界の重鎮、さらに晩年にはプロ野球コミッショナーと華やかな人生を送った。

その内村は前後して一九四八年、厚生技官を装って帝国銀行支店員に青酸化合物の溶液を飲ませ、十二名が死亡した帝銀事件の犯人とされたテンペラ画家平沢貞通《さだみち》（一八九二―一九八七、画号は大暲）の精神鑑定も引き受けている。しかしコルサコフ病の病跡があるにもかかわらず、平沢の責任能力を否定しなかったことの是非をめぐって弟子たちの間からも疑問の声があがった。

この問題には、二つの側面がある。ひとつは本人の自白（のちに本人は否認）以外に確実な物証がないのに、平沢を犯人と断定した裁判の不当性をめぐる論議である。一九五五年に最高裁で死刑が確定してから三十数年、一九八七年に九十五歳で獄中死するまで執行されなかったのは、法務当局も判決に自信を持てなかったからだとされる。

ここでは平沢犯行説の正否を論じるのは省略して、第二の問題点である内村鑑定の評価を通し、コルサコフ病という奇病にかかった平沢の病跡を追ってみたい。

ではコルサコフ病（コルサコフ症候群）とは何か。ロシアの医学者セルゲイ・コルサコフ（一八五四―一九〇〇）が一八八七年頃から提唱した海馬を中心とする脳神経の各種障害症状で、最初は慢性のアルコール依存症が主因とされたが、頭部外傷、脳脊髄炎、老年痴呆などのほか、狂犬病の予防注射が引き金となる例のあることが判明してきた。

別名を健忘症候群と呼ぶように、外見的には記憶障害（物忘れ）、虚言癖、作話症（作り話）などを特徴とし、完治する場合と一応の回復後に人格変化を生じる例も少なくない。

平沢裁判の途中で一九四九年に鑑定を依頼された内村教授は、教室のスタッフを動員し、約一年かけて部厚い鑑定書を作成した。全文はのちに、学会の専門誌へ「脱髄脳炎後の空想虚言症とその刑事責任能力について――大量殺人事件被告人の精神鑑定――」(40)の題で発表されている。

家系調査は平沢夫婦の親族（一九二人）の系統図を作り、知人をふくめ九七人から聴き取りをやる徹底ぶりで、「近親中に精神病質者すなわち異常性格者が一人として見当たらない」と結論した。

ところが平沢は画家として成功していた時期の一九二五年五月、狂犬病の予防注射でコルサコフ病にかかり、軽快後にかなり顕著な人格変化を起こしている事実が判明する。

それによると平沢の妻マサが飼犬に嚙まれ狂犬と判明したので、飛沫伝染を怖れた平沢の一家全員が北里研究所に出向き、パスツール標準法による十八回の予防ワクチンを接種した。なぜ彼がそれほど過敏になったのか不明だが、狂犬病は平均一か月の潜伏期を経て発症すると、死亡率一〇〇パーセントと言われていたこと、数は決して多くはないが前後の数年、大阪や東京で大流行と報じられていたのが影響したのかもしれない（表4参照）。

のちに病歴を追跡調査した池田研二の論文によると、「接種終了後まもなく、上行性運動麻痺と意識障害が出現し、一時は寝返りも打てない状態で視力も消失した。談話にまとまりを欠き、周囲の人や家人を識別できなかった。発病後十七日目頃から意識は次第に清明となってきたが、逆行性健忘を残した」(41)という病状だったようだ。

家人たちの記憶に基づく平沢手記の回想も似たりよったりだが、一か月後に二度診察してもらった森田正馬博士（慈恵医大）から「コルサコフという奇病で、わが国では八人目らしいですね」と聞いた父親が治療法を聞くと、「薬はありませんね」「治るが長びくだろう」「一年生からやり直しですね」(42)と回答するシーンもあったという。

だが『万朝報』が「画壇裏話／愛犬の呪いか／大瞳画伯発狂す」の見出しで報じたくらいだったのに、平沢は数か月後に奇跡的な立ち直りを見せた。視力の回復はおくれ、しば

表4 狂犬病の統計

年次	A罹患頭数(動物)	B罹病者数(人)
1897（明30）	70	
1912	719	83
1922	1,046	79
1924	3,289	235
1925（大14）	3,113（うち東京601）	143
1935（昭10）	11	1
1944	753	46
1949	653	76
1950	867	54
1952	232	4
1954	98	1
1955	2	0
1956	6	1
1957-69	0	0
1970	0	1
1971-2005	0	0
2006	0	2
2007-19	0	0
2020	0	1

〔出所〕『日本獣医公衆衛生史』（1991）
（注1） Aのうち犬が9割以上、ほかに馬、牛、豚、猫など。
（注2） Bの死亡率は100%と推定される。
（注3） 『衛生局年報』（1928年版）は、狂犬に噛まれた者832人、狂犬の頭数449頭、予防注射を受けた者5,665人、発症患者10人としている。
（注4） 1970年の罹病者はネパール帰りの日大生で死亡。
（注5） 2006年の罹病者は2人ともにフィリピン帰りでいずれも死亡。
（注6） 2020年5月、来日まもないフィリピン人男性（静岡市在住）が狂犬病を発症。前年にフィリピンで犬に咬まれたことが原因とみられる（のちに死亡）。

らくは墨絵しか描けなかったが、一九二七年一月の日本水彩画展には六点を出品、「病気全快を作品の上にうかがわれる」と評された。

その後も帝展や個展への出品はつづき、一九三七年には初代会長の岡田三郎助に代り、日本テンペラ画会長に就任したが、「全盛期に比べると観念的な様式化と通俗的な説教臭もまぬがれなかった。後者の要素が平沢を戦争画に近づけたのだが」（針生一郎）という見方もある。

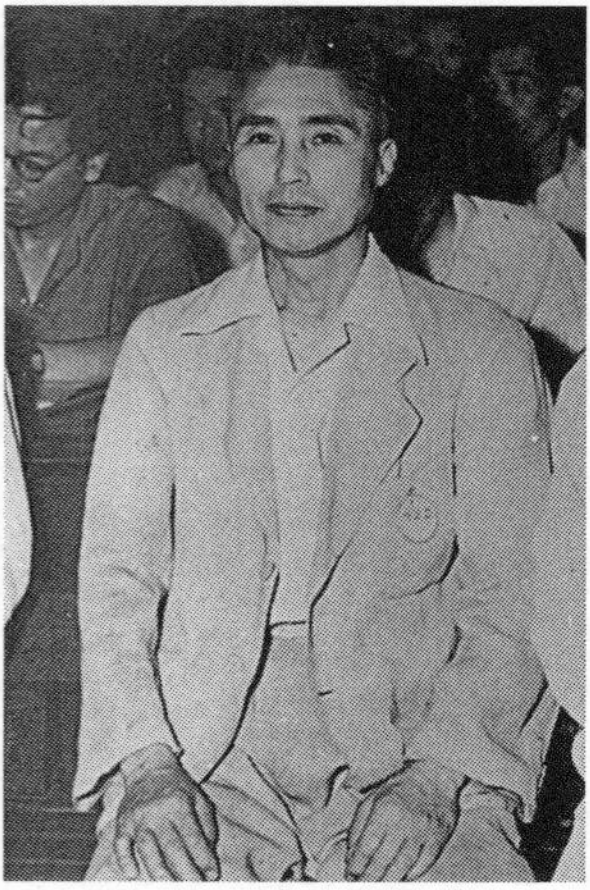

法廷の平沢貞通

くだんの戦争画なるものは終戦直前の四四年末、文部省の特別美術展に無鑑査で出品した「霊峰の威力に撃たれてB29反転遁走す」である。「富士山にB29をあしらった、子供だましのポスターのような」愚作とも酷評されたが、時局の推移に関心が薄かった平沢なりの抵抗と受けとれぬこともない(43)。

ではコルサコフ病の後遺症とされる性格変化が認められ、しかも帝銀事件までの二十数年にわたり持続したのだろうか。なにしろ森田が本邦八人目と言ったくらい稀な病気だから、比較できる先行の症例は乏しく、カルテも残っていなかったので、内村らの鑑定団は本人、家族、友人たちから事後的にかき集めた情報しか得られなかった。

それでも予防接種後のコルサコフ病を約一〇例見つけ「治療後更に重い人格変化と虚言症を残した」実例もあると強調しているが、いずれも至近の例ばかりで、期間的に平沢に比肩しうるのは一人にすぎない。

この患者（K・A）は一九二三年十二月に発病したときは二十四歳の医学生で、平沢より軽症だが似た経過をたどった。四か月近くで治って開業し、その後の性格が「極めて顕著に変って今日に至っている」が、「かゝる性格変化にも拘《かかわ》らず、自己の本来の医業には従事出来て、医療に関する限り信用を受け」と観察している。

そして「本例はあらゆる点で被告人平沢に酷似しているということが出来、しかも狂犬病予防注射による脳疾患に基く性格異状と見做《みな》さなければならないであろう」(44)と結論したが、酷似例が一例だけではいささか苦しい。

内村・吉益鑑定から六年後に内村教室出身の春原千秋医師は、その後の追跡調査を実施したが、三二例のうち「病後三〇年を経てなお著しい人格変化が認められたのは平沢をふくむ二例」(45)だけで、もう一例は前記のK・Aであった。他の三〇例はいずれも一九四九年以後の症例で、観察期間は平均四年にすぎなかった。

その後も関係者の追跡観察はつづいているようだが、これといった成果は出ていない。狂犬に噛まれ、コルサコフ病を発病、五分前のできごとも忘れる健忘ぶりを狂した宇垣博光医師(元海軍軍医、宇垣纒《まとめ》海軍中将の嗣子)の事例はひそかに注目されていたが、数年後に全治したものの、一九六七年に四十二歳の若さで死去してしまった。

狂犬病とコルサコフ病

さて鑑定結果をまとめるにあたって内村教授は、事件前における平沢の性格変化ぶりを示す異常な言動に注目したが、材料が意外に少ないことに当惑したのではなかろうか。すぐばれる嘘、見えすいた嘘を平然とついていたとして、家人や知人から「恩師の石井柏亭氏を柏亭君などと呼んでいた」とか「五万円の絵を十万円で売ったなどと嘘が多いから話を半分に聞いておけ」とか「何となく変で、狐を馬に乗せた感じがした」といったたぐいの裏づけ証言を集めても、説得力は不足する。

しかし逮捕されてから一年後に自白する前後の獄中における奇矯な言動はふんだんにあったから、内村は次のような事例を列挙して分析の対象にすえた。

A「帝銀事件なんかちっぽけなものです。私は高橋是清と犬養毅をやっつけております。まあ死刑になるでしょう」（平沢→検事）

B「検事さん、居木井さん（注：平沢を逮捕した警部補）は僕の長女を妾にしているというが本当ですか」

C「自分が三時半に（帝銀）椎名町銀行前を通ったところ、知らない男が飛び出してきたが、この被告とソックリの男であった」（獄中手記）

D「犯人になって殺して貰うより仕方がないと考え……検事に『平沢、犯人はお前だ』と大きい声で言われて催眠術にかかり……若《も》し本当の犯人が出てまた悪いことをすると、国家的に申訳ないことになると思いました」（公判での陳述）

このうちDに似た証言は、山田主任弁護人の手記にもある。自白直後に面会した山田が「君はいままで無実と言っていたではないか」と言うと、とたんに平沢の眼が異様に輝いて「気が変りました。これからは犯人にならせてもらいます」(46)と答えたという。

A～Dに対する内村なりの解説は省略するが、鑑定主文では、

「最も前景に立つ現象は、欺瞞《ぎまん》虚言癖と空想性虚言癖である。但しその程度は、自己を統御する能力の著しく減退した状態と言えるほど高度のものではなかった」

「自白が催眠術下になされたことを証明すべき何等の根拠はない」

「(逮捕後に)仮性幻覚または妄想を想わせる病的着想を示すことがあったが、これは軽い拘禁反応と見做さるべき」

と結論づけた。つまり平沢には責任能力があったと認めたわけである。

この鑑定結果が四か月後の一九五〇年七月二十四日に出た東京地裁の死刑判決に、どんな影響を与えたかは計りえない。しかし、責任能力なしとの判定なら、表3の殺人犯(米岡と北原)が精神病院へ送られ受刑していない例から推して、同様の結果となった可能性

は低くない。

犯行が毒物による十二人の大量殺人という前代未聞の惨劇で、世間の関心も高かったにせよ、自白の真実性や内村鑑定に対する疑問の声は早くから投げかけられ、死刑確定後に結成された「平沢貞通氏を救う会」が中心となって再審要求の運動が盛りあがる。内村教室の後継者だが、のちに「救う会」の会長となる秋元波留夫は「真実に反する公訴事実をそのまま信用して、平沢を真犯人と思い込んだ鑑定の姿勢」(47)を問題にした。

秋元だけではない。多かれ少なかれ内村鑑定批判の論文を発表したのは、白木博次(一九五四年)、春原千秋(一九五六)、宮城音弥(一九六三)、吉田哲、西山詮(一九七二)、秋元(一九八二)、原田憲一(一九八三)たちだが、宮城を除くといずれも内村の直弟子か孫弟子であった。

「当然(平沢の)責任能力を認めるべきではない」というのが平均的な見解だが、「社会防衛的見地を優先して学問を曲げたのではないか」(吉田・西山)とか「このような過誤を再び繰り返さないためにも、反面教師として学ばねば」(秋元)のように、強烈すぎるほどの批判もある(48)。

こうした諸批判に対し、内村は次のように反論した(49)。

私は今でも、この判断を正しいと確信している。そして私は、一度でも重い脳疾患や精神障害を経過したものを、すべて免責の対象としたがる大方の精神科医の考え方は、再考を要するものと思うのである。

たとえば、マラリア療法で完治した進行麻痺患者が、二十年後に盗みや詐欺を働いた場合、それを、簡単に免責の対象とすべきであろうか……いずれにせよ、医学的診断または既往症によって、たやすく免責が決定されるものとしたら、それこそ大変な問題である……平沢が真犯人であるか否かは、ひとえに裁判所の判断にかかることであって、精神鑑定人はそれに何のかかわりも持たない。

少しあとになるが、法医学の最高権威とされ、文化勲章を受けた古畑種基教授の鑑定に明白な誤りがあったと判明する事例が続出した。内村鑑定に似ているが、精神医学の領域では決め手がないので水掛論に終るしかなかったとも言えよう。

ともあれ長年にわたる平沢弁護団の再審ないし仮釈放請求の運動は実を結ばなかったが、死刑執行も見送られた。歴代の法務大臣がためらったせいだが、藤永幸治（元東京高検検事長）は、一九九六年の講演で「今の裁判官ならああいう判決は書かないだろう。昭和二十年、三十年代の捜査の手法に問題があった……犯人であると信じているが、判決が認定した事実関係には弱い点があった」「法務省内の局議で何度も議題になったが……死刑の執行を（法務大臣に起案）しなかった」(50)と述べている。

こうして平沢は死刑確定（一九五五年）から三十二年後の一九八七年五月、八王子医療刑務所で九十五年の生涯を終えた。晩年は画作に没頭、個展を開いたり画集を刊行したり、外見的には軽快を思わせる精神状態だったようだ。

死後の解剖で脳の検査を担当した池田研二は、「狂犬病ワクチン（の副作用）による脳脊髄炎の後遺症と推定される病変」を確認し「認知症にはいたらなかったが、性格変化をもたらした」(51)と結論した。とはいえ、この剖検は何か新たな展開を示唆するものではなかった。六十年も前の病跡があるとはいえ、全般的な脳の老年変化は年齢相応のレベルより良好だと判定されたからである(52)。

しかも予防ワクチンに起因するコルサコフ病は、一九五二年頃にワクチンの改良により副作用の発生が減少したこと、何よりも狂犬病が一九五六年を最後に国内では根絶してしまったため、新たな症例研究の道はほぼ閉ざされてしまう。

海外では今でもインドや東南アジアを中心に五・九万人が死亡（二〇一七年）しているが、表4が示すように、わが国では狂犬病予防法（一九五〇年）の制定を境として、犬向けの予防注射、野犬狩り、検査技術の向上などの行政措置が功を奏し、狂犬病はほぼ絶滅した(53)。帝銀事件の啓蒙的圧力も作用したのを否定できない。

その後も一九七〇年と二〇〇六年、二〇二〇年で計四件の発生を見たが、いずれも海外旅行者が持ち帰ったもので、日本は今や狂犬病ウイルスに汚染されていない稀な模範国家となっている。

医学史上の諸病で、激甚な病態と死亡率の高さで人類を恐怖させた三傑は、ペスト、黄熱病、エボラ出血熱と言われている。転移性がんやエイズを加えてよいのかもしれないが、今でも発症したら絶対に助からない死亡率１００％を誇るのは狂犬病だけであろう。

そのワクチンを最初に開発したのはフランスの偉大な科学者ルイ・パスツールだが一八八五年、第一号を試用して助かったのは九歳のヨゼフ・マイスター少年であった。長じて少年はパスツール研究所の門番になったが一九四〇年、パリを占領したドイツ軍がパスツールの墓所を開けと命令したのを拒否して、マイスターは自殺したというエピソードが残っている(54)。

〔注〕

(1)松本清張『昭和史発掘(1)』(文藝春秋新社、一九六五)一四四—四五ページ。
(2)秋元波留夫『異常と正常』(東京大学出版会、一九六六)、同「迷彩の道標」(「臨床精神医学」第13巻4号、一九八四)、同『実践精神医学講義』(日本文化科学社、二〇〇二)第二講。
(3)中根允文『長崎医専教授石田昇と精神病学』(医学書院出版サービス、二〇〇七)。
(4)小酒井不木「I君の殺人」(初出は『文藝春秋』大正十四年六月号)。
(5)前掲秋元『実践精神医学講義』七四ページ。
(6)『東洋日の出新聞』(長崎)の大正九年三月十三日より四回の連載記事。『変態心理』誌の大正九年八月号、前掲中根、一〇九ページ。
(7)前掲中根、一〇九ページ。
(8)前掲秋元、七五ページ。

（9）相馬事件の経過は千田稔『明治・大正・昭和華族事件録』（新潮文庫、二〇〇五）に詳しい。
（10）度会好一『明治の精神異説』（岩波書店、二〇〇三）五一―五二ページ。
（11）斎藤茂太『精神科医三代』（中公新書、一九七一）一四〇、一四六ページ。莇昭三『戦争と医療』（かもがわ出版、二〇〇〇）によると、松沢病院の年間在籍者に対する死亡者率は一九四四年が31・2％、四五年には40・9％の高率に達している（九六ページ）。
（12）芦原将軍を取りあげた主要な文献には、既掲の他に岡田靖雄『私説松沢病院史』（岩崎学術出版社、一九八一）、同「将軍・芦原金次郎伝」（『図書』一九八九年六月号）、田中貢太郎『明治大正実話全集―怪談奇蹟実話』（平凡社、一九二九）、小田晋『日本の狂気誌』（思索社、一九九〇）、金子嗣郎『松沢病院外史』（日本評論社、一九八二）、種村季弘『アナクロニズム』（河出書房新社、一九八五）、志村芳樹『松沢病院看護日記』（弘道閣、一九五六）がある。
（13）出久根達郎『古本綺譚』（中公文庫、一九九〇）二一七―一九ページ。
（14）『東京医事新誌』第六号（一八八七）。
（15）前掲斎藤茂太、九二ページ。
（16）前掲岡田「将軍・芦原金次郎伝」。
（17）森田正馬『迷信と妄想』（実業之日本社、一九二八）五四ページ。
（18）種村季弘『東京百話―人の巻』（ちくま文庫、一九八七）二三〇ページ。
（19）斎藤、金子準二、村松常雄、植松七九郎による座談会「芦原将軍を語る」（『診療と治療』昭和七年四～六月号）。
（20）前掲岡田『私説松沢病院史』一一〇ページ。

(21) 前掲金子、二六六ページ。
(22) 『東京府立松沢病院年報』一九三六年版。
(23) 分類と病名の変遷ぶりについては『松沢病院120年年表』(二〇〇一)を参照。
(24) 『標準精神医学』(医学書院、二〇〇九)二二ページ。
(25) 厚労省が編纂した『我が国の精神保健福祉』(精神保健福祉ハンドブック)平成二十一年度版(太陽美術、二〇〇九)、『疾病・傷害および死因統計分類提要』第二巻(厚生統計協会)を参照。
(26) 進行麻痺説については前掲斎藤茂太、一三五ページ、分裂症説は関口安義『芥川龍之介とその時代』(筑摩書房、一九九九)、六五八ページ。
(27) 三島寛『辻潤』(金剛出版新社、一九七〇)九一ページ。
(28) 中野嘉一「太宰治の思い出」(『東京の私立精神病院史』一九七八)一八三ページ。
(29) 夏目鏡子述『漱石の思い出』(文春文庫)一四一—四二ページ。
(30) 千谷七郎『漱石の病跡』(勁草書房、一九六三)三、二四ページ。
(31) 東京朝日新聞、昭和十一年八月二十九日付、九月二十五日付。
(32) 『木戸幸一日記』上(東京大学出版会、一九六六)五二七—二九ページ。
(33) 『田中隆吉著作集』(私家版、一九七九)五一六—一九ページ。
(34) 『東京裁判』上(朝日文庫、一九九五)六四—六六ページ。
(35) 神谷美恵子『ケアへのまなざし』(みすず書房、二〇〇三年)三四ページ。
(36) 朝日新聞、昭和四十二年八月十日付の内村稿。
(37) 顕彰会『大川周明日記』(岩崎学術出版社、一九八六)。

(38) 関岡英之『大川周明の大アジア主義』(講談社、二〇〇七) 一九二ページ。
(39) 大川周明『安楽の門』(出雲書房、一九五一)。
(40) 内村祐之、吉益脩夫の連名で『精神神経学雑誌』五九巻五号(一九五七)、四〇―八六ページに掲載。
(41) 池田研二「平沢貞通氏脳の神経病理学的検討」(『精神医学の方位』、中山書店、二〇〇七所収)。
(42) 平沢武彦編『われ、死すとも瞑目せず―平沢貞通獄中記』(毎日新聞社、一九八八) 二五八―六〇ページ。
(43) 片島紀男、平沢武彦『国家に殺された画家』(新風舎文庫、二〇〇七) 二四一―四四ページ。
(44) 前掲内村・吉益論文(鑑定書) 七九ページ。
(45) 春原千秋「狂犬病予防注射による脳炎の精神神経障害について」(『精神神経学雑誌』五八巻、一九五六)。
(46) 秋元波留夫『99歳精神科医の挑戦』(岩波書店、二〇〇五) 一七三ページ。
(47) 秋元波留夫『刑事精神鑑定講義』(創造出版、二〇〇四) 五八ページ。
(48) 同右、八―九ページ。
(49) 内村祐之『わが歩みし精神医学の道』(みすず書房、一九六八) 三一〇―一一ページ。
(50) 読売新聞、一九九六年十二月八日付。
(51) 朝日新聞、二〇〇八年一月二十二日付。
(52) 前掲池田、二六九ページ。
(53) 上木英人『東京狂犬病流行誌』(都立衛生研究所、一九六八) を参照。
(54) G・ウィリアムズ『ウイルスの狩人』(岩波書店、一九六四) 三六―三八ページ。

第七章
肺がんとタバコ

「人類が最後にかかるのは、希望という病気である」
（サン・テグジュペリ）

日本近代の医史分野で主役級の役割を演じた病気の多くは、医学の進歩と衛生思想の向上で姿を消した。

ペスト、コレラ、疱瘡（天然痘）のような感染症（伝染病）や脚気、マラリアは絶滅に近いし、長く死因のトップを占めた結核も、今や片隅の脇役に押しやられている。この間に日本人の平均寿命は延びつづけ、二〇世紀初頭の男女共に四四歳から、男八一・四一歳、女八七・四五歳（二〇一九年）へと世界第二位のレベルに達した。だが人間の欲望には際限がないらしい。

さすがに不老不死の妙薬を求める声はないが、残された新旧疾患の克服、高齢化社会に対応する健康維持への関心度は強まる一方である。この流れにそって政府は二〇〇二年に制定された「健康増進法」の第二条に、〈国民の責務〉として「健康な生活習慣の重要性に対する関心と理解を深め、生涯にわたって、自らの健康状態を自覚するとともに、健康の増進に努めなければならない」と宣言した。

具体策としては「食生活、運動、休養、飲酒、喫煙、歯の健康保持その他の生活習慣」の改善をめざしているようだが、健康の増進は個人の自由で、国が介入するのはお節介に過ぎるという異論も出ている。

しかし医療の進歩で人類がどこまで病気への不安から解放されるかについては、見通しがついていない。衛生環境が劣悪で平均寿命が五〇歳前後の途上国は別として、先進国でも新薬は次々に登場するが、耐性菌の出現やインフルエンザ・ウイルスの遺伝子変異など病気と医療のイタチごっこが進行している。

さて健康増進の究極的目標を「事故死や自殺を除く全員が老衰で死ぬ」ことに置くとすれば、それを阻んでいる壁は何だろうか。

日本人の死因第一位は、戦後すぐの一九五〇年までは結核だったが、脳血管疾患に替り、一九八一年からはがんが首位の座を奪い、その後も不動の地位は揺るがない。

しかし、第二位以下については多少の変動があった。一九八五年頃に心疾患が脳血管疾患を追い越して第二位となり、二〇〇九年には第七位だった老衰が急テンポで上昇して二〇一八年には第三位の座についた。

ある医師は死亡診断書に老衰と書き込み「これ、天寿証明書だよ」と渡された遺族の泣き顔はほぼ笑みに変ったというから、めでたい話には違いない。

ついでに二〇一九年の「人口動態統計月報年計」（二〇二〇年六月七日公表）から死因のトップファイブを列記しておく。
1がん（死亡は約三七万七千人）
2心疾患（心不全など。約二〇万八千人）
3老衰（自然死。約一二万二千人）
4脳血管疾患（脳梗塞など。約一〇万八千人）
5肺炎（約九万五千人）
その後の順位は6不慮の事故、7誤嚥性肺炎、8腎不全、9自殺、10アルツハイマー病……とつづくが、老衰は第三位とはいえ、全死亡の一三八万人に比べ、10％にも届かないから、究極的目標への道は前途遼遠と言わざるをえない。
そうだとすると、当面の関心と目標が、「男性、女性ともに、おおよそ2人に1人が一生のうちにがんと診断される」「男性では4人に1人、女性では7人に1人ががんで死亡する」（1）とされるがん征圧に向かうのは当然だろう。
もっとも、がんの部位によっては胃がんや乳がんのように五年生存率がかなり改善していて、かつては助からないというイメージが強く、患者への「告知」に賛否が分かれた時代とちがい、深刻な反応を示す人は減りつつある。いずれ何かの病気で死ぬのならかなりの高齢まで生きられたことで納得して、がん死（「長寿がん」）を択びたいと説く医師もいるほどだ。

それでも、敬遠されそうながんはある。肺がん死はここ七〇年では年間一千人弱から部位別トップの七・四万余人と約七〇倍近くにふえ、今後も増勢は止まりそうにない。五年生存率も全部位のなかでは最低に近く、ステージⅢとⅣ期ではほとんど生還が望めない。

たしかに新聞の訃報欄を眺めると、肺がん死の例がふえている気がする。最近でも大林宣彦（映画監督、82歳）、筑紫哲也（キャスター、73歳）、村田良平（元駐米大使、80歳）、井上ひさし（劇作家、75歳）、一龍斎貞水（講談師、81歳）、野際陽子（女優、81歳）のような有名人が亡くなっていて、同じ日の紙面に三人並んだ例もあった。なかには「世界30か国以上に禁煙クリニックを開設し……2500万人以上を禁煙に導いた」と解説されている英国人アレン・カー（72歳）のような変り種もいるが、救いは全員が七〇歳以上の老人ということだろう。

否応なしにわれわれは肺がんの「恐怖」と向きあわざるをえないのだが気味が悪いのは、他部位のがんも含めその病因が必ずしも突きとめられていない点にある。有力な容疑者はタバコだが、動物実験などで「証拠」（エビデンス）が固まらないうちに、疫学推計を根拠に嫌煙、分煙運動が盛り上がり、厚労省や医学界の大勢は、肺がんのみならず、がん全体の最有力な容疑者とみなす風潮が定着しつつある。

それでも喫煙者が自身でリスクを負うだけなら、他部位のがんと同様に「自業自得」ですむだろうが、故平山雄《たけし》医博が一九八〇年代に口火を切った受動喫煙説が正しいとなると、それではすまない。喫煙者が吸いこむ主流煙より、吐きだす副流煙のほうがより有害で、近傍の非喫煙者が肺がんなど各種がんのリスクにさらされるという平山たちの主張は、賛否こもごもでまだ決着がついていない。

だがＷＨＯ（世界保健機関）に後押しされる形で、日本政府は健康増進法に「第二節　受動喫煙の防止」を設け、「学校、体育館、病院、劇場、観覧場、集会場、展示場、百貨店、事務所、官公庁施設、飲食店その他の多数の者が利用する施設を管理する者は……受動喫煙（室内又はこれに準ずる環境において、他人のたばこの煙を吸わされることをいう）を防止するために必要な措置を講ずるように努めなければならない」（第二五条）という条項を入れた。

法律で大枠が設定されると、自治体などの下部組織や運動体はとかく拡大解釈に走りがちである。その結果、タバコを麻薬ないし毒ガスなみに扱い、全面禁煙へ進もうとする風潮が世界的に広がりつつある。タバコやアルコールの排撃は過去にも起きていて珍しくないが、今回は医学的な後盾があるだけに一過性の流行ではすまないのかもしれない。

ともあれ、本章では今や社会問題化している肺がんとタバコ、なかでも受動喫煙の因果性に焦点をすえ観察してみることにしよう。

肺がん死が稀だった時代

肺がん（lung cancer）という「悪性新生物」（malignant neoplasm）が医学界の視野に入ってきたのは、意外に遅い。

内閣統計局（のち厚生省、厚生労働省）によって『人口動態統計』と『死因統計』が刊行されるようになったのは明治中期以降だが、初期の死因の分類は大ざっぱで中分類の

「癌」だけですませていた。昭和初年には小分類が導入され、一九二九年の『人口動態統計』では「胃および肝臓」「食道」「腸」「口腔」「女性生殖器」「乳房」「皮膚」と部位別に区分されているが、肺がんは出てこない。おそらく「その他の癌」に包含されていたのではあるまいか。

当時の病理学教科書もほとんど取りあげていないが、だからといって医学者たちが肺がんを知らなかったわけではない。たとえば金沢医大の大里俊吾教授が一九三四年に医師会の講演に補筆した論稿がある。

当時の実情が窺えるので、次に一部を紹介する（2）。

原発性肺臓癌は以前は稀なものであるとされて居た。然るに……肺癌頻度増加の声は世界大戦後殊に甚しく……成書から抜萃《ばっすい》した西洋の統計の二、三を表示します（六人のドイツ系医学者による全癌例に対する肺癌例の比率は7〜10％）。日本にはこんな統計はまだ無い様《よう》です。昨年末発表された長与教授の東京大学病理学教室の癌の統計に於ける肺臓癌五三例は、一教室の経験としては日本での最大数と思われる。

私共が本邦文献で集め得た剖検所見の記載例が約七〇例あります。之に臨床例の記載を加えると約一〇〇例近くあります……増加の原因を或は一九一八―二二年にあった「インフルエンザ」の大流行に帰し、或は躍進的増加を見た自動車「ガソリン」の吸入に帰し、或は道路舗装に広く用いられる「アスファルト」中の「タール」の刺激に帰せんとしている。

大里論文が掲載された医学誌の『診断と治療』には、前後して肺がんを扱った松橋正格、辻録の二篇もあるが、観察はほぼ一致している(3)。すなわち西洋で肺がんは以前から増加しつつあるが、日本では全国規模の統計がなく、論者が接した症例も少ない(大里は十七例、松橋は四例)とはいえ増加の兆候が見られること、誘因として舗装用のタール、自動車の排気ガスを挙げていることなどだが、喫煙の役割に着眼した人はいない。

大里が引用した長与又郎教授(財団法人癌研究会会長)の調査は、研究会の機関誌『癌』の特別号(一九三三年十一月)に「日本に於ける癌腫の統計的研究」の標題で印刷されているが、胃がんが全がんの首位(五割以上)を占めている状況もあってか、十位前後の肺がんに対する言及は少ない。

増加傾向の理由についても、長与は弟子の分析やエヴィング説を援用する形で肺結核との合併例に注目した。結核の瘢痕からの異常再生かとも推測し「肺結核の治療法の進歩が肺癌の発生に間接に意義あるものと見たし」と、やや見当違いの方向へ傾いていた。

実は先進の欧米諸国でも、肺がんへの認識は意外に浅かったようだ。一九三六年にドイツで出版され、翌年に邦訳されたリッキント医師の『恐るべき喫煙と健康』は「煙草問題に関する全世界の出版界最初の医学的研究」（4）と意気ごんでいるものの、禁煙運動家でもある著者の立場を反映してか、心身両面にわたる喫煙の弊害を指摘するにとどまる。

それでも副流煙のリスクに注目する先見性も見せているが、影響が見られるのは喉頭がんや食道がんに限られ、肺がんの主因は大気汚染、道路工事、車の排気ガスの複合効果かとしている。どうやら洋の東西を問わず、肺がんの究明は難題だったようで、一九四〇年末から五〇年代にかけて、疫学的手法で肺がんと喫煙の密接な関係を強調したワインダー（米）に対する反応は鈍かった。

理由は「がん学界の首脳部が当時、ウイルス説に傾きかけていたこと、また環境因子として大気汚染を主張する学者が多く……タバコ産業の反発も強く」（5）と宮田親平は観察している。その後も「肺がんが増えたのは結核が減ったからだ。つまり、生れつき呼吸器の弱かった者は以前なら結核で倒れたはずであるが、いまや命ながらえて肺がんの餌食になっているのだ」という反論は根強く残った。

たしかにわが国の死因統計で見ると、一九六〇年前後から肺結核が急減していく一方で、肺がんは急増カーブを描いている。六〇年代から八〇年代にかけては合計数が二万〜三万人の範囲でほぼ一致する奇妙な現象さえ見られる。前記の辻録は、臨床的に結核と肺がんの区別が困難だと指摘しているので、原発性か転移がんかの判定もふくめ、初期の肺がん統計は信頼度が低いと言えるのかもしれない（6）。

ともあれ日本の肺がん死は一九五〇年に全がんのなかで第八位にすぎなかったのが、一〇年ごとに倍増のペースで急増をつづけ、一九七〇年頃に第二位へ躍進する（表1、表2参照）。なぜそんな現象が起きたのか。専門家も見当がつかず、当惑するばかりだったことは、七二年になっても「関心の向上や診断法の進歩による見かけの増加にすぎないものかは重要な問題」（7）と留保するしかなかった岡田慶夫の記述で知れる。

表1 喫煙率と肺がん死の統計

年次	A平均寿命(歳)	B喫煙率(%)			C全がん死亡数	D肺がん死亡数		
	男-女	男	女	計		男	女	計
1900	44.0-44.9				20,334			
1933					47,705			
1947	50.1-54.0				53,047	459	208	667
1950	59.6-63.0	84.5	19.8	53.0	64,428	789	330	1,119
1960	65.3-70.2	80.5	13.2	—	93,773	3,638	1,533	5,171
1970	69.3-74.7	77.5	15.6	—	119,977	7,502	2,987	10,489
1980	73.4-78.8	70.2	14.4	—	161,764	15,438	5,856	21,294
1990	75.9-81.9	60.5	14.3	36.7	217,413	26,872	9,614	36,486
2000	77.7-84.6	53.5	13.7	32.9	295,484	39,053	14,671	53,724
2005	78.5-85.5	45.8	13.8	29.2	325,941	45,189	16,874	62,063
2010	79.6-86.3	36.6	12.1	23.9	353,499	50,395	19,418	69,813
2015	80.8-87.0	31.0	9.6	19.9	370,346	53,208	21,170	74,378
2018	81.3-87.3	27.8	8.7	17.9	373,584	52,401	21,927	74,328

〔出典〕A:『日本国勢図会』(2010~20年版)厚生労働省、B:JT調査　C、D:『人口動態統計』各年版(「気管、気管支及び肺の悪性新生物」と記載されている)。

(注1) Bについて厚労省調査(1986より)はJT調査より低い。2018年の厚労省調査では男29.0%、女8.1%、計17.8%である。2018年の喫煙者人口は約1900万人。

(注2) Cが全死因の首位になったのは1981年以降。

(注3) Dが全がん死の部位別首位になったのは男が1993年以降、女が2007年以降、計は1998年以降。

(注4) C、Dに関連して、罹患者数は全がんが178.2万人、肺がんが16.9万人(厚労省『患者調査』2017年版)。

(注5) 日本たばこ協会によると、タバコ販売本数は1996年(3483億本)をピークとして下降に入り、2018年は1300億本(1996年の約37%)。

表2 部位別のがん死亡数と順位 （　）内は順位

年次／部位	1950	1970	1990	2018	2018/1950 (倍)
肺 （うち男）	1,119 (8) (789)	10,489 (2) (7,502)	36,486 (2) (26,872)	74,328 (1) (52,401)	66.4 (66.4)
大腸	3,728 (4)	8,449 (4)	24,632 (3)	50,658 (2)	13.6
胃	31,211 (1)	48,823 (1)	47,471 (1)	44,192 (3)	1.4
膵臓	526	4,399 (7)	13,318 (5)	35,390 (4)	67.3
肝臓	5,803 (3)	9,442 (3)	24,233 (4)	25,925 (5)	4.5
胆のう	—	3,104 (9)	11,871 (6)	18,237 (6)	
乳房	1,448 (6)	2,509 (11)	5,882 (8)	14,759 (7)	10.2
悪性リンパ腫	779 (−)	2,727 (10)	7,359 (7)	12,993 (8)	16.7
前立腺	83	883 (15)	3,460 (11)	12,250 (9)	147.6
食道	2,763 (5)	4,823 (6)	7,274 (7)	11,345 (10)	4.1
白血病	1,226 (7)	3,559 (8)	5,633 (9)	8,809 (11)	7.2
膀胱	514 (−)	1,570 (12)	3,048 (12)	8,635 (12)	16.7
子宮	8,356 (2)	6,373 (5)	4,600 (10)	6,800 (14)	0.8
全がん	64,428	119,977	217,413	373,584	5.8
全死亡	904,876	712,962	820,305	1,362,470	1.5

〔出所〕『人口動態統計』（各年版）
（注1） 1950年は「胆のう」が「肝臓」に含まれている。

しかし岡田は同時に「どの物質がいかなる役割を果しているのか……まだ解明されていない」が「肺癌の発生と喫煙との関連性についてはこれを無視しえないように思われる」(8)とも述べている。断定は避けているものの、ようやくタバコが容疑者に浮上してきたといえよう。

のちに禁煙運動の旗振り役となる平山雄(国立公衆衛生院理論疫学室長)は、勤務先の年報に「一九六〇年八月(米国出張から)帰国と同時に、国際癌学会議(東京にて開催)に胃癌の疫学を発表」(9)と紹介されている。

一九五八年に刊行した著書の『疫学』でも「特記すべきことは、諸外国にくらべ、圧倒的に全がん中に占める消化器のがんの割合が高率なこと」(10)に注目し、ミソ汁の減塩など食習慣や栄養の改善を強調していた。

この時期には、彼の疫学的関心は圧倒的に胃がんへ向いていたことがわかる。肺がんについては「発がん環境要因」を示す表に、タバコ、煙、放射性塵埃《じんあい》、アスベスト、塗料、潤滑油など十一種を並べているが、なぜか自動車の排気ガスは登場しない(11)。

それでも同じ年に刊行した別の著書では「私はタバコも酒もやらないが」と前置きして

「タバコをみんながやめたなら、肺がんは減るであろう……火事も激減する」(12)と書いているから、問題意識が生れてはいたのだろう。

それを発展させた形で一九八一年、平山がイギリスの医学情報誌に発表した論文は、意外に大きな反響を呼ぶ。肺がんを筆頭とする全がん制圧戦略を、タバコの追放運動という新局面へ転換させるきっかけとなったからである。その次第を追跡するのが本章の主旨でもあるが、それに先だって肺がんとその病因に関連する基本データを検分しておきたい。

肺がんの促進因子は

最新の『患者調査』(二〇一七年)や『人口動態統計』(二〇一九年)などによると、全がんの罹患者数は一七八万余人、死者三八万余人のうち、肺がんの罹患者数は約一七万人、死者は各部位中の首位になる七万五千余人で、いずれも80%前後は六五歳以上の高齢者である(13)。五〇歳以下は2%にも達しないから、「人生五十年」の戦前期日本にがんが少なかったのは当然といえよう。また男女比は約7対3だから、肺がん死の主力は男子の高齢者と考えてよい。

肺がん死の統計でめだつのは他の部位に比べ、増加率が異常に見えるほど高いことであろう。表2が示すように、前半は首位に立っていた胃がんが一・四倍増にすぎず、全がんでも五・八倍なのに肺がんは、この半世紀余に約六六倍となっている。六七倍の膵臓、一四七倍の前立腺をふくめ、急増した共通の因子を探る必要があろう。また一四倍の大腸がんは、数年前に胃がんを抜いて第二位へ躍進し、「21世紀病の代表格」(14)と言われているらしい。

発癌の原因物質を尋ねる研究は一世紀前からつづけられているが、因果関係を立証する単一の因子はまだ見つかっておらず、諸説が乱立したまま経過してきた。そのうち肺がんについて指摘されている主な促進因子を順序不同で列挙すると、次のようなものがある。

1．遺伝と体質　がんは遺伝子、とくに日本人に多いEGFR遺伝子のコピーミスから起きるというのが最近の定説となっている。がんの家系を気にする人がいたり、医師の問診票にがんに罹患した家族や親族の有無を書きこまされたりするように、遺伝の比重はかなり高いとされるが、体質や免疫低下を重視する見解もあり、いずれも推論にとどまる(15)。

2. 刺激説 山極勝三郎が一九一五年、兎の耳にタールを塗って世界で初めて人工発がんに成功していらい、類似の実験がくり返されている。しかし、タバコ煙をハムスターやラットに強制吸入させる諸実験は「たばこ煙のみで肺がんを発生させることは極めて困難」(16)と判定されている。

3. 大気汚染 ベンツピレンなどの発がん物質をふくむ自動車の排気ガスが主で、最近ではディーゼル車からの排出が注目されているが、工場等からの排煙処理とともに近年、著しく改善された。タバコ以上に重視する人が多いが、リスクは「喫煙よりもはるかに低い」(17)と主張する見解もある。

4. 飲食品 食物には発がんの促進と抑制物質の双方をふくむものもあり、マスコミが報じるたびに一喜一憂する人が多い。アルコールについても「百薬の長とはいえ、よろずの病は酒からこそ起こる」(徒然草)と言い伝えられてきたが、最悪は「喫煙、肉食、飲酒のコンビ」だとか喫煙者は洋の東西を問わず「塩分のとりすぎ、肥満、運動不足、大量の飲酒」の不健康な生活習慣に傾きやすいとの指摘もある。

5. 職業性 職業人としてアスベスト、砒素、コールタールなどの有害物に長期間さらされる場合。

6．放射性物質　最近はX線の二〇〇倍以上とされるCTの放射線被ばくが注目されている。

7．喫煙（タバコ）　後述。

問題はこれら諸因子の比重（寄与率）だが、公平に順位づけを試みた例はあまりない。見渡したところ、厚生省の第一次たばこ白書（一九八七）が、アメリカ人の発がん（全がん）を対象とした寄与率を、(1)食物（35％）、(2)喫煙（30％）、(3)職業性（4％）、(4)アルコール（3％）、(5)大気汚染（2％）とするドールの推計を引用したぐらいしかなく、日本人研究者はノータッチを守ってきた。しかし、学界の長老である垣添忠生医博（国立がんセンター名誉総長）が最近の公演で「がんは遺伝子の異常によって発生する細胞の病気なのです」と前置きしたあと、「異常が起きる原因は、タバコが30％、食事が35％、ウイルス・細菌などの感染症が10％、残りの25％は紫外線、活性酸素、X線などです」(18)と、珍しく数字化した寄与率を示してくれた。白書はついでに日本人の喫煙寄与率が18％と小さいのは女性の喫煙者が少ないからだと説明しながら、「肺がんの原因は喫煙のみではない」とお役所風の結論におちつけた。

一九七〇年代から八〇年代にかけてはいわば過渡期で、医学者の間でも「喫煙による刺激と、それ以外のなんらかの発癌因子とが併せ加わった場合に、肺癌が発生するものと推察される」(19)といったあたりが平均的理解だったと思われる。

非喫煙者のがんが増えている

ところが一九八〇年代後半から今世紀初頭にかけて、状況は一変する。肺がんのタバコ主犯説がほぼ定着したのである。厚生省は第二次たばこ白書(一九九三)で「喫煙と肺がんの因果関係は……ほぼ確立した」(20)と、第三次たばこ白書(二〇〇二)では「肺がんはたばこが原因の大部分を占めている」(21)と認めたばかりでなく、健康増進法の施行(二〇〇三)により、非喫煙者を守るため受動喫煙の防止を努力義務化するに至った。

だがタバコ主犯説、受動喫煙説のいずれに対しても、疑問を投げかける見解はなくなっていない。圧倒的な原因である高齢化は別として、まず前者についての常識的疑問を列挙してみよう。

A．疫学的推計だけ　肺がんと喫煙の因果関係は疫学的な推計にとどまり、動物実験などで病理学的に証明されていない。明治初年の脚気論争（第二章参照）を思い起こすが、白米から麦飯への切りかえで数年以内に脚気をほぼ退治したのに比べ、二〇〜三〇年の潜伏期の間にいくつもの因子が複合して発症する肺がんとは決定的に相違する。

B．寄与度が不明　大気汚染など、前記のような諸リスクの相関、競合、寄与度が十分に解明されていない。

1〜7の諸因子の多くは、古くから存在した。5の**職業性**では十九世紀初期にロンドンの煙突掃除人の肺がんが注目されていたのを除くと、3の**大気汚染**では工場の排煙が十九世紀以降、自動車の排気ガスが二十世紀以降と格段に新しい。奇態に見えるのは7の**喫煙**で、十五世紀末にコロンブスが新大陸から持ちこんでいらいすでに五世紀以上の歴史があるにもかかわらず、肺がんとの因果性が疑われてから百年にもならないことである。十九世紀以前の人類はなぜ肺がんにかからなかったのか、究極の疑問と言えよう。

C．肺がん死と喫煙率は反比例　表1と表2で明らかなように、一九五〇年前後から最

図1 肺がん関連数値の変遷概念図

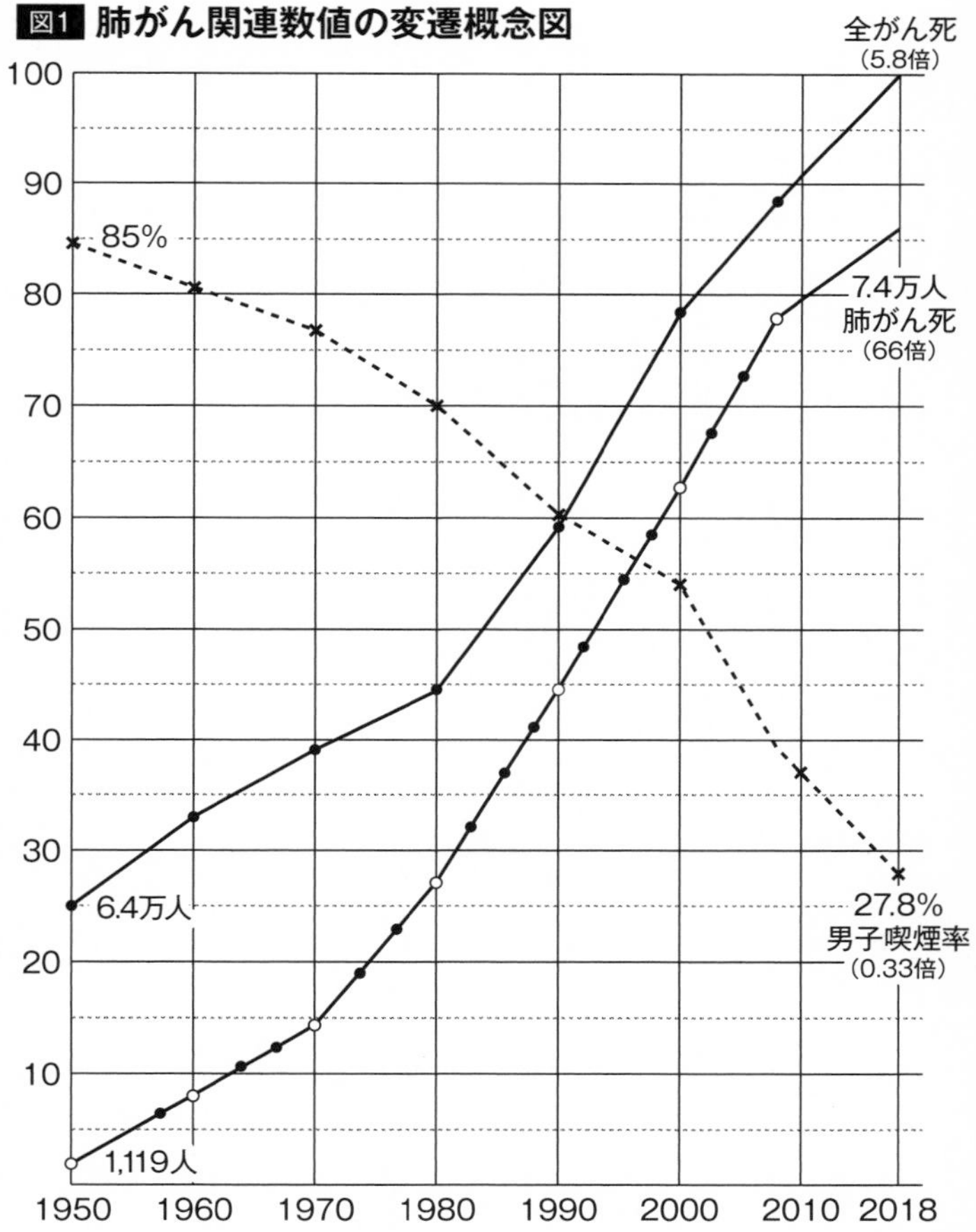

〔出所〕 341ページ表2より

（注1） 全がん死は対10万人の粗死亡率。1950年の77.4、2007年の266.9、2018年の300.7などの1/3で示した。

（注2） 肺がん死は対10万人の粗死亡率（男子）、1950年は1.9、2007年は77.5、2018年は86.7。

（注3） 他に自動車の保有台数は約33万台（1950年）が約8,235万台（2019年10月）へと約250倍（自動車検査登録情報協会HP）、アルコール消費量は36万kℓ（1965年）が84.1万kℓ（2016年）へ増加している（国税庁統計年報）。

近まで全がん死の増加率は約六倍なのに、肺がん死は約六六倍と高く、近い将来も「減少の兆しは認められていない」(第三次たばこ白書)とされる。

ところが喫煙率(男)は公式データのない戦前期をふくめ、長く八割前後で推移したあと、一九七〇年頃から下降カーブに入り、二〇一八年には三分の一強の28%まで低下した。男女計だと18%だから、喫煙者はマイノリティの列に入ってしまったのだが、喫煙者が減っていくのに、肺がん死は増えていくという明白な矛盾を論理的に説明した研究者は見かけない。

喫煙主因説を唱える論者は以前から「肺がん発生率の変化が喫煙率の変化に二〇～三〇年遅れる」(22)というタバコ病の流行モデル(エンドストロム)を引用して、そろそろ肺がんは減少に向かうはずだと説いてきた。

私が「両者には直接の因果関係がない、つまりタバコは犯人ではない、少なくとも主犯とは言えまい」と言うと、不快な表情で黙り込むシーンを何回か経験した。七〇年から九〇年代にかけ死亡率が低下したイギリス、アメリカの後を追うはずだと予告してきた。しかし日本では喫煙率が下降に入ってから、すでに七〇年近く経過しているのに、横ばいどころか増勢がとまっていない。第二次白書で「潜伏期間のため」と説明していた厚労省も、第三次白書ではひっこめてしまった。

参考までに肺がんと似た増加率を示すデータをかかげると、自動車の保有台数（一九五〇年に比し二五〇倍）、牛肉消費（約六倍）があり、アルコール消費も増大している（図1参照）。

D．非喫煙者の肺がん増　肺がん罹患者のうち、喫煙者と非喫煙者の比率を示す信頼性の高い統計がない。たとえば日本肺癌学会が二〇〇二年から〇九年にかけ追跡調査した一万四六九五例の分析（表3参照）でも、この比率は示されていない。

専門医の経験則では4対1か5対1とされているようだが、喫煙と関連が深い扁平上皮がんが減少し、関連が低い腺がんが増加しつつある事情を考慮すると、非喫煙者の肺がん患者はさらにふえていきそうだ。最近では芸能レポーターの梨元勝（二〇一〇年八月二一日死去）の訃報に非喫煙者だったことが特筆されていた。私の知己にも、このカテゴリーに入る人を見かけるが、『東大のがん治療医が癌になって』（二〇〇七）の著者、加藤大基医師もその一人だ。著者はタバコを全く吸わず、酒は月に数回程度だが、がん患者の診療と治療に追われ過労気味だったという四十代のがん専門医である。

切除したのは15ミリほどの早期（ステージⅠA）低分化度の腺がんで転移はなく、十日後に退院した。肺がんリスクの最も低い人に思えるが、師にあたる中川恵一准教授の「がんの原因が十あるとするとタバコが三割、生活習慣が三割、そして残りの四割は運」という持論に従えば、不運にぶつかっただけなのかもしれない。

疑問は他にもあるが、タバコ主犯説に対するこのような諸疑問に対し、納得性のある反論は出ていない。むしろ日本の肺がん死者のうち男性の31％、女性の80％が喫煙に起因しないという研究論文(23)が示唆するように、学界の大勢は主犯ではなく従犯とみなす傾向が強まっている。

そうだとすると、受動喫煙説の位置づけはどうなるのだろうか。喫煙率がゼロにでもならないかぎり、加藤医師をふくむ非喫煙の罹患者はすべて受動喫煙の被害者と言い張るのか。改めて「世界の反タバコ運動に投じた巨大な灯」（青木国雄）(24)と讃えられる反面、「いかがわしい宗教の経典に似ている」（名取春彦）(25)と酷評される平山雄の受動喫煙

表3 日本肺癌学会の臨床調査

Ⅰ　全症例　14,695（358施設）
　　期間：2002～2009年　男女比：2対1

Ⅱ　組織型

	比率（%）	5年生存率（%）	喫煙の相対危険度（中村-祖父江）
A小細胞がん（肺門付近）	9.2（14.2）	14.7	10.2-10.3
B非小細胞がん			46.8
腺がん 高分化型 低分化型	56.7（39.7）	53.2	2.8-3.6
扁平上皮がん	25.7（37.7）	36.5	6.0-7.9
大細胞がん	3.0（7.1）	27.7	4.4-4.6
計	100.0（100.0）	44.3	

Ⅲ　臨床病期別の5年生存率（%）

病期	小細胞がん	非小細胞がん	非手術
ⅠA	52.7	79.4	5
ⅠB	39.3	56.9	11
ⅡA	31.7	49.0	24
ⅡB	29.9	42.3	20
ⅢA	17.2	30.9	41
ⅢB	12.4	16.7	77
Ⅳ	3.8	5.8	88

〔出所〕『肺癌』第49巻1号（2009年）
（注1）Ⅱの「相対危険度」は1986年の中村、祖父江報告（第2次たばこ白書より）。
（注2）Ⅲの「非手術」は化学療法、放射線による治療法。
（注3）Ⅱの「比率」の（　）内は1981年～1983年の調査。
（注4）女性は腺ガンが60%を占める（阿部庄作『肺がんの臨床』5ページ）。

説を再検分してみることにしたい。

平山コホートの転変

まずは極端に評価が割れる平山雄（故人）という特異な医学者の来歴を、年譜風に見ていこう。

一九二三年　平山遠（満州医大外科教授）の長男として京都に生れる。
　　奉天第一中学校、旧制第一高等学校を経て、
一九四六年　満州医科大学卒。
一九四七年　厚生省国立公衆衛生院技官（疫学部）。
一九五一年　医学博士。
一九五一―五二年　ジョンズ・ホプキンス大学留学、五九―六〇年米国留学、六三―六四年WHO勤務（インド駐在）。
一九六五―八五年　国立がんセンター研究所疫学部長。
一九八一年一月　英国の医学情報誌*British Medical Journal*（以後はBMJと略称）に論文

発表。
一九八五年　予防がん学研究所を設立・所長。
一九八九年　第一生命相互会社より保健文化賞。
一九九五年　十月二十六日がんで死去。

この経歴で目を惹くのは、平山が一九四二年九月に旧制一高（理乙）を卒業したさい、ほぼ全員が東京帝大医学部へ進学したのに、一人だけ満州医大へ進学したことで、同級の林滋生（のち国立予防衛生研所長）は「稀な例だが、お父さんが満州医大教授だったからと聞いた」と語る。

終戦と同時に医大は中国に接収され、学生は四六年から四七年にかけ内地へ引き揚げ、内地の医大へ転入した。医大同期（第十九期）の多比良勉医師は卒業式なしに四五年十月に学長名で卒業証書をもらったが、日本で医師国家試験を受け医師免許を得た時は四六年卒として認定されたと語る。旧制高校の同期生は四六年九月に医大を卒業しているので、それに合わせたものであろうか。

厚生省の公衆衛生院に技官として入ったのは、一緒に引き揚げてきた父の遠が国立長野病院長に就任したので、その縁故かと思われるが、医局やインターンとしての臨床経験を持たなかったことは、彼の進路と視野を狭めてしまう。そのなかで平山は、占領軍が持ちこんだアメリカ流の公衆衛生、なかでも新興の疫学分野に活躍の舞台を見出す。伝染病、結核、がんと疫学調査の重点は移っていくが一九六五年、新設の国立がんセンターに転出すると、彼は同年末の国勢調査にあわせ、厚生省の補助金をもらって、大規模なコホート(cohort)調査のプロジェクトを立ちあげた。

コホートはローマ軍の隊列を意味するが、この調査では「環境ならびに習慣性諸因子など人とがんとの関係」(26)を将来にわたり追跡観察するのを目的とした。平山コホートの概要は表4を参照されたいが、十四年かけて二十六万人余を追うのは世界的にも前例を見ない規模であった。

戸籍と住民登録制度が完備している日本だからこそ可能だったし、国勢調査に便乗して保健所のスタッフが各戸訪問で調査表を回収した。当初の調査項目は食習慣(コメ、魚肉類、緑黄野菜、ミソ汁など)、嗜好品(タバコ、酒、茶など)で、十四年間の死亡原因別

表4 平山コホート調査における肺がん関連データ

Ⅰ　調査の基本データ

a. 対象地域	6県の29保健所管内
b. 対象期間	1966年-1979年（14年）
c. 対象者総数	265,118人（40歳以上の94.8%）
d. cの性別	男122,261人、女142,857人 （うち既婚108,906人、未婚33,951人）
e. cのうち死亡者	39,127人
f. eのうちがん死	10,331人
g. fのうち肺がん死	男940人、女346人 （うち既婚245人、未婚101人）
h. 既婚女性の内訳	喫煙者17,366人、非喫煙者91,540人

Ⅱ　非喫煙妻の肺がん死と夫の喫煙習慣

a. 夫の喫煙習慣	1. 非喫煙者	2. 喫煙者（1日1～19本）	3. 喫煙者（1日20本以上）	2+3
b. 妻の人口	21,895	44,184	25,461	69,645
c. うち肺がん死	32（37）	86	56	142
d. 相対リスク	1.00	1.61	2.08	

〔出所〕Takeshi Hirayama, Non-smoking Wives of heavy smokers have a higher risk of lung cancer; a study from Japan, British Medical Journal Vol. 282, 17 Jan. 1981, p.p. 183-85

（注1）原表ではⅡを40～59歳と60歳以上に二分し、夫の職業を「農業」と「それ以外」に分けているが、省略した。

（注2）Ⅱaで、「時々喫煙する人」は1に、「以前の喫煙者」は2に入っている。

（注3）1981年まで延長した平山コホート（1983年発表）では、Ⅱd1は1.00、Ⅱd2は1.42～1.58、Ⅱd3は1.91、Ⅱcの「2+3」は200人と修正されている。

にその関連性を検討したのであるが、とくに喫煙については開始と中止年齢、喫煙量、性別などを詳細に記入させた点から見て平山が肺がんとの関連を重視していたことが推量できる。

公衆衛生院時代の同僚だった重松逸造博士（のち疫学部長）は「一九五五年頃から平山君は喫煙と肺がんの問題に興味を持っていたが、直接には六四年に米公衆衛生総監部が発表した報告書がきっかけだった」と語り、「本人はタバコを吸おうとしていたが、体質に合わぬのか、むせちゃってだめなんですね」と笑った。

重松が回想したように、喫煙が肺がんのリスクを高めているとする先行報告は珍しくなく、英国人医師三万余人を対象としたドールや三六万人を対象としたハモンド（米）の調査が知られていた。わが国でも、肺がんと喫煙の因果関係に着目する研究報告は少なくなかった。とくに浅野牧茂（公衆衛生院）は、前記のリッキントに触発され、「受動喫煙」（passive smoking）の被害分析に取りくんでいたが、対象は職場、乳幼児、胎児への影響に絞られていた(27)。

十四年にわたるコホート調査の膨大な材料をかかえ、何か新機軸となるテーマはないかと考えていた平山にひらめいたのが、喫煙する夫からの受動喫煙で被害を受けている非喫煙妻という目新しい側面を引きだすことだった。しかも彼は劇的効果を狙ってか発表の場を日本ではなく、イギリスの医学情報誌（ＢＭＪの一九八一年一月十七日号）を選んだのである。

いつごろ彼がこのテーマを着想したかは、はっきりしない。平山はすでに啓蒙書を主とする著書を数冊書き、英文の論文も執筆していた。なかでも一九八〇年は多産で『がんの計量疫学』では手がけてきたコホート調査の要点を紹介しているが、喫煙のリスクを喉頭がん（首位の一三・六倍）、肺がん（三・六倍）、胃がん（一・五倍）、全がん（一・六倍）と並べている。また飲酒のリスクを口腔がん（三・五倍）、クモ膜下出血（二・四倍）、肺がん（一・

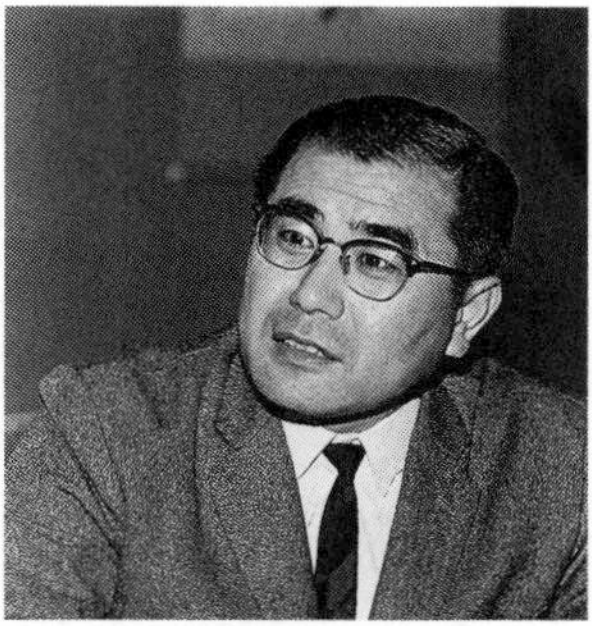

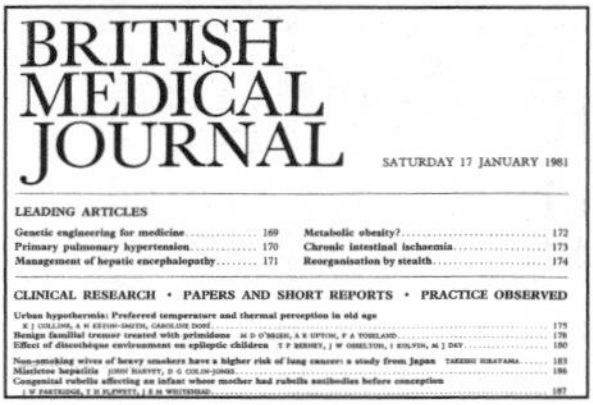

BRITISH MEDICAL JOURNAL

SATURDAY 17 JANUARY 1981

LEADING ARTICLES

Genetic engineering for medicine 169
Primary pulmonary hypertension 170
Management of hepatic encephalopathy 171
Metabolic obesity? 172
Chronic intestinal ischaemia 173
Reorganisation by stealth 174

CLINICAL RESEARCH • PAPERS AND SHORT REPORTS • PRACTICE OBSERVED

Urban hypothermia: Preferred temperature and thermal perception in old age 175
Benign familial tremor treated with primidone 178
Effect of discothèque environment on epileptic children 180
Non-smoking wives of heavy smokers have a higher risk of lung cancer: a study from Japan TAKESHI HIRAYAMA 183
Mistletoe hepatitis 186
Congenital rubella affecting an infant whose mother had rubella antibodies before conception 187

平山雄とBMJ論文

三倍）と列挙し、受動喫煙にはまったく触れていない(28)。

前後して刊行した『流行するタバコ病』（一九八〇）の序文に、全がんよりリスクの低い胃がんで死んだ越路吹雪が「六〇本もタバコを吸っていたから」と書いたのは、この人特有の早とちりだろうが、やはりデータを生かす方向性をまだ決めかねていた事情がかいま見える。

受動喫煙の問題意識を持った動機について、平山は「ヘビースモーカーの夫を持つ非喫煙の妻たちは肺がんの高いリスクを持つ——日本からの研究」と題したＢＭＪ論文の冒頭で次のように述べている(29)。

（コホート調査で）多数の非喫煙妻たちが、喫煙する夫からの受動喫煙によって肺ガン死するリスクが二倍にもなることが明らかになった。（中略）

肺癌の年齢調整死亡率は、日本で男性も女性もともに急激に増加してきた。肺癌になった日本女性で喫煙者はごく少数（only a fraction）なのに、なぜ彼女らの肺癌死亡率が、男性と平行しているか不明だった。本研究は、この長年の謎の少なくとも一部について説明できるように思われる。

平山論文の要点は表4の通りだが、核心のⅡ「非喫煙妻の肺がん死と夫の喫煙習慣」で九万人余の非喫煙妻の十四年間（一九六六—七九）における肺がん死は、夫が非喫煙者の場合は三二人、喫煙者の場合は一四二人である。人口比で見ると前者は０・１５％、後者は０・２０％だから僅差に見えるが、平山式の計算では相対リスクは一・六一倍と二・〇八倍の有意差を示すとされる（30）。

そして欧米に比し喫煙率の低い日本の妻たちの肺がん死が多いのは、受動喫煙によって説明できると結論したのだが、海外専門家たちの反響は必ずしも好意的ではなかった。むしろ批判の声のほうが強かったと評してよい。

ＢＭＪには一九八一年だけで、平山論文に対するコメントが十二本も掲載されているが、ほとんどは疑問か異議の部類で、平山自身も三本の反論を送っている（31）。異例と言ってよいが、一九八四年四月には七人の専門家がウィーンに集まり、「受動喫煙に関する国際円卓会議」を開催する。平山も追跡期間を二年延長した第二論文を提出、討議にも加わったが、議事記録を通読すると孤軍奮闘する平山を吊し上げる会かと思えなくもない(32)。

ウィーン会議では物別れ

こうした平山論文に対する批判は多岐にわたり、詳細を紹介するのは煩にすぎるので、ここでは代表的な論点を要約して次に列挙したい。

(1)基本データの取得は一九六五年に限られ、転居者をふくめ、その後の追跡が不十分である。対象地域の六府県が公害の多い工業地帯に偏していないか。

(2)夫妻の住宅環境、同居時間など受動喫煙に関わる諸条件を調査していない(平山は日本の住居は狭苦しいと釈明。しかし、換気は良好)。

(3)肺がんが原発か転移か、組織型(腺がんか扁平上皮がんかなど)の別などが不明。

(4)「ときどき吸う人」の一〇万人当り二六四人という死亡率が、「喫煙しない人」の三〇四人より低いというデータを無視している。

(5)非喫煙者同士の夫妻でがん死した実数と原因(タバコ以外?)が究明されていない。

(6)既婚女性より未婚女性の肺がん死亡率のほうが高いなど理に合わぬデータがある。十四年間の肺がん死が計三四六人と過少にすぎるなど、偶然性に左右される要素が多いからではないか（平山は未婚女性の多くは未亡人だと反論）。

(7)副流煙はすぐに希釈拡散し、口からではなく鼻から吸入するので濾過される。

(8)相対リスクが1～2では有意性があるとは言えない(33)。被調査者の5％がウソを申告すると、がらりと変ってしまう。

ウィーンの円卓会議で問いつめられた平山は、短いBMJ論文に記載していなかった情報を持ちだし、検証のしようがないと不満を買ったが主張は変えず、「一日5本でも肺がんになる」式につっぱねた。

ガーフィンケル博士が「平山博士は肺がんと受動喫煙の関係をprobableと言ったが、私はpossibleと言い直したい。肺がんと能動喫煙までなら折りあえるが」と食いさがるや、平山は「タバコを廃絶したら、こんな論争は不要になる……私はprobableの線で政府とWHOへ働きかけたい」と突き放した。

最後に座長のレーナート博士が「平山理論は一貫性がなく、科学的証拠に欠ける仮説にとどまる」としめくくったが、「今後も社会問題として論争はつづくだろう」(34)と予告するのを忘れなかった。この予告は的中する。

これだけ多くの苦情が出た論文も珍しいが、コホート開始時に受動喫煙というテーマを想定していたら、平山はより適切な応答を用意できたのではあるまいか。あるいは名取春彦が言うように、集計の最終段階で「タバコを吸わない人も大勢が肺がんになっている。平山ははたと困った。辻褄が合わなくなる。それで〈受動喫煙〉という言葉をつくって、タバコを吸わない人も実は吸っていたのだということにした」(35)のかもしれない。

しかしレーナートが危惧したように、平山理論を歓迎する動きも出た。「公衆衛生における新分野を開始した画期的な成果」(オング、グランツ)と賞讃する医学者もいたし、一九八二年の米公衆衛生総監部の報告書も好意的関心を示す。

平山論文に刺激されて各国で類似の手法による追試も試みられたが結果はまちまちで、「一九九〇年までの25の研究のうち……13は統計学的に有意」と、第二次たばこ白書（一九九三）は観察した。半信半疑というところだろうが、意外にも平山が所属するがんセンターが「受動喫煙によっても、肺がんのリスクが高まる可能性が示唆された」(36)と及び腰だったのは興味深い。

内外の追試はその後もつづいているが、六十二例のうち五十例は有意差がないとする評価(37)もあり、IARC(国際がん研究機関)のように、一九九八年に「リスクは1・16で有意差なし」と判定していたのが、六年後には「受動喫煙は肺がんをひきおこす証拠がある」と豹変する例も珍しくなかった。おたがいに都合の悪い結果が出ると、データを改竄しているとか、タバコ会社にカネをもらっていると叩きあうので、専門家でも見きわめがつきにくくなっている。

ところががん撲滅と反タバコのキャンペーンに乗り出していたWHO(事務局長は中嶋宏、一九九八年からブルントラント)にとって、受動喫煙の害を強調する平山理論は追い風となる好材料であった。

その波に乗って平山理論は日本に逆輸出され、禁煙運動家の間で「神の福音のように」(ヴォス)(38)もてはやされることになるが、母国の医学界では平山が発表と討議の場をもっぱら海外に求めた事情も手伝って、そっけなく扱われた。一〇年ごとに発行される古巣の国立がんセンターの記念誌でも、一九八五年に定年退職したのを機に、平山関連の記事は見られなくなる。

孤立した形の平山は、予防がん学研究所と予防老化学研究所を設立、『禁煙ジャーナル』を主宰する禁煙運動家として全国を飛びまわり、次々に啓蒙書を出版するが、しだいに過激度を増していく。その一端は、

『喫煙流行の制圧』（一九八〇）
『たばこはこんなに害になる』（一九八四）
『菜食・禁煙・がん予防』（一九八八）
『ガンにならない体をつくる』（一九九一）
『ベータ・カロチン健康法』（一九九四）
『ガンにならない健康食』（一九九五）

のような著書名で見当がつこう。

運動家としての平山の論調は、切れ味の良さ、科学者には稀な断定調、キャッチフレーズの巧みさが持ち味であった。「日本専売公社（現ＪＴ）はタバコ病専売公社と改名せよ」とか「その一服、一服ごとに、がん育つ」とか「残留喫煙者は社会のドロップアウト、

毒蛇のようなもの」といった言行が残っている。

勢い余って「タバコは肺がんばかりではない。ほとんどのがんはタバコが原因」と叫ぶようになるが、晩年にがん予防へ有効だと推奨したベータ・カロチンを含む緑黄色野菜の摂取は、アメリカのコホート調査で、逆に発がん性ありと結論が出て困ってしまう一幕もあった。

サンプルとして、一九九二年に広島県医師会館で開催された第九回全国禁煙教育研修会における平山の特別講演の一部を抜いてみよう(39)。

> 医師会が禁煙の先頭に立つのを待ち望んでいた。肺がんの罹患率が一〇万人対一〇七人というと、宝くじに当るようなものと言う人がいる。しかし生涯率で見ると、これの一〇〇倍になる。一日五〇本以上吸う人は七十五歳までに肺がんで一〇万人につき三万三千余人が死ぬ。ちょうど三分の一だ。残りの人がなぜならないかというと、肺がんになる前に心臓病などで死ぬからである(中略)。
> 肺がんとライフスタイルの関係ではタバコが横綱、酒は大関、どの部位のがんでも

筆頭、妊婦が喫煙するのは胎児に対する密室殺人、副流煙は毒ガス、米厚生長官は〝喫煙は緩慢な自殺〟と言ったが、私は受動喫煙を〝緩慢なる他殺〟と呼びたい。

「鬼面人を驚かす」の見本と言えそうな論調だが、見逃せないのは傍点を付したように本来は中立的な統計数字を露骨な我田引水的論法で歪めて、聴講者の恐怖心を煽りたてていることである。天災の到来を予言する新興宗教の教主もどき、と言ってよいだろう。

平山は一九九五年に肝臓がん（一説には肺がん）で没したが、その後の禁煙運動に多大な影響力を残し、とくに「受動喫煙の問題では理論的な支柱」（渡辺文学）(40)としての役割を失っていない。ひとつにはWHOや先進諸国の圧力もあって、喫煙規制の強化に踏み出さざるをえない日本政府が、それを正当化する根拠として平山理論を必要とする事情もありそうだ。

次に肺がんと喫煙の関連をめぐって、最近の約三十年間に起きた医学上、政策上の論争経過をたどり、あわせて将来的な展望に及びたいと思う。

疑わしきは罰すWHO路線

この論争で発言する医学者は病理学系統と疫学系統に分かれ、それに学会活動家が加わる構図と見受ける。いずれも少数で、大多数のがん専門医は診断と治療に忙しく、その面での技術開発には熱意を持つが、がんと喫煙の関連性のようなテーマには関心が薄く、受け売りですませているようだ。東大医学部の教科書に指定されている『標準呼吸器病学』（二〇〇〇）は、次のように記述している（41）。

肺癌は圧倒的に高齢者の癌である。肺癌と喫煙の関連性が強調されている。しかし実際に喫煙との関連性が疑われているのは扁平上皮癌だけである。

一方、近年、扁平上皮癌は著減し、喫煙とは関連の少ない腺癌が圧倒的に多くなってきている……わが国だけでなく、欧米においてもみられていることであり、呼吸器疾患における禁煙の重要性は肺癌においてはCOPD（注：肺気腫など）よりは低い。

簡にして要を得た冷静な解説だが、さらに踏みこんだ須田健一らによる二〇〇九年の連名論文を見ると、「喫煙が肺癌の原因であることはゆるぎない事実として一般にも広く認識されている」としながらも、わが国の肺癌死亡者のうち男性の31%、女性で80%が喫煙に起因していないのも事実で、「非喫煙者の肺癌の原因は未だはっきりとは同定されていない」と認識する。

そのうえで非喫煙者の肺癌の発症に関わる複数ないし未知の因子として、次のような候補を列挙している(42)。

1環境喫煙(ETS)——主に受動喫煙を指すが、寄与度はさほど高くない。
2職業的・環境的発癌物質——大気中の粉塵、放射性物質、アスベスト、台所の調理油からの揮発蒸気など。
3エストロゲン——とくに女性ホルモン。
4遺伝的因子——肺癌家族歴(一・五倍説も)、DNA修復能力の低いことなど。
5大気汚染、肉食などの食事因子。
6その他。

これを見てもわれわれがもっとも知りたい諸因子の比較寄与度は、数十年前と同様に判然としないことがわかる。たとえば大気汚染は「その他」のひとつに押しやられているが、浅村尚生は「大気汚染の深刻化」を重視しながらも「じつは、はっきりしたことはまだわかっていません」(43)と逃げている。

おそらく病理学系の医学者たちには「肺癌も遺伝子異常や薬物代謝酵素活性の違いなどにタバコを始めとした種々の発癌性物質が複雑に組み合わさって発生する」(阿部庄作)(44)といったところが公約数的見解ではあるまいか。

ついでに疫学系の観察も挙げておくと、平山コホートを援用しつつも、「肺がんが最も好発する年齢群のヘビースモーカーでも、93%の人は肺がんにならない」ので「喫煙者全員に禁煙を求める必要はない」のに「どのスモーカーが肺がんになるかを予め識別できなかったために全員が禁煙」(45)を強いる風潮にしてしまったと説く重松逸造のユニークな視点が興味深い。

そして「疑わしきは罰す」流れにしてしまったのを悔いる重松は、遺伝子解析などを含む分子疫学面における患者対照研究の発展で識別を可能にしたいと提言するが、見通しは必ずしも明るくない。理由は少なくとも二つある。

第一は、在来型の動物実験が行きづまりを見せていることだろう。第二次たばこ白書には、ここ半世紀にわたる「たばこの発がん性に関する動物実験の一覧表」(外国41例、日本16例)が提示されている(46)。

タール塗布や強制喫煙が主流だが、「ビーグル犬の気管を切開して、紙巻きたばこを二年半にわたって強制喫煙させたところ、二四頭のうち二頭に微小扁平上皮がんを認めた」とか「マウスへの強制喫煙を六〇〇日間続けて初期腺がんの発生を認めた」という極端なものが多く、「こんな状態で副流煙を吸い込むことはありえない」(47)と評されても、しかたがあるまい。白書もこの手法は「極めて困難」とあきらめ気味である。

第二に、嫌煙運動の拡大、行政の干渉で喫煙可能な空間がしだいに狭められた結果、受動喫煙の「被害者」が急減しつつあり、平山流のコホート調査はやろうと思ってもできないという皮肉な現象が起きた。第三次たばこ白書が「六府県コホート研究」の見出しで平山の調査データを改めて大々的に取りあげたのも、比肩する後継コホートが見当らなかったせいもあろう（48）。

だが白書は禁煙者増でコホートの条件が成り立たぬことや、ヒトと同条件での動物実験に見込みがないと認めながら、因果関係について水俣病裁判や明治日本の脚気論争を引き合いに出す。

疫学的手法に拠った高木兼寛（海軍省医務局長）らの主張に、病原や病理の裏付けがないとして反対、脚気の予防が進まなかった例になぞらえ、「最も説得力があると判断された因果関係の仮説」をとりあえず受け入れるべきだという論理を展開した。「疑わしきは罰する」路線への伏線と言えよう。

厚労省が「健康21」のプロジェクトを始動させた二〇〇〇年前後は、政策的な転換点となる。第一次（一九八七）と第二次（一九九三）のたばこ白書で「喫煙と肺がんの因果関係は多くの疫学的研究および実験的研究でほぼ確立してきているとみられる」（同文）と揺れていたのが、第三次たばこ白書（二〇〇二）では「肺がんはたばこが原因の大部分を占めている」（49）と断定するにいたる。中立的立場を捨てたと言えよう。

前後して厚労省の影響下にあった日本肺癌学会（二〇〇〇年）、日本公衆衛生学会（二〇〇〇）、日本癌学会（二〇〇三）、日本医師会（同）が、次々に「禁煙宣言」を声明した。一部の急進的な会員に突きあげられてか、反タバコ、反受動喫煙のスローガンを打ち出すところもあった。

このような突きあげは、その後もつづく。一例を挙げてみよう。肺癌学会の機関誌である『肺癌』誌に掲載された女医の提案で、WHO声明と平山提言にならい、(1)会員は社会のロールモデルとなるよう禁煙せよ、(2)会員の喫煙事情やタバコ規則への態度を調査する、(3)タバコ会社と縁を断つ規定を新設する、(4)タバコ規制活動への積極的参加、など十四項目を並べた。

そして受動喫煙対策として喫煙所の設置（分煙）を推奨している学会の禁煙宣言を取り消し、完全無煙化へ向け行動することを宣言せよと迫った(50)。

有無を言わせぬ過激さに私が連想したのは、WHO事務局長時代に華々しい活躍ぶりを見せ、「世界の環境大臣」の異名をもらったグロ・ブルントラント（小児科医出身の元ノルウェー首相）であった。彼女は平山雄に似た科学者らしからぬレトリックの巧者で、「二〇世紀には約一億人がタバコ関連病で死んだ」とか「世界中のどこかで十三秒に一人の喫煙者が死んでいる」たぐいの発言でマスコミを賑わせ、ＷＨＯを強力な政治団体へ変貌させた。

一九九九年の総会で「たばこ規制枠組条約」を提案したブルントラントは、立ちおくれている日本にハッパをかけようと、その年にＷＨＯの国際会議を神戸で開催する。会場をのぞいた斎藤貴男の報告によると、参加者の九割が女性で「フェミニズム大会にも似た雰囲気が漂っていた」（51）という。

そしてタバコは「絶対的な悪」という前提で、会議は「どうすれば規制を進められるかという運動論ばかりが語られた」ことに、斎藤は「個人的な嗜好に、ＷＨＯという国際機関が介入する。タバコの害のメカニズムが解明されたとは言えない現状で、禁煙以外の道を認めない空気」に違和感を抱くが、どうやら大勢は決した感があった。

AFP=時事
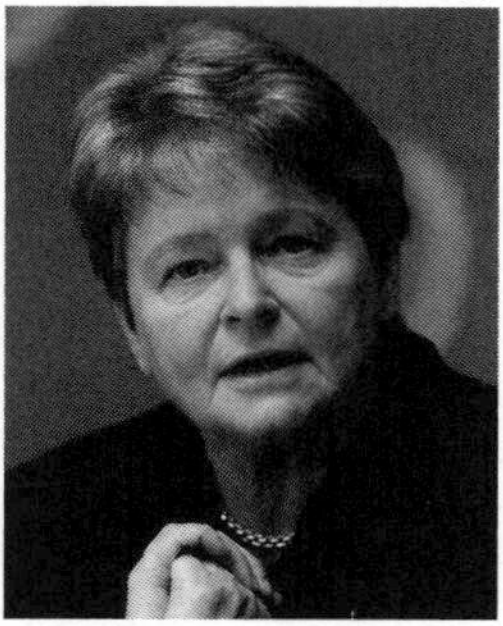
グロ・ブルントラント
元ノルウェー首相

「周りの人」の「様々な疾病」

さて二十一世紀に入ってからのタバコ政策はWHOの圧力に各国が押し切られる形で、警告→分煙→禁煙→全面禁煙（行政指導→法的強制）の流れを急加速させつつある。

行政指導とは、全国の病院で敷地内での喫煙を黙認していたのを、厚労省は保険の点数引き下げで威嚇して止めさせる通達を出した。その結果、医師・看護師は敷地外に出て、川べりで吸うようになった。患者のなかには真冬に戸外で喫煙したため肺炎を起こした例がある。

二〇〇五年に発効した「たばこ規制枠組条約」（FCTC）は次のような条項を掲げた。

(1)価格および課税に関する措置（値上げ）。
(2)職場や公共の場所での喫煙規制。
(3)パッケージへの警告表示。
(4)広告や販売促進などの禁止。
(5)未成年対策として自動販売機の規制。

建前としては各国の主権を尊重するとはしているものの、その後の締約国会議で実現度をチェックして約束を迫られるため、日本政府も追従せざるをえなくなった。タバコ財源確保のため消極的だった財務省も、厚労省が主導した健康増進法（二〇〇三年発効）との挟み打ちにあい、抵抗をあきらめた感がある。

現時点でわが国での⑴〜⑸の達成度を眺めると、⑴では一九九八年から、二〇〇三年、二〇〇六年と約一割ずつ値上げされ、二〇一〇年十月に「史上最大の幅」の四割値上げとなった。

厚労省の第四次たばこ白書（二〇一六年）は、「大幅なたばこ税の引き上げによるたばこの値上げを目指すべきである」（傍点は引用者。以下同）と場違いの献言をした。喫煙率を二〇二二年までに12％へ引き下げるのを目標にかかげたものの、税収減を好まぬ財務省を宥めるための値上げ提唱かと疑われる（52）。実際に二〇二〇年から毎年の値上げが予告され、実行に移されている。

ここで後戻りするが、⑵ではばらつきはあるものの、この十年ばかり職場、病院、学校、交通機関の敷地や建物内だけでなく、路上、飲食店などにじわじわと喫煙規制が広がり、分煙の趣旨による喫煙所も撤去する例がふえた。決定的な転機となったのは、二〇二〇年四月から全面施行されたいずれも罰則つきの改正健康増進法と東京都受動喫煙防止条例の導入だが、詳細は後述したい。

(3)の警告表示は十年前には「喫煙は、あなたにとって肺がん(心筋梗塞、脳卒中、肺気腫の病名を交互に使用)になる危険性を高めます。疫学的な推計によると……非喫煙者に比べて約一・七倍高くなります」の文言がパッケージに印刷されていた。

現行の警告文は複数あるようだが、私の手元のショート・ピースのパッケージには「たばこの煙は周りの人の健康に悪影響を及ぼします」(表)、「喫煙は、様々な疾病になる危険性を高め、あなたの健康寿命を短くするおそれがあります……」(裏)となっている。まわりくどい表現だが、キーワードは「周りの人」と「様々な疾病」と見受けた。他にも「肺がんをはじめ様々ながん」とか、「歯周病になる」のように奇抜な警告文も見かける。

海外では肺がんのグロテスクなカラー写真の入ったパッケージが流通しているようだが、

さすがの厚労省もそのまねはしていない。それにしても、この種の文言でタバコをやめる人がいるのか、疑わしい。単なる威嚇か、いやがらせに終っているような気がする。

(4)と(5)の詳細は省くが、(5)については同業組合が数百万円かけて自販機用に開発したタスポ・カードは私も調達したが、一度も使っていない。面倒がる喫煙者がコンビニへ移ったため、零細な小売店の廃業が続出しただけに終ってしまう。

二つのキーワードに戻ると、この文言からははからずも作成者である厚労省健康局と下請けになった国立がん研究センターの知恵と政策意図が読みとれる。深謀遠慮と評したくなる知恵には二種類ある。

ひとつは「能動喫煙」が標的だとすると「自業自得だよ」とかわされてしまうので、他人に迷惑をかける「受動喫煙」を悪役に仕立て、そのイメージをタバコ全般に波及させる手法を採用したことである。

第二は、喫煙率が低下しつづけているのに肺がん死の増加が止まりそうになく、肺がん絶滅の見通しがつきそうもないので、標的を他の病気にも分散させ、タバコは「万病の源」らしいと印象づけたことである。

だが健康に関する話題はとかくメディアが介入しての「神学論争」におちいりやすい。たとえばニコチンは新型コロナ患者の重症化を促進するというのが通説だが、ウイルス退治に有効だという少数意見も見かける。

アルツハイマー、うつ病、パーキンソン病などでも似たような賛否両説が紹介されている。この種の論争には決め手がないので、厚労省は功の側面は切り捨て、罪一色で統一した。科学的エビデンスはなくても、高まっている嫌煙感情に訴えれば押し切れると踏んでのことだろう。

五八五ページと部厚い第四次たばこ白書は、政策転換を正当化するつもりで送りだしたものだが、決められた結論へ誘導する手法が露骨すぎて、白書が強調する「科学的証拠」（レベル1〜4）とはほど遠い。

レベル1とは「因果関係を推定するのに十分」であることを指す。喫煙者本人への影響（能動喫煙）でレベル1と判定したのは、肺がん、肝臓がんなど十二種のがん（全死因の第一位）に虚血性心疾患（同第二位）、脳卒中（同第三位）、肺気腫、ＣＯＰＤ、結核、果ては糖尿病、歯周病など十種、計二十二の病名が並んでいる。レベル2（示唆しているが不十分）には乳がん、白血病、関節リウマチ、認知症、虫歯などが選ばれた。全死因（計一三〇万人余）の第一位から三位までが、そっくり引っ越しているのは壮観だが、不自然さを免れない。

受動喫煙の怪

受動喫煙のほうは病名がぐっと少なく、レベル1は肺がん、虚血性心疾患、脳卒中の三種に限定しているが、同じ煙を吸うのにリスク要因がわずか三種に減るのは理解しにくい。喫煙者から2メートル離れると煙は拡散して、他人に対し無害になるという「常識」が正しければ、この三種はリスク3（因果関係を推定するのは不十分）が精一杯ではあるまいか。

しかし、マスコミが一斉に飛びついたのは、受動喫煙に起因する死者が一万五千人という御託宣だった。その一端は「22の病気　たばこ原因　がんや脳卒中」（読売新聞）、「屋内100％禁煙化を」（東京新聞）のような見出しや「日本人で受動喫煙によるがんリスクが科学的に証明されたのは初めて」(朝日新聞)のような記事から察せられよう。

同時に発表された「受動喫煙による日本人の肺がんリスク約1・3倍」「肺がんリスク評価〈ほぼ確実〉から〈確実〉へ」と題したがん研究センターの援護射撃もインパクトを与えたに違いない。

では、くり返し出てくる「科学的根拠」の正体はというと、受動喫煙と肺がんの関連を扱った四二六本の論文のなかから、一九八四年~二〇一三年に発表された九本の論文を選んで分析した結果だとしている。

ところが、九本の論文とは、平山雄を筆頭とする疫学系のミニ・コホート調査が主力で、JTは社長名で「科学的に説得力のある形で結論づけられていないものと認識しています」と論評した。婉曲な言いまわしだが、「九つの、おそらくは自分たちに都合のいい(?)疫学調査をいじくりまわしただけ」(山森貴司)(53)というのが実態ではあるまいか。

そこで「いじくりまわし」のトリックを私なりに検分してみよう。

まずは一万五千人の内訳だが、脳卒中が八〇一四人、虚血性心疾患が四四五九人、肺がんが二四八四人となっている。二〇一一年にも厚労省=がん研が同様の推計を試みているが、そのときは計六八〇〇人で、内訳は心疾患が四六八〇人、肺がんが二一二〇人とされていた(54)。

二倍以上にふえた理由は何だろうと不審に思ったが、何のことはない。脳卒中という新顔を単純に足しただけらしいと気づく。いずれも二つか三つの病名で枠を使い切っているが、一万五千人は実績ではなく死ぬ可能性のある人数と割り切れば必要に応じ、レベル1のなかから新顔を拾いあげれば済む仕組みではある。

それにしても六八〇〇人を一万五千人にふやした具体的動機は何だろうか。思い当ったのは、WHOが二〇一四年三月に公表した報告データである。白書では「年間の死亡者数は、世界では能動喫煙によって約五〇〇万人、受動喫煙によって約六〇万人が死亡」とWHOの数字を引用したあと「日本人の年間死亡者は能動喫煙によって約一三万人、受動喫煙によって約一万五千人と推計されている」とさりげなく記述している。

能動と受動の比は、世界と日本のいずれも約8対1だが、偶然ではなく数字合わせの知恵を持ちこんだのではないかと私は推測する。しかし、トリックは次のトリックを呼ぶ。

日本の嫌煙原理主義者たちが守護神のように敬重している前記のWHO報告では、自動車の排ガスを筆頭とする大気汚染をがんリスク要因のトップにすえ、全世界の死者を七〇〇万人と算定した。次位は医療用の放射線被曝で、タバコを第三位、食生活を第四位に位置づけた。困惑した白書は、二〇一一年の報告（表5参照）で算定したがん死への寄与率（1位能動喫煙、2位感染症、3位飲酒、4位塩分過多、5位受動喫煙）を捨て、順位をつけない二十二のレベル1の個別分析に置きかえ、喫煙のリスクが首位であるかのように見せかけた。

さすがにWHOの1位と2位を完全無視するのはまずいと思ったのか、白書は「大気汚染、紫外線や放射線曝露《ばくろ》などの要因については、日本における信頼性の高いデータが無いことから含まれていません」と見えすいた逃げ口上を掲げた。しかも「日本人のがんの半分以上は原因がわからないままです」という駄目押しと抱きあわせだから呆れるしかない。

これでは環境省が気の毒すぎるというもの。自前で厚労省が調べる気はなさそうなので、環境省のデータに当ってみた。そのなかに自動車の排気ガスを成分ごとに計測し、タバコの煙と対比したデータが見つかった。「自動車から発生するPM2・5や発がん性物質を含むVOC（揮発性有機化合物）の発生量は、タバコからの発生量の数十倍～一五〇〇倍

表5 がん死の要因別人口寄与割合（%）

要因名	男子（順位）	女子（順位）	総合（順位）
能動喫煙	34.4（1）	6.2（2）	23.2（1）
感染性要因	23.2（2）	19.4（1）	21.7（2）
飲酒	8.6（3）	2.5（3）	6.2（3）
塩分過多	1.5（4）	1.2（5）	1.4（4）
間接喫煙	0.4（8）	1.6（4）	0.9（5）
肥満	0.5（7）	1.1（6）	0.8（6）
果物摂取不足	0.7（5）	0.8（7）	0.8（6）
野菜摂取不足	0.7（5）	0.4（8）	0.6（8）
運動不足	0.2（9）	0.4（8）	0.3（9）

〔出所〕「日本におけるがんの原因」（2011年10月）
（注）　「感染性要因」はC型肝炎ウイルス、ピロリ菌など。

程度である。また他の発生源と比較しても、タバコ煙の発生量は非常に小さい」(55)と結論づけていることが判明した。

ついでに傍証して、二〇一〇年の中国における大気汚染の被害を紹介しておく。死者は一二三万人で、この年の全死者の15％を占める。内訳はトップの脳血管症六〇万人、心臓病二八万人、肺疾患二〇万人、肺がん一四万人とつづく(56)。いずれにしても、大気汚染が主犯とわかれば、対策は禁煙ではなく、マイカーへの課税などで台数を減らすのが正解ということになろう。

「健康ファシズム」への道

広辞苑は嗜好品《しこうひん》を「栄養摂取を目的とせず、香味や刺激を得るための飲食物。酒、茶、コーヒー、タバコの類」と定義していたが、二〇一八年に改訂された第七版では「タバコ」の文字が消えた。同じころJTは恒例になっていた喫煙率の発表を中止する。「二等国民」に格下げされたかと肩身を狭めて自粛の日々をすごしている喫煙者は少なくないだろう。それでも嫌煙原理主義者たちの追撃は止まない。最近は喫煙者の衣服や頭髪に付着した煙や匂いを「サードハンドスモーク」と名づけ、排撃の対象にすえる流れが起きている。そして気がついたとき彼らの先頭を走っているのは厚労大臣と東京都知事という風景になってしまった。

二〇一六年から一八年にかけ、健康増進法に受動喫煙の防止を名分に罰則付きの改正案を提示した。塩崎恭久厚生労働大臣は「スモークフリー社会を」「歴史的一歩を踏み出さねば」と意気ごみ、日本型分煙主義を堅持しようとする自民党のたばこ議員たちと激しくやりあった。

小池百合子都知事は法改正が実現するのなら、条例の制定は見合わせると公言していたが、厚労省が自民党側に譲歩しそうな形勢を見て、国の動きにはお構いなく独走する決意を固めた。

小池は都民の熱狂的な支持を背景に東京都知事へ就任してから四年余、「電柱ゼロ」「待機児童ゼロ」「残業ゼロ」「花粉症ゼロ」「受動喫煙ゼロ」など「七つのゼロ」を公約したのに実現したのは「犬猫の殺処分ゼロ」だけで、人気が低落しはじめていた。

何とか活路を見いだそうと、知事が飛びついたのが国の基準よりきびしい「受動喫煙防止条例」の制定である。原案を作成したのは、知事の若手ブレーンとして重用した都議の岡本光樹弁護士であった。

この人は「加害者である吸う人と、被害者である吸わない人を〈共存〉させることがおかしな話で、これでは加害の〈温存〉です……いずれは製造販売を禁じるべきです」（二〇一七年三月十五日付朝日新聞）のように、「平和共存」を堂々と否定する過激な嫌煙家である。

岡本案の目玉は、児童の健康を守るという名目で未成年者が同居する家庭内、マイカー内の喫煙を禁じ、隣人に罰則つきの通報義務を課そうとするものだった。

さすがに都民から密告を奨励するものではないかという反対意見が殺到して、最終案では削除された。

私はそのころ東京MXテレビで、岡本氏と対論したことがある。印象的だったのは、通報義務に関連して私が「〝法は家庭に入らず〟という金言はローマ法いらいの大原則だ」と述べたのに対し、「それは非常に古い考え方です」と正面から反駁されたことであった。「今回は通報義務が削除されたが、あきらめたのか」と聞くと「付則に見直し条項があるので、次の機会に復活させたい」と述べ、反省の気配はなかった(57)。空しさだけが残る対論だった。

禁煙ファシズムとも呼べそうな姿勢は都知事も同様である。中小規模の飲食店への対処が最終段階で最大の争点となったときのこと。居酒屋をふくむ都の飲食業組合が「深刻な売上げの影響(二千億円と試算)や廃業に追いこまれるのは確実」と危惧して陳情をくり返しても「問答無用で規制しようとする知事の姿勢に強い不信感」(一八年六月一日付の公開質問状)を表明しても、びくともしなかった。

論争の過程で小池知事は理解を示すどころか、記者会見で「諸外国の事例では売り上げには影響がなく、増加した」と述べ、フェイク情報ではないかと反論されるや、「ほとんどの飲食店が禁煙となれば、選択の余地がなくなる」と言い放った(58)。

ともあれ健康増進法改正案は一八年七月、東京都受動喫煙防止条例は一八年六月、ほぼ同時に国会と都議会で成立し、全面施行はいずれも二〇年四月一日となった。

病院、学校、行政官庁、公共交通機関などは敷地内禁煙(屋外の喫煙所設置は可)、前記以外の多数人が利用する施設、事務所、ホテル等は原則屋内禁煙(喫煙専用室は設置可)とした。かろうじて私宅やホテルの客室は適用対象から外れたが、先行きは危ない。

大きな差異が出たのは、飲食店の処遇である。法では客席の面積が一〇〇㎡以下の中小店は規制対象外としたが、条例では従業員を使用しない個人・家族経営の零細店は禁煙か喫煙可かを選択できる余地を残した。言いかえると、従業員(アルバイトをふくむ)を使用している店は、面積の大小を問わず原則禁煙ということになる。

都内の飲食店は約十二万六千軒だが、規制の対象になるのは法だと45%、条例では84%(91%とも)と概算されており、新規開業店には選択が許されないので、この比率は限りなく100％に近づいていくだろう。

見落せないのは、法令や条例が許容しているにもかかわらず、嫌煙の風潮に便乗してせっかく作った立派な喫煙室を自発的に閉鎖してしまう例が続出していることである。先日もコロナ騒ぎで休館していた国会図書館が再開したので出かけたところ、喫煙室の前に「4月1日から閉鎖したうえで、敷地全部を禁煙にします」と張り紙がしてあった。

この喫煙室には多少の思い出がある。二年ばかり前に煙洩れを防ぐための次室を具えた喫煙室が新築されたのは良いとして、それまで置いてあった小椅子（八脚）が撤去されていた。老人には立って吸うのはきついので、担当課にかけあったがらちがあかない。

そこで館長あての「目安箱」に投書して椅子を戻してくれと願いでると、すぐに戻されたが四脚に減らされている。嫌煙館員の嫌がらせだなと直感したが、再度の投書を試みるとすぐに八脚に戻った。部下に遠慮しがちな上役が多い時代に珍しい快挙だと感激したが、名将は二代つづかないという金言どおり、交代した女性の新館長に、全面閉鎖で江戸の仇を取られたかと苦笑するほかなかった。

おそらくコロナ禍に便乗して、似たような風景があちこちで頻発しているのではなかろうか。

さて論点を戻すことにして、もうひとつの顕著な差異は違反者への罰則の格差である。法が二十万～五十万円に対し、条例は二万～五万円（区条例は一万～三万円）の過料である。違反行為が摘発されたときに、どちらの過料が適用されるかで、トラブルになりかねない。

法と条例が全面施行となった四月一日の毎日新聞は、「取り締まりを行う人手不足から罰則の適用が難しい」と報じた。折から新型コロナ騒ぎのピークで、検査体制の「目づまり」で忙殺されている保健所の機能を強化せよという声が高まっていた。

飲食店や居酒屋は客が来ないので経営が悪化し、廃業の危機をどう乗り切るかのリスクに直面していた。違反店の通報があれば一軒ずつチェックしてまわるのは営業許可権を持つ保健所の任務とされている。

折から都知事選（七月五日）の投票日が迫っていたが、再選をめざす小池知事は選挙演説で「受動喫煙ゼロ」を呼びかけた。そのために都は一件あたり七千円の交付金を保健所へ支払う予定だそうだが、それどころではあるまい。

コロナ危機が収束したあとでも、保健所へタレコミ情報が入ったときに喫煙の現場を押さえるのも、家族かアルバイトかを突きとめるのも至難のわざだろう。正規の職員は低次元の仕事はいやがるので、アルバイトを雇って飲食店の査察をやらせて……と想像すると、この条例はうやむやで立ち枯れてしまいそうな気がする。

次の標的は酒、自動車？

そのうえタバコに代る次のスケープゴートが出番を待ちわびている。標的はすでに二〇〇五年のWHO総会で決議が通ったアルコールの規制だろう。「年二五〇万人の死に関わるアルコールは健康だけでなく社会悪」ととらえる観点からだが、WHOは二〇一〇年に「アルコールの有害な使用を低減するための世界戦略」と題する指針を公表した。段取りとしては広告の自粛、屋外の飲酒禁止、休日や深夜の販売規制……と諸案が出ているが、ゴルバチョフ大統領によるウオッカ節減の大号令がうやむやに終ってしまったように、酒の退治は容易ではあるまい。

フーバー米大統領が「高貴なる実験」と呼んだアメリカの禁酒法（一九二〇－三三）を

めぐる表裏の歴史を書いたマーク・レンダーは「失敗の教訓のすべてを、再び学びなおす過程にあるのかもしれない」(59)と危惧している。だが一部の医学者や運動家は「百薬の長とはいえ、よろずの病は酒からこそ起こる」と喝破した兼好法師の後段部分を証明する作業に熱中するだろう。

WHOの後塵を拝している厚労省は、二〇一七年に「アルコール健康障害対策推進室」なる部署を設置した。これまでの十年は禁煙推進、これからの十年は酒規制という流れに転じるかもしれない。医療費増や酔っぱらい運転による事故などの社会的コストを計算していくと、タバコを上まわるリスク値が算出されそうだ。

だが往年の禁酒法が密造、密輸、もぐり酒場やギャングの横行をもたらしたように、「酒とタバコ」に対する人間の伝統的渇望を法的規制や迫害で押さえつけるのは不可能に近いと思われる。

アルコールにつづく標的は他にもある。電磁波(携帯電話)、香水、ファストフード、コーラ飲料、肉類、肥満(メタボ)、そして最後の難物である自動車などがずらりと控えている。

酒もタバコもやらぬ菜食主義者のヒトラーがひきいたナチス・ドイツは、権力で病的人間を排除する「健康ファシズム」国家をめざした。タバコも規制したが、さすがの独裁者もベルリンの市街電車を禁煙にするのが精一杯だったという。ともあれ昨今のとどまるところを知らない健康志向の風潮は、国際機関や国家が個人の自己決定権を否認して介入を強めていく点で、ナチスの思考法に似ていると危ぶむ人が少なくない。しかも、その過程であやふやな医学的根拠をふりかざして非同調分子への差別や迫害を当然とする空気が形成される。「正義」にとりつかれた人間ほど手に負えぬ存在はない。

近代日本の医学は感染症、ついで結核の制圧に成功し、世界的な長寿国家となり、残された目標はがん、心臓病、脳血管症の三疾病に絞られてきた。その克服に向け、多大なエネルギーとコストを投入してきたが、効用の限界に近づきつつあるようにも見える。

がんをもし絶滅できたとしても「平均寿命を二年ないし三年延ばすことができる」(60)程度だとすると、そろそろ発想の転換を考えてよい時期にさしかかっているのではあるまいか。

〔注〕

（1）国立がん研究センター『がんの統計'19』（二〇二〇年三月）。

（2）大里俊吾「原発性肺臓癌に就て」（『診断と治療』22巻1号、一九三五）。

（3）『診断と治療』18巻9号（一九三一）、の松橋論文、同19巻11号（一九三二）の辻論文。

（4）フリッツ・リッキント、岡田道一訳編『恐るべき喫煙と健康』（明治図書、一九三七）序文、七二、一二九ページ。

（5）宮田親平『がんというミステリー』（文春新書、二〇〇五）一八九ページ。

（6）『人口動態統計』の肺がん死一一九人のうち、原発性は二四人。まもなく原発性の区分は消えた。

（7）岡田慶夫『肺癌』（医学書院、一九七二）二ページ。

（8）同右、一七ページ。

（9）『国立公衆衛生院創立25周年誌』（一九六三）八ページ。

（10）平山雄『疫学』（績文堂出版、一九五八）一四〇ページ。

（11）同右、一三四ページ。

（12）平山雄編『あなたがタバコをやめるとき』（主婦の友新書、一九六三）二一九ページ。

（13）『人口動態統計』令和元年、国立がん研究センターがん情報サービス「がん登録・統計」。

（14）室井尚『タバコ狩り』（平凡社新書、二〇〇九）七七ページ。

（15）厚生省編『喫煙と健康』（いわゆる第一次たばこ白書）一九八七年版、一〇二ページ。

（16）同右、一九九三年版（第二次）、五七ページ、第一次白書にも同様の記事がある。

（17）阿部庄作『肺がんの臨床』（永井書店、一九九五）一一ページ。

(18) 垣添忠生「人はがんとどう向き合うか?」(『学士会会報』938号、二〇一九年)。
(19) 前掲長石、一八ページ。
(20) 前掲第二次たばこ白書、六四ページ。
(21) いわゆる第三次たばこ白書(保健同人社、二〇〇二)八四ページ。
(22) 加濃正人編『タバコ病辞典』(実践社、二〇〇四)八〇ページ。
(23) 須田健一、小野里良一、光冨徹哉「肺癌の原因─喫煙と環境因子」(『臨牀と研究』86巻7号、二〇〇九)四ページ。
(24) 『NEWS CAST』(日本がん疫学研究会機関誌)44号(一九九五年十一月号)。
(25) 名取春彦・上杉正幸『タバコ有害論に異議あり!』(洋泉社新書、二〇〇六)三四ページ。
(26) 『国立がんセンター年報』第7号(一九七五―七九年度)四七ページ。
(27) 浅野牧茂「Passive Smoking──その環境と生体影響」(『医学のあゆみ』一九七七年十一月五日号)、同「受動的喫煙」(『からだの科学』一九八〇年十一月号)。
(28) 平山雄編『がんの計量疫学』(篠原出版、一九八〇)一八ページ。
(29) Takeshi Hirayama, *"Non-smoking Wives of heavy smokers have a higher risk of lung cancer, a study from Japan"* (accepted 13 Nov. 1980), *British Medical Journal* Vol. 282, 17 Jan. 1981, pp. 183–85.
(30) 平山雄「喫煙の臨床的意義」(『日本医事新報』一九八〇年八月三十日号)一六―一七ページ。
(31) BMJ, Vol. 282–283, pp. 733, 914–17, 985, 1156, 1464–66.
(32) *Preventive Medicine* 13, pp. 559–746 (1984).
(33) 平山は一九八四年の第二報告(Preventive Medicine 13, pp. 680–90)で相対リスク値を1・4~1・6

および1・91と修正、竹本忠雄は有意差なしの1・3と1・5に修正すべきだと主張した。
(34) *Prevention Medicine* 13, p. 746.
(35) 前掲名取、五二ページ。
(36) 『国立がんセンター20周年誌』(一九八三) 一七八ページ。
(37) 『たばこの事典』(山愛書院、二〇〇九) 一七七ページ。
(38) Tage Voss, *Smoking & Common Sense: One Doctor's View,* (London, 1990) の邦訳は『たばこ―ホントの常識』(山愛書院、二〇〇一) 一三〇ページ。
(39) 「愛媛県医師会報」一九九二年九月号 (文責は真鍋豊彦)、ウェブでも閲読できる。
(40) 渡辺文学 (『禁煙ジャーナル』編集長)『タバコの害とたたかって―スモークバスター奮戦記』(大日本図書、一九九六)。
(41) 泉孝英編『標準呼吸器病学』(医学書院、二〇〇〇) 四一六ページ。
(42) 前掲「肺癌の原因―喫煙と環境因子」。
(43) 浅村尚生『肺ガンの最新治療』(講談社、二〇〇二) 二八ページ。
(44) 前掲阿部、八ページ。
(45) 重松逸造『追記集―疫学研究50年抄』(非売品、二〇〇三) 八四ページ。
(46) 前掲第二次たばこ白書、五八―五九ページ。
(47) 斎藤貴男「禁煙ファシズムに物申す!」(『中央公論』二〇〇八年一月号)。
(48) 前掲第三次たばこ白書、七二ページ。
(49) 同右、八四ページ。

（50）繁田正子「肺癌検診関係者や日本肺癌学会はタバコとどう対峙すべきか」（『肺癌』49巻1号、二〇〇九）一一三―一二一ページ。
（51）斎藤貴男『国家に隷従せず』（ちくま文庫、二〇〇四）一六四ページ。
（52）厚労省編「喫煙の健康影響に関する検討会報告書」（いわゆる第四次たばこ白書）二〇一六年八月、『たばこ史研究』149号（二〇一九）を参照。
（53）『コンフォール』第18号（二〇一六年秋）の喫煙文化研究会（山森貴司）論稿。
（54）「日本におけるがんの原因」（二〇一一年十月 *Annals of Oncology 23*）。
（55）環境省・石油エネルギー技術センター「平成二六年度報告書」（二〇一五年三月）。また原子力規制委員会が計測する「全国の空間放射線量率」は毎月一日付の毎日新聞に掲載されている。
（56）二〇一〇年の清華大学と米研究者の報告（毎日新聞 二〇一三年四月四日付）。
（57）MXテレビでの対論は、『コンフォール』25号（二〇一八年夏）に掲載されている。
（58）産経新聞 二〇一八年七月十六日付「正論」欄の秦郁彦「不信高まる小池流『たばこ条例』」、『WiLL』二〇一八年九月号の秦「小池知事はなぜ強権発動に走ったのか」を参照。
（59）Mark E. Lemder, James Kirby Martin, *Driking in America*(N.Y,1987).
（60）前掲宮田、一九三ページ。

第八章 新型コロナ禍の春秋

「海に出て木枯《こがらし》帰るところなし」

山口誓子

復活の日は

人類の歴史は一面では感染症（伝染病）との戦いの歴史でもあった。だが戦うと言っても、一方的な防戦と敗北の連続で、十四世紀のペスト流行では欧州大陸の住人の半分近くが倒れ、人々は絶滅の恐怖におののいた。

ようやく勝機が訪れたのは、病原である細菌やウイルスの正体が見え始めた、たかだか二百年前からである。めざましい医科学の進歩で、ペスト、コレラ、チフス、結核、マラリア、梅毒など細菌が主役の疫病は着実に退治されていった。

だが戦いが終ったわけではない。P・C・ドハーティは、二〇一三年に「十九世紀までは感染症の世界ではバクテリア（細菌）が制覇していたが、二十世紀にはウイルスにその座を譲った」（1）として、新顔のインフルエンザ・ウイルスがひきおこすパンデミック（世界的大流行）の切迫を予告する。

前例はあった。一九一八年に発生したスペイン風邪《かぜ》（Spanish flu）である。十数年後に電子顕微鏡でH1N1型のインフルエンザ・ウイルスと特定されたが、三年間に第一次世界大戦の全戦死者よりも多い四千万人前後の人命を奪った。その後も周期的に中小規模の流行が見られ、感染症の専門家たちはいずれ先例に匹敵するパンデミックが襲来するだろうと予想していた。来るか来ないかではなく、いつ来るかが関心の的だったのである。

まさに二〇一九年末、中国の武漢市周辺で発生、翌年初頭から全世界へ爆発的に拡散した新型コロナウイルス感染症（以後はコロナか新型コロナと呼ぶ）こそ、予告された強敵にちがいないと思われた。

しかし初対面の新型ウイルスに向きあった衛生当局や専門家はどうすれば制御できるのか、どこまで深刻化するのか見当がつきかねた。半年間に二万本とも五万本ともいわれる関連論文が氾濫し、「百家争鳴」に近い争論のなかで模索を重ねる。現場の医師たちは、とりあえずの対症療法でしのぐほかなく、ワクチンの開発や特効薬の出現を待つ日々が今もつづく。

先の見えないコロナ禍に脅えるメディアや一般大衆はなおさらで、一時は「不可視の怪物《モンスター》」という虚像がふくれあがっていった。

この時期に登場した論文や論評には、今からふり返ると誇大で乱暴な発言が少なくない。

数例を引用すると「直径一万分の一ミリの悪魔」「最も生存戦略にたけた厄介もの」「恐るべき〝二重人格〟のウイルス」「世界最大のキラー感染症へ」のような悲鳴に輪をかけたのは「何百万人も死ぬ可能性あり」（三月二十六日）と唱えたテドロスWHO事務局長の予言だったろう。

他方では「適当に感染し、適当に治癒する」とか「この戦いは必ず人類が勝利する」のような楽観論も流れたし、「わからないことが多すぎる」とか「コロナは呆気《あっけ》なく終るだろう……止まない雨はない」式の投げやりに近い感想も見かけた。

政治指導者たちの反応も興味深い。「我々は戦争状態にある」と宣言したうえ、コロナとの対決を国民に呼びかけたフランスのマクロン大統領や、「恐怖やパニックはコロナより怖ろしい」と自重を求めたクオモ米ニューヨーク州知事の姿勢は、大多数の指導者に共通するが、非科学的な言動で世界の耳目を集めたトップも珍しくない。

四月十二日、中国ついでイタリアを抜いて世界第一位の累計死者（二・二万人）を出したアメリカのトランプ大統領や、まもなく第二位に躍進したブラジルのボルソナロ大統領は「ちょっとした風邪だ」と公言し、ベラルーシの大統領は「ウオッカを呑めば癒《なお》る」と放言した。トランプの「消毒薬を注射したら」という名案はさすがに笑殺されたが、強気の姿勢を崩すことはなかった。

ボルソナロも同様で、夫婦もろとも感染し、公邸で「隔離療養」せざるをえなかったが、垣根越しに集まった支援者を激励する習慣は変えず、「完治した」と告げるやオートバイを運転して街中を走る演出を見せた。

こうした喧噪《けんそう》の場から外れた位置で事態を見守っていた私がふと思いだしたのは、小松左京の『復活の日』（早川書房、一九六四年）だった。超有名な『日本沈没』より九年早く、東京オリンピックとほぼ同時に執筆されたSF小説である。読み返してみたのは、コロナの特性や先行きを知る手がかりを得られないかと思ったからである。

作品名は「たかが風邪」のはずのウイルスがもたらしたパンデミックで半年もたたずに全人類がほぼ死に絶えるなか、南極大陸に滞在中で生き残った一万人（うち女性が十六人）が数年後に南米の南端に移住して、人類復活への道を踏みだすという壮大な物語に由来する。

では作中に「チベットかぜ」とか「ぽっくりかぜ」と呼ばれていたウイルスの正体は何かだが、人工衛星が宇宙空間で採取した微生物を、英国の細菌戦研究所がスペイン風邪の原種に近いウイルスへ変性させて作りだしたMM―88が盗みだされて……という設定である。

MM―88は生体内に侵入（感染）するとすぐに消失して痕跡を残さないが、強毒性を持った細胞内の核酸が猛威を発揮する。感染から一～三日以内に70％が「心筋梗塞―心臓をやられて一コロ」(2)になり、残りも多臓器不全で死に至る。ウイルスの専門家たちさえ「人類が病名も原因も知らずに死んでいくのか」と歎きながら倒れていった。

当然のことながら、東京も魔手から逃れられなかった。ペストでもそうだったが、死体の処理は最大の難事である。小説でも自衛隊員の手で「死体の山をうずたかくつみあげ、ガソリンをぶっかけて、火焰放射器で焼く」といった凄惨な光景は世界のあちこちで見られたはずだ。

小説と現実のコロナの間には、相似点と相違点があった。最大の相違はコロナの致死率が意外に低かったことであろう。さすがに全滅の事例はなかったが、大流行になっていない鳥インフルは、WHOの試算で死亡率は58%に達していたし、コロナの途中計測ではフランスの18・5%、イタリアの13・8%はさらに上昇するリスクがあった。

二〇二〇年十二月三十一日のジョンズ・ホプキンス大の日次統計で全世界の累計感染者は八三四二万人、死者は一八二万人と規模が大きいわりに致死率は2・2%(日本は1・5%)で落ちつくと予想した人は皆無に近かったろうが、あくまでも結果論であることに留意したい。私が胸をなでおろしたのも、コロナの感染拡大が小康状態に入った六月頃であった。

また小説では最後までウイルスの正体が不明のまま、人類の「終末」を迎えているが、コロナは早い段階で遺伝子解析により特性がかなり解き明かされている。ワクチンの登場も遠くない。ともあれ前史をふくむコロナ騒ぎの軌跡を追ってみよう。

パンデミック候補の揃い踏み

初発地である中国からの情報で二〇二〇年一月十日前後という早い段階で、病原体は二〇〇二年に流行したＳＡＲＳ（重症急性呼吸器症候群）に近い型のコロナウイルスとＷＨＯは特定し、ＳＡＲＳ—ＣＯＶ２と呼んだ。

ＷＨＯは二月十二日にＣＯＶＩＤ—19と公式に命名するが、情報を共有した各国の専門家の間には、ＳＡＲＳの経験と教訓を生かせば抑えこめるだろうと楽観する空気があった。ひとつには彼らがパンデミックの本命としてもっとも警戒していたのは、鶏や野鳥に由来する鳥インフルエンザ（Ｈ５Ｎ１亜型など）のウイルスが変異して、鳥からヒト、ヒトからヒトへの感染爆発をひきおこす事態だったからである。

表１はそれ以外の有力候補もふくめ列挙しているが、いずれも危険度は流行の初期には予想がつかず、衰弱するか消滅してほっと安心したあと、次の有力候補に目を向けるという経過をくり返してきた。

表１のうちアジア風邪（一九五七年）、香港風邪（一九六八年）は、発生源である中国からの情報が乏しく、創設されてまもないＷＨＯも、全容をつかみかねているうちに終息してしまう。感染者や死者の数なども大づかみで、信頼性は高くない。

次のＳＡＲＳとＭＥＲＳ（中東呼吸器症候群）は、いずれも新顔のコロナウイルス科に

表1 パンデミック候補の一覧

Ⅰ名称と型	Ⅱ感染源と宿主	Ⅲ流行の期間（年）と地域	Ⅳ感染者数（人）	Ⅴ死者数（人）	Ⅵ致死率（%）	Ⅶ基本再生産数（人）
1.スペイン風邪 H1N1亜型	**アメリカ**	1918～20 全世界	6億（世） 2,380万（日）	2,000万～ 4,000万（世）	10～20	2.9
2.アジア風邪 H2N2亜型	**中国**	1957～58 アジア、欧米	98万（日）	200万（世） 5,500（日）	0.5	1.7
3.香港風邪 H3W2亜型	**中国**	1968～70 19か国	2,400万（世） 127,086（日）	100万（世） 985（日）	0.5	
4.重症急性呼吸器症候群 SARS-CoV	**中国南部** こうもり	2002～03 アジアなど 32か国	8,422（世） 0（日）	916（世） 0（日）	9.6	2～4
5.中東呼吸器症候群 MERS-CoV	**サウジアラビア** ラクダ	2012～ 中東など 27か国	2,519（世） 0（日）	866（世） 0（日）	34.4	0.7～1
6.鳥インフルエンザ H5N1、H5N8 H7N9	**香港** 鳥	1997～ 中国など 15か国	860	454	58	
7.新型インフルエンザ H1N1亜型など	**メキシコ** 豚	2009～10 199か国	2,200万（世） 17,646（日）	28.5万（世） 203（日）	0.3～1.4（世） 0.16（日）	
8.新型コロナウイルス感染症 COVID-19	**中国武漢** こうもり（?）	2019.12～			2.2（世） 1.5（日）	0.97 （9月4日）

参考

季節性インフルエンザ		毎年 全世界	毎年300万～ 500万（世） 1201万（日）	20万（世） 3,252（日）	0.05（日）	1～3
風邪 HCoV-229Eなど 200種	1割が 細菌性	毎年 全世界	70億（世）	不明		

〔出所〕主としてWHOの各種報告データ。
（注1）Ⅶ「基本再生産数」とは1人からうつす人数。
（注2）WはWHOの情報、（世）は全世界、（日）は日本。
（注3）7について米CDCは、2012年6月の報告書で感染者は約6,100万人と推定。

属し、致死率も10％、34％とかなり高く警戒されたが感染者の九割は中国で、全世界への拡散には至らなかった。

WHOはSARSへの警告を三か月後に撤回し、終息を宣言してしまう。日本にも六八例の「容疑者」は出たが、他の病気と診断され感染者、死者はゼロで済んだ。

中東のヨルダンとサウジアラビアから発生したMERSは日本に上陸はしなかったが、ウイルスは細々と生き残り、二〇一五年には韓国で中東帰りの一人から一八六人に感染させた例が報告されている。

メキシコで初発し豚が介在したので豚インフルとも呼ばれる二〇〇九年の「新型インフルエンザ」は、ウイルスの型がスペイン風邪と同型（H1N1）とわかり、衝撃を受けたWHOは、初のパンデミック宣言を発し、流行地となった一九九か国は対策に追われた。

日本でも五月九日、成田空港の検疫で見つかった高校生が第一号で、八月には沖縄県で最初の死者も出たが、厚生労働省は早い段階で季節性インフルと同じ扱いにする方針を示し、翌年三月、WHOより五か月も早く終息を宣言した(3)。

たしかにこの新型インフルは、受診者二〇七七万人、入院患者一万七六四六人（うち重症者一六四八人）と大がかりな割に、死者はわずか二〇四人、致死率は0・16％と低かった。季節性インフルの感染者六三〇万人、死者六二五人に比較して空騒ぎしすぎたと感じたのか、厚労省は途中から全数把握を取りやめ、季節性と同じように定点（五〇〇〇か所）の情報を集約する推計方式に切りかえた。

そして厚生労働白書は「今回の新型インフルエンザは（季節性とは遺伝子の構造は異なるが）、症状は季節性と類似したものが多く、重症化・死亡例も当初懸念されたほど報告されなかった。……今後また別の〝新型インフルエンザ〟が発生……鳥インフルエンザ（H5N1）についても、今後ヒトからヒトに容易に感染するようになって、世界的な大流行（パンデミック）に至る可能性も残る」(4)としめくくった。

WHOも鳥インフルの静かだが不気味な動静に警戒心を高めていた。強毒性のH5N1ウイルスは、野鳥や鶏を大量死させているが、一九九七年、香港でヒトへの感染が確認され、二〇〇五年以降、中国ばかりでなく世界各地で散発し、致死率は五割を超えた。そこでヒト型に変容して、パンデミックに発展する事態に備えてのシミュレーションが試行される。

二〇〇五年にWHOが想定した最悪のシナリオでは、全世界で一億五千万人、アメリカは九一〇万〜一一八〇万人、日本は一七万〜六四万人の死者数をはじきだす(5)。

またドイツのコッホ研究所は二〇〇三年にSARSの変異ウイルスを想定して、ドイツだけで死者七五〇万人(致死率10%)と算定したが、はからずも六年後の新型インフルの襲来を予言したことになる。もっとも、インフルエンザの規模は、致死率をいじれば、自在に上下する仕組みではあった。

ところで本命と目されていた鳥インフルは、その後もアジアを中心にあちこちで散発的に出現しつづけたが、いずれも数十人レベルにとどまり、十四年間の累計でも、死者は四百人台にしか達していない。最近では、二〇一九年五月ネパールでの症例がWHOに報告されている。

日本にも鳥インフルは八回侵入したとされるが、鶏の大量死だけで済み、ヒトへの感染例は見つかっていない。そのためもあって、大型の流行に備えての対策・準備は掛け声だけに終り、保健所の縮減とか防疫器材の不足などを手直しする機会を逃してしまった。

情報統制下の武漢ウイルス

新型コロナはいつ、どこからやってきたのか。震源地が中国であることに疑いはないが、素性と来歴は中国政府の情報非公開方針が影響してか、はっきりしない部分が残っている。

武漢市の感染者第一号は二〇一九年十二月十一日に発症した五十代女性か、十二月八日に発症、十六日に入院した六十五歳の男性のどちらかと思われる。いずれも海鮮卸売市場で働いていて、症状は肺炎であったが、中国政府は感染源とルートを明らかにしていない。CIA筋の人工ウイルス漏出説もふくめ、初発は十月か十一月、あるいはもう少し以前かもしれないが、究明される見込みはない。ひとつには、初期症状（発熱、倦怠感、咳《せき》など）では風邪、季節性インフルエンザ、肺炎、さらに夏期の熱中症は医師にもすぐには見分けにくいほど似ているせいもある。

それでも武漢市立中心病院の医師たちは、六十五歳男性の肺組織を採取して分析した結果、SARSコロナウイルスらしいと判定した。しかし共産党委員会からきつく口止めされた事情もあって、一月三日の中国中央テレビは「原因不明の肺炎」としか報じなかった。

テレビニュースが病原をＳＡＲＳとは違う新種のコロナウイルスと伝えたのは九日まで遅れた。武漢市がＷＨＯへＳＡＲＳとは３・８％（十四か所とも）の差異を示す新種ウイルスの遺伝子配列を報告したのは一月十二日、政府がヒトからヒトへの感染を認めたのは二十二日である（６）。

この間に武漢市内では患者が病院に次々と押しかけ、医療崩壊を招くほどのパニックをひきおこす。武漢市の住人から危険を冒してＳＮＳで悲惨な映像が次々に発信された。その一人である女流作家の方方《ファンファン》は、著書『武漢日記』（邦訳は九月に河出書房新社より刊）のなかで「いったい誰がどんな理由で感染症の発生を20日間も隠したのか」と記し、「形式主義や政治最優先」する当局の対応ぶりを責めた。さすがにこれ以上の隠蔽は無理と悟ったのか、沈黙していた習近平国家主席は、一月二十日に全力でコロナを断乎抑えこめ、と指令した。そして二十三日に人口一千万人余の武漢市と他地域との往来を禁じ、市民の活動を制限するいわゆるロックダウン（都市封鎖）を発動した。類似のきびしい措置は、北京や上海にも及んだ。

それでは海外諸国は中国の事態にどう対応したのか。通常だと衛生関連の最新情報や施策はWHOに依存し追随するのだが、今回はWHOの動きが緩慢で主導力を発揮できず、テドロス事務局長の露骨な中国寄りの姿勢は国際的に強く批判された。

WHOがようやくパンデミック宣言を発したのは世界の感染者が一一万八千人に達していた三月十一日である。WHOがその二日後には「欧州が流行の中心」と認めたように、コロナ禍の荒波は欧州諸国を巻きこみ、アメリカ大陸にも波及しつつあった。中国とWHOの対応ぶりを責めたアメリカのトランプ政権は、WHOからの脱退を通告するに至る。

皮肉にも中国の武漢市では厳格な都市封鎖が効果をあげたのか、二月下旬から感染者は急減しはじめた。三月十八日には武漢市の新規感染者がゼロを記録したと報じられ、党中央は三月二十三日に一応の収束を表明する。武漢の封鎖は四月八日に解除された。公式データでは五月末の累計感染者数は八・四万人だが、二〇二一年一月の武漢大学チームの発表では一六・八万人だったとされる。

中国の周辺諸国では、SARSの教訓をくんだ台湾とベトナムが十二月末から一月にかけ、中国本土との往来を停止した水際対策が功を奏し、死者を七人と三二人（ベトナムではその後さらに三人死亡）で乗り切ったが、日本の対応はスピード感に欠けた。

厚労省の関心が季節性インフルに向いていた事情も影響する。たとえば二〇一九年十一月十六日付の読売新聞は「インフル流行入り」の見出しで例年より早い流行の到来を報じた。十二月二十八日付では季節性インフルの感染者が七六万余人（推計）という厚労省発表を伝えたあと、「現在検出されたウイルスは、2千万人が感染した2009年の新型インフルのH1N1型がほとんどだ」と解説している。

表2が示すように季節性インフルは規模の違いはあっても毎年のように冬期（一月、二月がピーク）に流行していたが、予防ワクチンの接種が普及していたこともあり、国民の大多数は「年中行事」の感覚で受けとめていた。それでも毎年の感染者は一五〇〇万人、死者は三千人前後、余病併発などの関連死をふくめると一万人という試算もあるくらいだから、無視できるレベルではない。

厚労省はタミフルなど数種のワクチンや治療薬を用意していたが、ウイルスの型を早めに確認して必要なら代替のワクチンを準備するのに追われた。パンデミック候補（表1）のウイルスでも次の候補が出るとバトンタッチする形で消えるか、毒性の低い季節性インフルに変異するらしいと推測していた。その流れはなおもつづく。

表2 季節性インフルエンザの感染者・死者数の推移

シーズン	日本		（参考）アメリカ	
	推計受診者数（万人）	死者数（人）	推計受診者数（万人）	死者数（人）
2010/2011	1,376	574	2,100	37,000
2011/2012	1,656	1,275	930	12,000
2012/2013	1,370	1,514	3,400	43,000
2013/2014	1,572	1,130	3,000	38,000
2014/2015	1,503	2,262	3,000	51,000
2015/2016	1,613	1,463	2,400	23,000
2016/2017	1,701	2,569	2,900	38,000
2017/2018	2,257	3,325	4,500	61,000
2018/2019	1,210	3,575	3,600	34,000
2019/2020	729	932	3,800	22,000

図1 インフルエンザと新型コロナの死者数比較

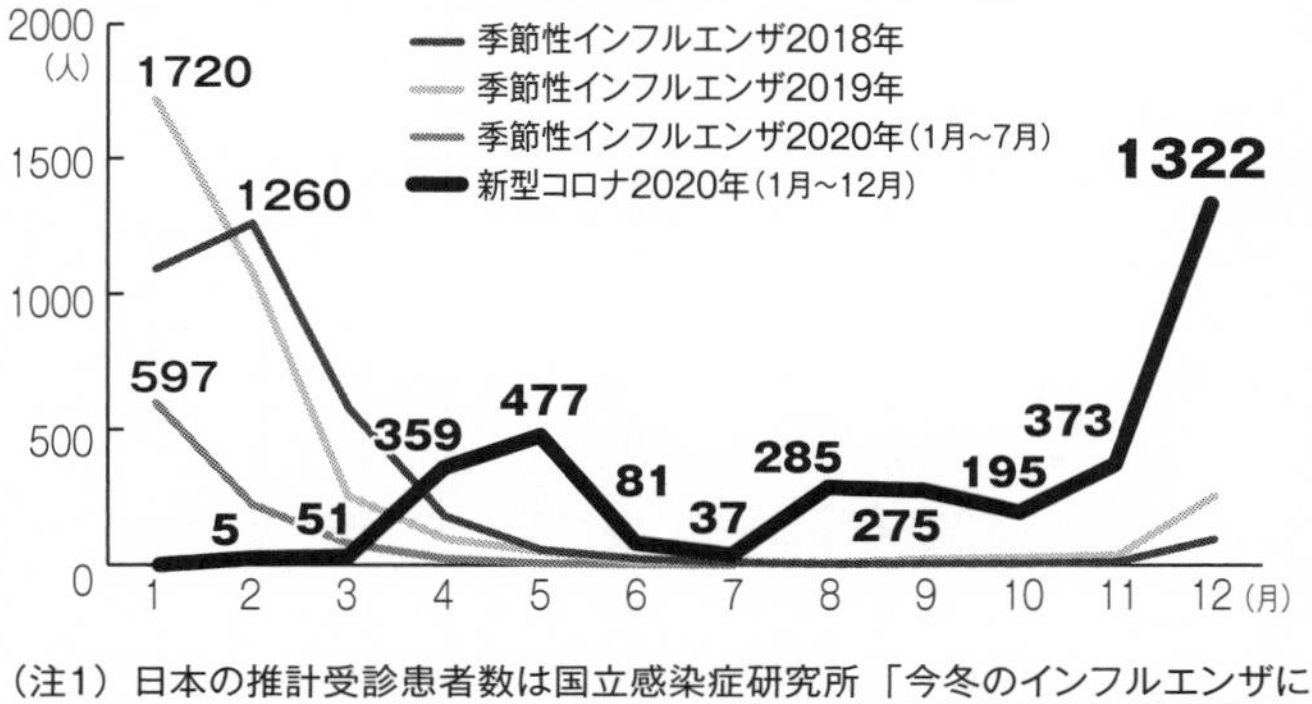

（注1）日本の推計受診患者数は国立感染症研究所「今冬のインフルエンザについて」（各年版）より。2018/19シーズンから推計方法が変更されている。

（注2）同死者数は厚生労働省「人口動態調査」（各年版）より。例年、1～2月の死者が圧倒的に多いことから、各シーズン後半の暦年の数字を採用。関連死は含まれず。

（注3）2019/20シーズンの推計受診者数は20年4月10日まで、死者は20年1月～7月の合計。ちなみに、2018/19シーズンの1月～7月の死者は3,221人。

（注4）アメリカの数字はCDC（米国疾病予防管理センター）のPast Seasons Estimated Influenza Disease Burdenより。

（注5）図1のインフルエンザの死者数にも関連死は含まれていない。

一月十七日付の朝日新聞は、新型コロナの「リスクは低く、過度に心配する必要はない」との厚労省の見解を報じ、複数の専門家の「広がるリスクはほぼない」「感染があったとしても、（季節性の）インフルやはしかなどと比べ確率はとても低い……インフルエンザの予防策をとれば足りる」のような楽観論を紹介している。月末の二十七日になっても厚労省はＨＰで「ヒトからヒトへの感染の程度は明らかではありません……風邪やインフルエンザと同様に、まず咳《せき》エチケットや手洗い等を」と、のんびり構えていた。

一部の敏感なジャーナリストは、海外情報を追いながら「政府からはまったく危機感を感じられなかった……厚労省の役人は前例踏襲ばかりで」（7）といらだつ。また門田隆将も「安倍政権は対応できず……右往左往している」（8）と批判し、中国人の日本への観光客をただちに禁止せよ、とツイッターで訴えたが、実現したのは三月五日になってからである。

どうやら政府も助言役の専門家も、アジア風邪から二〇〇九年までつづいた「空振り」にこりて、季節性インフルと同じ程度で収まりそうだという先入観にとらわれていたと言えそうだ。

次に「新型」パンデミックの広がりぐあいをたどっていきたいが、その前に今までにわかったコロナウイルス関連の基本的情報を整理しておく。

北イタリアから米大陸へ

ここ半年以上、テレビ番組で毎日のように見せつけられる不気味な顕微鏡写真でおなじみになったコロナウイルスは微生物なのか、無機物なのかは学界でも議論が分かれているようだ。自己増殖能力がなく、意思表示も感情表現もないから生物としての要件には欠けるが、たえず進化を重ねている点はヒトと共通する。しかもヒト（ホモサピエンス）が登場するはるか以前から、地球上に住み、動植物を宿主として生きてきた。

ヒトとウイルスとの関係は微妙である。宿主やヒトを殺してしまうと、ウイルスも共倒れになってしまうので、無害化か弱毒化によって共生するよう進化したと考えられる。

いわゆるコロナウイルス（Corona Virus）は、数十万種いるウイルス中の風邪症候群に属す。構造はシンプルで、自らの設計図「ゲノム」（遺伝情報）と、それを包む蛋白質《たんぱく》の膜から成る。細菌と違い、蛋白質を増殖させる装置がないため、宿主（ヒト）の細胞に感染して乗っとり、飛びだして次の宿主に感染していく。物に付着したウイルスの生存期間は24〜72時間とされる。

コロナの名称は外膜に複数のスパイク状突起があり、その形状が太陽のコロナ（光冠）と似ていることに由来する。ヒトに感染し病原となるのは七種類があり、うち四種類は毎年のように世界中で流行するが、罹患者のほとんどが治療しなくても数日で治ってしまう単純な風邪の原因ウイルスである。風邪の10〜15％を占めるが、免疫はすぐ消えてしまうので、同じ人が冬の間に二度も三度もかかるのも珍しくない。

残りの三種類がSARSとMERS、今回の新型コロナ（COVID—19）である。同族なので、高熱、呼吸困難、人工呼吸器が必要となる肺の重篤な炎症などの病状は共通する。しかし新型コロナならではの特性（たとえば人体の免疫能力を弱める攻撃力とか、無症状でも他者へ感染させる能力）もあり、医療現場の対応を困難にした。

コロナウイルスの侵襲を防衛するのは、人体に具わる免疫機能である。ヒトの免疫は二段構えの防御壁から構成される。第一は侵入してくる病原を直ちに迎えうつ白血球系の「自然免疫」、第二はウイルスがヒトに乗っとり増殖しようとするのを、より強力なキラー

AFP＝時事

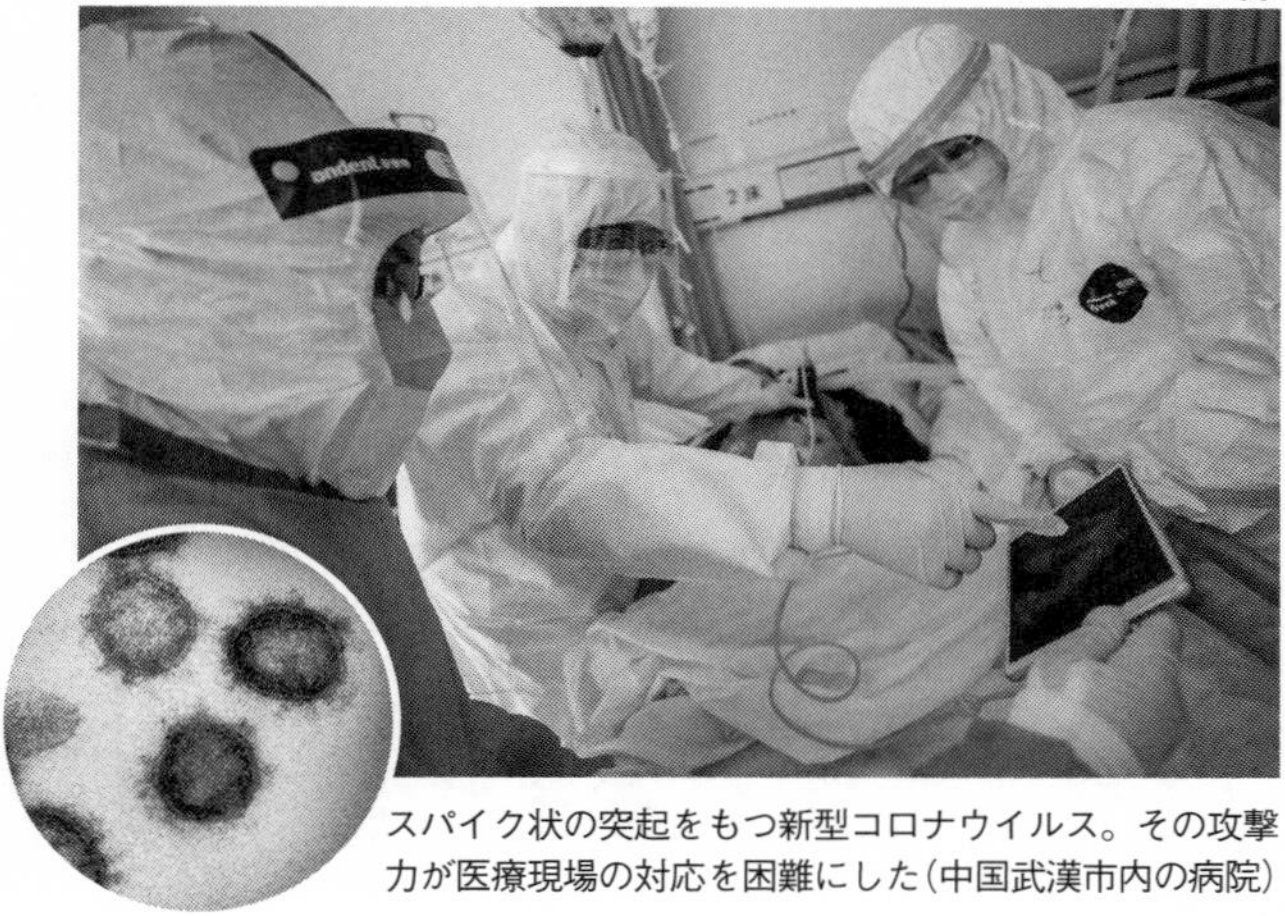

スパイク状の突起をもつ新型コロナウイルス。その攻撃力が医療現場の対応を困難にした（中国武漢市内の病院）

T細胞やB細胞などを動員して叩く「獲得免疫」である。前者の役割を警察官、後者は軍隊になぞらえる医学者（奥村康）がいる。

感染しても無症状の段階でウイルスを退治してしまい、発症に至らない場合も多い（60～80％）が、時には免疫の過剰反応で肺や血管を痛めつけるサイトカイン反応を起こし死亡する例も見られる。そして外来の敵と戦って生き残った人たちの多くは、ワクチンに似た免疫能力（抗体）が獲得できる。

だが未知のコロナウイルスに対する免疫性を持ち合わせた人はほぼ皆無だったし、準備されたワクチンもなかった。しかもグローバル化した空路網を経由するコロナウイルスは、かつてないスピードで世界中に拡散した。その経路は確認されていないが、中国からまず欧州大陸へ、ついで北米、さらに南米やアフリカのルートが推定されている。

欧州内のルートはとくにわかりにくい。国別に最初の感染者を追ってみると、イタリアでは一月二十九日に北部へ入った武漢からの中国人（二人）、イタリア人の第一号は二月十八日とされている。ドイツは一月二十八日、スペイン、イギリス、スウェーデンが二月一日とまちまちで、フランスの一月二十四日がもっとも早いが、イタリアは前年の十二月十八日に下水道の分析でウイルスを見つけたという情報がある。北イタリアには中国系住民が四十万人も居住し本国との往来が盛んだったので、十二月のうちにウイルスが輸入された可能性は高い。

なおアメリカでは西岸のシアトルに一月二十日という早い段階で武漢から持ちこまれたが、二月中旬に欧州から東海岸のニューヨークへ渡来したのが本流になった。世界中で同時多発したとみなしてよいのかもしれない。

いずれにせよイタリア、なかでも北部ロンバルディア州は中国のような強権的措置で抑えこめず、三月中旬には中国を抜いて一時は死者数が世界首位の一万一千余人、致死率は

13・8%を記録する。

北イタリアは、中世から何度もペスト（黒死病）に襲われる惨害を経験していた。十四世紀の大流行では中心地のフィレンツェが「死臭と悪臭の都」と化す。見聞したボッカチオはそれを題材にした『デカメロン』を残すが、三世紀後のペストでは中心地ミラノで数十万人が死んだ。『いいなづけ』という名著で史実を探索したマンゾーニは「街全体が死体置場と化した」と記し、さまざまなエピソードを語っている。

避病院で患者を看取った六十人以上の司祭や修道士のほぼ全員が「喜んで死んでいった」とされる。「死者の家のベッドの下に狼が一匹、上に大猫三匹が生き残っていた」という印象的な光景が読者の心をゆさぶる（9）。

そして四世紀後の二〇二〇年二月から四月にかけて、記憶の伝説を想起させる事態がミラノと近隣の町村を襲った。政府は手おくれ気味ではあったが、北イタリアと他地域との交通を遮断する処置をとった。しかし押しかけた患者たちで病院は溢れ、診察や治療に手がまわらぬ医師たちも次々に感染して倒れる。苦悩の末にトリアージ（症状に応じた命の選別）の手法が採用され、受け入れ不能のため自宅で死を待つ老人に「緩和ケア」の名目で往診の医師がモルヒネを注射した。

たまりかねた医師団は、海外の医師たちに応援を求めるSOSを送ったが、受けとった方も多かれ少なかれ似た苦境にさらされていたから応じる余力はなかった。遺体の始末も難事となる。火葬場も満杯なので、軍のトラック隊が出動して他州に送りこんだ。

イタリアと同様の「医療崩壊」に見舞われたのは、三月末にイタリアを抜きアメリカに次ぐ第二位の感染者を出したスペインである。全感染者の14%を医療関係者が占めた（イタリアは8%）。あとは推して知るべしだが、一九一八年のスペイン風邪で生き残った一〇七歳の老女が、コロナにも感染するが回復したという朗報はせめてもの救いとなる(10)。同じ頃、イスラエルではアウシュビッツで生き残った八十八歳の老人がコロナで死んだ。

さて各国のコロナへの対応と対策は、相手が未知のウイルスだけに、試行錯誤に頼るしかなかったが、対策のほうは結果的に足並みがそろった。国境閉鎖、都市封鎖、公共施設の休館、外出規制、飲食店・バーなどの営業規制、隔離、感染を突きとめるPCR検査の強化、マスク着用など寛厳の程度（多くは罰則付き）は、経済活動の再開とのからみでゆれ動く。

例外的だが、国民の一定部分が感染して免疫が広がるのを期待する「集団免疫」説に依拠し、強制を避けて「自粛」の呼びかけで終始したのがスウェーデンである。根拠は少し違うが、日本も「自粛」方式で通した。

イギリスも初期にはスウェーデン・モデルにならい集団免疫路線で対応したが、ジョンソン首相が感染し、集中治療室（ＩＣＵ）入りする（二週間後に職務復帰）など、感染者と死者の急増にたまりかね、すぐにイタリア、スペイン、フランスなど他の欧州主要国と同じロックダウン路線へ転換し、何とかしのいだ。

欧州諸国の流行速度が鈍るのと入れ替るように、三月中旬から感染者が激増したのがアメリカ、少しおくれてブラジル以下の中南米諸国である。トランプ米大統領は季節性インフルでも、四月までの半年に六万二千人もの死者を出しているくらいだからと、コロナの脅威を軽視していた（11）。

さすがに三月十二日には非常事態宣言を発し抑えこみにかかったが、ニューヨーク市を中心として感染者と死者は爆発的にふえつづけた。医療崩壊の危機が迫り、クオモ州知事は全米に医師団の増援を仰ぐ。それでも四月十三日に死者数が二万人を超して世界首位となり、全米への拡散も進み、十二月三十一日現在でもその座はゆらいでいない（感染者一九九七万人、死者三四万人）。

世界一の医療水準を自負してきたアメリカが、不名誉な記録を更新しつづけているのは意外と受けとられているが、理由はある。第一は連邦制国家のため州権が強く、統一的な施策がとりにくいこと、第二に医療保険制度が不十分なため、医療の対象から外れている移民や貧困層が多いことなどが指摘されている。

この点は感染の勢いがとまらず、第二位の座を占めるブラジルも同様だった。「人はいずれ死ぬもの」「雨みたいなもの、みんながかかる」と開き直ったボルソナロ大統領は、州知事や専門家たちと対立を深め、二人の保健大臣を更迭した。

皮肉にも大統領と妻子、閣僚八人が感染する目にあったが、「死を乗りこえて進むしかない」と強気の姿勢を変えず、持論の経済優先策を促進するため、八月に入ると規制緩和に乗りだした。意外にも世論の支持は高かったという。一方、十一月の米大統領選でバイデン対立候補からコロナ対策の失敗を非難されたトランプ大統領は僅差で敗れたとはいえ、熱狂的な支持者が多いことを印象づけた。政治家の人気には測りがたい要素があるようだ。

「首都感染」の水際で

ところで日本はというと、テドロスＷＨＯ事務局長から「日本は成功例だ。感染者はふえたが、死亡者を低く抑えこんだ」（五月二十五日と八月十一日）と二度も賞賛してもらった。だがＷＨＯの御託宣を手放しで喜ぶ日本人が多いとも思えない。新聞も雑誌もテレビも、コロナ一色という時期がつづき、不平不満を煽る論調が多かったゆえでもあろう。それだけではない。

コロナと向きあう日本人の心理的特徴は外国人に比べ不相応に恐怖心が強いことだと言われる。恐怖よりも感染への不安が感染していく現象なのかもしれないと考えているうちに、以前に読んだＳＦ小説を思いだした。高嶋哲夫の『首都感染』（講談社、二〇一〇年、文庫版は二〇一三年）である。ウイルスを主役にしているところは小松左京の『復活の日』と同様だが、スケールは小さくてもその分だけリアリティに富んでいる点で、現在のコロナ騒動と近似した部分が少なくないのに気づく。何よりも東京都心のロックダウンは、新型コロナでもありえた選択肢だった。

主人公は首相の息子でもある先端研究者兼医師、厚労大臣も医師という設定は、安倍首相と側近たち、閣僚では一人を除く全員が文系だったコロナ対策陣とは対照をなす。中国から襲来したのは、書かれた当時に最大の潜在脅威とされていた鳥インフル（H5N1）で、発症前からウイルスを排出する特徴が共通する。

ハイライトは、流行の中心となった東京都心部の全面封鎖だった。首都を犠牲にして地方を救い、復興を委ねる発想は出色と言えよう。首都の感染者は四二〇万人、死者は五八万人に達したが、それでも世界人口の80％が感染し、20％（一二億人）が死んだのに「日本の感染者、死者の少なさは異例である」ことが「賞賛」されている(12)。主人公と親友があっさりワクチンと治療薬の開発に成功するのは安易すぎるが、小説だからやむをえないこととして、最大の差異はコロナに対し日本政府が法的強制に訴えず、国民への勧告ないし要請のお願いベースで終始した点だろう。

小池東京都知事が「オーバーシュートを防げなかったらロックダウンを招く」（三月二十五日）と警告したことはあった。日本の科学者は海外の仲間から「ロックダウンをやらないと日本は大変なことになる」と忠告されてもいた。

七月に第二波が襲来して、一時は第一波のピーク（四月初旬）を上まわる感染拡大が見られた八月に東京都医師会長が、国会を召集して罰則付きの規制法を作るよう献言したが、政府や助言役の専門家会議は動かなかった。小説と現実の結末は食いちがうが、次のパンデミックが来るときには、首都ロックダウンの悪夢が「再現」するのかもしれないと思わせる迫真力が『首都感染』にはある。

ここで年初に立ち戻り、日本の新型コロナに対する対応ぶりをたどってみたい。あえてテーマ別に時期区分すると、水際作戦期、クラスター対策期、自粛体制期の順になろう。

まず年初からの水際作戦は失敗と評すしかない。最初の新型コロナ患者は一月十八日、個人タクシー組合が主催した屋形船の新年会に出席した直後に、肺炎で入院した運転手とされてきた。しかしPCR検査で陽性と判明したのは二月十三日とおくれてしまい。周辺から十三人の感染者が発見され、うち一人は二月十三日に死去、死者第一号となった。最初のクラスター例である。感染源は一月十五日に乗船した武漢からの中国人ツアー客ではないかと推測されたが、突きとめられなかった。

厚労省がコロナ感染者の発生を最初に公表したのは、一月十六日である。神奈川県に在住し、武漢を訪問中に発症して日本へ帰り、軽い肺炎として十日に入院し陽性反応が出たあと十五日に退院した三十歳代の中国人である。公表にさいし、厚労省はわざわざ「感染リスクは小さい」とコメントしていた。

新聞が「新型肺炎、国内2例目」の見だしで報じた患者も、訪日観光客の中国人だが、一月十四日に発症した身で五日後に来日し、二十二日に入院、二日後に陽性反応が出た。日本人は一月八日から中国人ツアー客たちのバスを運転した六十歳代の運転手が最初で、十四日に発症、二十五日に陽性と判定されたが退院している。バスに同乗した日本人ガイドも感染しているが、それを報じた二十八日付の新聞は武漢から来日した男女二人のツアー客の感染を伝えている。

こうして見て行くと、ウイルスが入ってきたのは中国ルートであることは疑いようがないのに、当局は「成田で検疫強化」の程度でお茶を濁した。

一月は春節（中国暦の正月）の連休で計九二万人もの中国人観光客が訪日していたから、「新型肺炎」は同時多発的に侵入したとしか、言いようがない。こうした状況に危機感をつのらせた在野の識者たちは、ツイートの連絡網を使って政府を突きあげる。数例を引用したい(13)。

「(中国人の)春節大移動に備え、予防体制を」(一月二十一日)とツイートした伊藤隼也は「大規模イベント、不要不急な国内移動の中止が必要。武漢に学べ」(二月十六日)と提言し、門田隆将は「主要国の多くは中国全土からの入国拒否に転じているのに、日本はなぜやらないのか……安倍政権は中国への忖度《そんたく》で滅ぶ」と叫んだ。百田尚樹も「中国と韓国からの入国を全面禁止せよ」(二月二十一日)と主張する。

同主旨の声は各界から起きてはいたが、政府は動かなかったし、説明も怠った。最終的に中国からの入国を全面禁止したのは、習近平主席の訪日が中止になった三月五日になってからだった。だが中国政府は一月二十七日に自国民の海外団体旅行を禁止したので、実害はかなり薄まったとも言える。

その中国では二月末から感染者が低減しはじめ、三月中旬には感染者増が二桁まで急減、ピークは終ったと宣言して、海外の流行地へ医療団の派遣やマスクなどの医療品の援助を開始した。初動の不手際ぶりを批判した世界世論を宥めるための政略でもあったのだろう。

三月三十日には東京オリンピックの開催が一年延期されたのを機に、日本政府はやっと欧米諸国からの入国を制限したが、コロナウイルスの侵入を水際で食いとめるのはもはや不可能と悟った政府は代替策を模索した。浮上してきたのは、専門家グループの座長役である尾身茂が主唱し、厚労省に新設（二月二十五日）されたクラスター対策班が担当した「クラスター潰し」戦術であった。

クラスター潰しと自粛体制

ＷＨＯが「何よりも検査だ、検査だ」と呼号したＰＣＲ検査の強化で、感染者を一網打尽にする手法には難点があった。なまじ感染法上の「指定感染症」に指定したばかりに、検査で陽性者と判明すれば、無症状の軽症者まで入院させる必要が生じた。そうなるとコロナ向けの病院では収容しきれず、「医療崩壊」を招くリスクが予見された。

そこで感染者集団（クラスター）の感染者と濃厚接触者の過去の行動を追跡して共通の感染源を特定し、潰して行く戦略を立てた。公言はされなかったが、限られた医療の器材とマンパワーを重症者の治療に集中する狙いもあった。

そのサジ加減を担ったのは保健所だが、連日の新聞で新規感染者のうち「感染経路不明」と発表された数字は一貫して五割を前後し、危機感を増幅した。だがクラスター班はそれまでの観察から、大多数の感染者は無害だが、「実効再生産数」（一人が一人に感染させると1、二人にだと2）の高い「中心的拡散役」（スーパー・スプレッダー）が存在することに気づいていた。

彼らを抑えこむため、東京の新宿区が警官を交えて歌舞伎町歓楽街の夜間巡回を始めた。クラスターが発生したホストクラブなどは、関係者全員のＰＣＲ検査を行った。業者の事前了解を取ったうえでのパフォーマンスではあったが、半年以上にわたるコロナ騒ぎでは稀な局地ロックダウンだったと言えるかもしれない。成果のほどは判然としないが、クラスター潰しのお手本とされた意義はあったろう。

表3は五人以上の集団感染を対象とするクラスターのなかからいくつかの典型例を抜きだしたものである。十一月三十日時点で計二五七五件（厚労省まとめ／読売新聞十二月十日付）とされているが、感染経路を突きとめられなかった例が多い。クラスター発生の場はさまざまで、最多が飲食店、ついで企業だが、めだつのは病院で、患者と医師・看護師

などの職員を巻きこみ、「院内感染」と呼ばれる。大病院の場合は、無症状者をふくむコロナの「容疑者」とそれ以外の外来・入院患者とが混交しがちであり、医療マスクや防護服で身を固めた医療関係者も、診察の過程でつい油断してしまうのであろう。

きびしい対処策が講じられたことにより、大型の院内感染は減っていったが、六月四日の時点で全国で九十九の病院における全院内感染者は二一〇五人、死亡者は二〇五人（全員が患者）という情報がある（14）。事情は海外諸国でもさして変らない。イタリアとスペインではいずれも全感染者の11～14％、全世界では二万二千人を医療関係者が占め、イタリアでは一〇五人の医師が感染死したというから、日本は恵まれたほうと言えそうだ。

もうひとつ注目したいのは、介護老人施設である。他にも千葉の知的障害者施設の例があるが、数的には最多のいわゆる老人ホームが大きな被害を免れている。ホーム自体が、高齢者を守る隔離施設として機能した一面を指摘する声もある（15）。

欧州諸国は高齢化率が高いせいもあって、犠牲者が集中した。イギリスでは死者の四割、フランスでは三分の一、ベルギーでは五割を老人ホームの入居者が占めたと報告されている（16）から、日本の老人たちは幸運だったと言えよう。

表3 クラスターの事例

	名称	感染者数	死者	記事
1	屋形船 （東京都・隅田川）	13		1月18日の新年会の関係者
2	ダイヤモンド・プリンセス号 （クルーズ船）	712	13	2月5日～3月1日横浜港に停泊 乗船者3711人
3	永寿総合病院 （東京都台東区）	214	43	3月～6月、死者は全員が患者
4	介護老人施設アカシア （北海道札幌市）	92	17	4月～5月
5	聖マリアンナ医大病院 （神奈川県）	80	13	4月～5月、6月8日終息宣言
6	有料老人ホーム「藤和の苑」 （群馬県伊勢崎市）	68	16	4月
7	新宿区の劇場 （東京都）	75		7月、濃厚接触者887人
8	宝塚歌劇団 （兵庫県）	15		8月、7人が女性
9	淞南高校サッカー部 （島根県）	107		8月
10	宮古島 （沖縄県）	108	1	8月～10月
11	在沖縄米軍	564		12月1日発表
12	相撲部屋 （東京都）	24		9月、玉ノ井部屋の力士は28人
13	青梅市立総合病院 （東京都）	69	6	9月～10月、 患者26人、職員等42人
14	順天堂練馬病院 （東京都）	69		9月～10月、うち患者24人、 スタッフ36人
15	自衛隊朝霞駐屯地 （埼玉県）	43		9月～10月、 全員が研修中の20代女性隊員
16	旭川市吉田病院 （北海道）	201	31	11月～12月、263床
17	旭川厚生病院 （北海道）	300	25	11月～12月、499床 患者181人、職員等119人
18	豊洲市場 （東京都）	174		8月～12月

ところでコロナの抑えこみを達成するには、クラスター潰しのような攻めの手法と同時に、守りの知恵を動員する必要がある。くり返すようになるが、海外諸国が程度の差はあれ罰則を伴う強制措置を採用したのに対し、日本政府は「民度の高い」（麻生太郎副総理）国民の自発的協力を引きだそうと考えた。「一億総自粛体制」と呼んでよいが、意外にも予期以上の効果をあげることができた。

知恵の一例を挙げると、五月のゴールデンウィークを見すえて厚労省専門家チームのメンバーで「接触が減れば制御できる感染症」との認識から「三密（密閉空間、密集場所、密接場面）」を回避するため人と人との接触を「極力八割削減、最低でも七割減」と呼びかけ、「八割おじさん」の愛称で名をはせた西浦博の貢献である。

専門家のなかでも賛否が分れ、厚労省も乗り気ではなかったが、何もしないと「四二万人が死ぬかも」と脅した効果は絶大だった。最初は不可能な目標だと笑殺したテレビが、ガラガラになった新幹線やバス、東京や大阪の繁華街を連日のように映しだすと旅行、外出、会食を自粛する風潮が一挙に加速された。帰省を予定していた在京者には、出身県や実家から帰ってくれるなという要請が届く風景も珍しくなかった。「ステイホーム」（自宅ですごそう）が過ぎると、運動不足で健康を害すると心配するドクターも現れたほどだ。WHOは効果のほどを四割減と報じたが、八割以上と伝える論者もあり、私もそれに近かったと体感している。

誰よりも安心したのは四月七日に、緊急事態宣言（五月二十五日に解除）を発し、薄氷を踏む思いで自粛体制を「皆さまに要請」するかわりに「海外のような都市封鎖はおこないません」と断言した安倍首相ではなかったか。

それを受けとめた一般大衆の反応ぶりを、門田隆将は次のように記す(17)。

日本人は世界を驚かせる行動を見せた……日本の経済活動は見事に「止まった」のである。交通機関や宿泊施設、飲食店、映画館、劇場……あらゆるものが、営業を自粛してこの方針に従ったのだ。「うつらない」「うつさない」という大目的のために政府が打ち出した〝三密〟を避けよという要請に対して国民が一致して協力したのである。

危惧された自粛破りの徒がいないわけではなかった。休業の要請を拒否して営業をつづけたパチンコ店、バー、隔離中のホテルから警備員数人の制止を振り切って外出した患者などが、テレビのワイド番組を賑わせ、名前を公表するかどうかでもめた。自警団まがいの「自粛警察」や「マスク警察」も出現し、結果的に自粛の風圧を高めた。

五月二十五日の緊急事態宣言解除にさいし、安倍首相は「日本ならではのやり方で、わずか一か月半で今回の流行をほぼ収束させることができた」と自賛したあと「今後は社会経済文化活動を順次取り戻し〝新たな日常〟を構築しよう」（要約）と呼びかけた。過酷な環境下で奮闘した医療従事者への敬意と感謝を述べるのも忘れていない。この頃からメディアの関心事が「コロナ後」（ポストコロナ）へと移っていくきっかけとなる。

だが海外では、こうした日本の「成功」は奇妙としか見えなかったらしい。代表格は『フォーリン・ポリシー』誌（五月十四日）で、百万人当りの死者が米の二五八人、他の先進国も数百人レベルなのに、日本が五人にすぎない事実を紹介したあと「コロナとの戦いで、日本はすべて間違ったことをしてきたように思えたが、不可解ながらすべてが正しい方向に進んでいるように思えてしまう」（要旨）と皮肉まじりの論評を加えていた。感染者と死亡者の比率を示す致死率で見ると、全世界の2・2％に対し、十二月三十一日現在の日本のそれは全年齢平均で1・5％となっている。八十歳以上は14・0％だが、十九歳以下の未成年者はゼロである。

たしかに年初いらいの政府の対応ぶりを見ると、定見を欠く「その日暮し」で終始したように見えなくもない。それでも「成功」したとすれば、それなりの理由がなければならない。

「ファクターX」を追う

この命題に挑戦し「隠れた理由」（ファクターX）を見つけようと提唱したのは、ノーベル賞受賞者の山中伸弥である(18)。議論に加わった論客は少なくないが、結論はまだ出ていない。しかし「コロナ後」への対応を考える手がかりになりそうなので、諸説を順序不同で個条的に列挙しておこう。

1. 国民皆保険による医療アクセスの良さ

アメリカ、ブラジル、中国は医療保険制度が不備だが、皆保険では最先達のイギリスのように順位六位の死者を出している例もある。

2．医学や現場の医療水準が高かった

とくに肺炎が悪化し、エクモ（人工心肺）を装着した重症患者の七割を回復させている。

3．本来は結核ワクチンであるBCGの接種が義務化されていた

学理上のエビデンスはないが、免疫力がコロナにも及んだのではないか、との有力な仮説がある。ちなみにBCGを接種している日本、中国、韓国など東アジア諸国やポルトガルは、いずれも死亡率は低いが、未施行のアメリカ、イタリア、やめてしまったイギリス、フランス、スペインなどは死亡率が高い。しかし接種しているのに高いブラジル、ロシア、イラン、やめたのに低いドイツ、オーストラリアのような例外もある。

4．生活習慣と衛生観念

入浴、手洗い、うがい、靴脱ぎ、マスク着用の習慣が定着している。キスやハグ、大声の会話など欧米人の風習になじんでいないのがプラスに働く。マスクになじみが薄い

海外諸国では急に着用を義務化して、反対デモが起きた事例もある。マスク以上に予防効果を高めたのは、至るところに置かれているアルコール消毒液ではないかと私は考えている。

5. 遺伝子の差異

新型コロナウイルスは流行の途中で変異をくり返すが、中国から日本へ入った株は弱毒なのに対し欧州へ向った株は強毒化し、アメリカを経て三月以降に日本へ入り第一波のピークをもたらしたと推測されている。

また日本をふくむアジア人種の遺伝子に抗ウイルスの要因が潜在しているとか、ここ数十年の間に流行したインフルエンザへの抗体を獲得しているため、感染があまり拡大しないのだという「交差免疫」説も提示されている。

6. 国民性

政府の初期対応はもたもたしたが、それでも自粛要請が法的強制と実質的に変らぬ効果を収めた。それを「従順すぎる日本人」とか、日本社会特有の「同調圧力」と解するネガティブな見方もあるが、「結果良ければすべて良し」と割り切るのも可能だ。

以上のようなファクターXをめぐる論議は集約しきれぬうちに、複合効果だよと片づける識者も出てきた。やや辛口ではあるが、「政策担当者の必死に知恵を絞った場当たり的な判断の積み重ね」と総括した民間臨調のコメントあたりが無難なのかもしれない(19)。

洋の東西を見渡せば

七年八か月という史上最長を記録した安倍政権に代って、二〇二〇年九月十六日に菅義偉《すがよしひで》内閣が誕生した。菅新首相は取り組む最優先の課題は新型コロナ対策だと言明したが、重点がコロナで落ちこんだ日本経済の復調に向けられている、と国民の多くは受けとめている。

七月下旬頃を境に、コロナをめぐる国民の姿勢は変った。長びく自粛生活の不自由さに疲れてきたからでもある。それを感じとった政府は感染を爆発させない範囲で、各種の規制をゆるめる方向へ舵を切り替えていく。七月には旅行増で経済回復を狙ったＧｏＴｏトラベル事業に乗り出した。国民も「対策しながら楽しむ」ノウハウを会得しているはずと読んでのことである。

専門家たちも半年余の学習で、コロナウイルスは「強い感染力とほどほどの致死性を持つ感染症の一種」と見定めるようになる。根拠はいくつかあった。

最大の安心材料は、致死率が第一波期（一月～五月末）の5・3％に対し、第二波期（六月一日～九月末）は1・02％に低下し、十月に入っても維持されていること、次に、感染力の指標でもある「実効再生産数」が九月四日に0・9まで低落したこと、全患者の約10％を占め人工呼吸器を必要とする「重症者」数も四月三十日の三二八人をピークに一時は五〇人を割ったが、八月以降は一〇〇人台から二〇〇人台で推移していることなどであった。

さらに人口動態統計月報によると、二〇二〇年一月～七月のコロナの死者は九五七人だが、同期間の季節性インフルによる死者は九三二人で、前年同期間より二二八九人も少ない。肺炎なども減っているので、呼吸器疾患の領域全体で見ると、例年より大幅改善という思わぬ収穫まで加わった(20)。原因はコロナ対策としてマスク着用やアルコール消毒に励んだのが好影響をもたらしたと考えられる。

比較を年末まで延長しても、コロナの累計死者三四六〇人は季節性インフルの年平均死者三千余人のレベルと並んでいる。ついでながら私的願望になるが、表1のパンデミック候補と同様に新型コロナも遠からず季節性インフルに仲間入りして、ひっそり生きる道を択んでもらいたい。

それでも新聞は毎日、全国や都道府県別、市区町別の感染者、死者の数字を律儀に掲載し、読者を一喜一憂させている。長く感染者ゼロをつづけた唯一の岩手県で、七月末に二名の感染者が出たときは、社会面の大きな話題となった。その後、岩手県の感染者は二百人台へ急増するが、鳥取、島根の二県は死者ゼロの記録を更新しつつある（十二月三十一日現在）。同じ頃に、やはり感染者ゼロを維持していた東京都下の小笠原村で二名の感染者が見つかった。飛行場も病院もない離島なので気になったが、自衛隊のヘリと海上保安庁機がリレーして、都内の病院へ搬送された。

厚労省が心配していたのは、秋から冬にかけ、ぶり返すコロナ（第三波）と季節性インフルの「同時流行」（ツインデミック）が起きる事態で、それに備え季節性ワクチンの量産に着手した。年末の時点で、季節が逆の南半球諸国から、その種の情報は入っていないので、杞憂に終る公算が高い。そのかわり、十二月頃にイギリスや南アフリカでコロナウイルスの変異種が発生、欧州を中心に世界各地へと飛び火し、日本にも上陸した。変異種はより強い感染力を持つと推測され、新たな不安材料となっている。

最後に、コロナウイルスと戦いつづけている海外諸国の軌跡と現状を概観しておく。一年近くにわたる戦歴のなかで見えてきた争点をいくつか拾い出してみる。

第一は、新型コロナウイルスの特性については内外の専門家や研究者が一年近く究明に取りくんできたのに「謎多きウイルス」という評価は変らず収束の見通しはついていない。十月九日のワシントン・ポスト紙は「致死率は低下しつつあるが、それが短期的現象なのか、次のパンデミックへのステップにすぎないのか、誰も確言できない」と論じた。つまり病気治療の定型が確立しきれていないことを意味する。模索は今後もつづくだろう。

第二は、被害の程度、態様が地域や国による格差が意外なほど大きいことである。その原因がウイルスの気まぐれな攻撃性によるのか、防御側の対応策の巧拙によるものかは判断しにくい。

表4はWHOが集計した地域別・国別の「新型コロナウイルスの累計感染者数・死者数・致死率」の一覧だが、眺め方によって多彩な情報が引きだせる。核心的指標である死者数のトップは中国→イタリア→アメリカと変遷するが四月以降、アメリカは首位の座（十二月三十一日現在で約三四万人）を譲らない。

二位はブラジル（同一九万人）、ついで三位インド（同一五万人）、四位メキシコ（同一二万人）とつづく。初期には上位を占めていたイタリアは五位でイギリスは六位、フランスは七位、スペインは十位で、中国は四十二位に退く。

次に感染者と死者の比を示す致死率（死亡率）に注目すると、時期によってゆれ動くが、医療陣の奮闘もあって改善（低下）する傾向が見てとれる。四月末と十二月末の致死率を比較すると、イタリア（14％→4％）、イギリス（15％→3％）、フランス（19％→3％）、アメリカ（6％→2％）と軒並みに改善している。

ちなみに日本の順位は感染者数では世界第四十二位（二三万人）、死者数は四十九位（三四一四人）、致死率（1・5％）も四十一位にランクされる。死者数ではアメリカの一〇〇分の一、五位イタリアの二二分の一、二十五位のイラクと比べても四分の一の低さだから、海外の専門家や識者からふしぎがられるのもむりはない。

だが地域性の視点から観察すると、東アジアと東南アジア諸国はなぜかコロナの汚染度の低い国が多い。死者数ではインドネシア（二万一九四四人）、フィリピン（九二三〇人）、中国（四七八八人）、日本（三四一四人）のあとに数百人レベルの韓国、マレーシア、ミャンマー、数十人レベルのタイ、ベトナム、シンガポールがつづく。そのあとに死者七人の台湾と、ゼロのラオス、カンボジア、モンゴルがくる。

このうち、韓国は十二月、ソウルの拘置所で千人を超えるクラスターが発生したこともあり、感染者数が急増し、年末には死者九〇〇人に達し、なおも増加する勢いを見せている。

きわめつきは、死者も感染者もゼロとWHOに申告している北朝鮮だろう。早い時期に中国との国境が閉鎖されウイルスの侵入を防いだと称するが、脱北者情報では「疑惑の患者はすべて隔離していて4万8528人、死者は267人」(21)だという。真偽のほどは確かめようがない。

ともあれ日本は前記のようなアジアの周辺諸国のなかでの順位はワースト四位だから、

国 感染者数順位ー死者数順位	累計感染者数（人）	累計死者数（人）	致死率（%）	初発月日（死者初確認）	1日あたり感染者最多数（月日）	1日あたり新規死者最多数(月日)
ポルトガル 34－38	406,051	6,830	1.7	3/2 (3/18)	8,371 (11/17)	98 (12/14)
アメリカ地域						
アメリカ 1－1	1,035,353 19,346,790	60,632 335,789	5.9 1.7	1/20 (3/3)	グラフ参照	
ブラジル 3－2	78,162 7,563,551	5,466 192,681	7.0 2.5	2/26 (3/18)	グラフ参照	
メキシコ 12－4	1,401,529	123,845	8.8	2/28 (3/19)	12,511 (12/24)	990 (12/31)
アルゼンチン 11－11	1,602,163	43,018	2.7	3/3 (3/7)	18,735 (10/22)	515 (10/11)
コロンビア 10－12	1,614,822	42,620	2.6	3/6 (3/23)	13,990 (12/21)	400 (8/24)
ペルー 18－13	1,010,496	37,574	3.7	3/7 (3/20)	10,143 (8/18)	302 (9/25)
チリ 24－21	605,950	16,499	2.7	3/3 (3/21)	6,938 (6/15)	279 (6/28)
カナダ 26－23	565,506	15,378	2.7	1/26 (3/11)	9,827 (12/28)	235 (5/4)
キューバ 125－127	11,687	145	1.2	3/13 (3/18)	400 (12/26)	6 (4/25)
中東・アフリカ地域						
イラン 15－9	95,646 1,218,753	6,091 55,095	6.4 4.5	2/19 (2/19)	グラフ参照	
南アフリカ 17－16	1,039,161	28,033	2.7	3/5 (3/28)	17,710 (12/31)	572 (7/23)
イラク 25－25	594,442	12,808	2.2	2/24 (3/4)	5,055 (9/24)	122 (6/27)
エジプト 64－33	136,644	7,576	5.5	2/14 (3/8)	1,774 (6/20)	97 (6/16)
サウジアラビア 35－39	362,601	6,214	1.7	3/2 (3/24)	4,919 (6/18)	58 (7/6)
イスラエル 33－50	413,947	3,305	0.8	2/21 (3/18)	9,078 (10/2)	47 (10/10)

〔出所〕WHO Coronavirus Disease (COVID-19) Dashboard
（注1）表4・表5における国別の感染者数・死者数の数値は各国の報告に基づくWHOのデータを、全世界の総計はオックスフォード大学のOur World in Data（OWID）をベースにした。本文ではジョンズ・ホプキンス大学などのデータを混用しているため、本表と一部相違がある。
（注2）感染者数順位、死者数順位、累計はすべて2020年12月31日時点の数字。ただし、主要国の累計・致死率については2段組みとして、上段＝同年5月1日時点（日本や欧米などは第1波の期間中）、下段＝同年12月31日時点（同じく第2波、第3波の期間中）の数字を採用した
（注3）初発月日（死者初確認）はいずれも2020年
（注4）最多数については統計の不備が疑われる数字は不採用とした
（注5）※台湾はWHOのデータがないため、Worldometerなどを参照

表4 新型コロナウイルス感染者数・死者数・致死率

国 感染者数順位ー死者数順位	累計感染者数（人）	累計死者数（人）	致死率（％）	初発月日（死者初確認）	1日あたり感染者最多数（月日）	1日あたり新規死者最多数(月日)
全世界	3,367,339	241,871	7.2	1/4	グラフ参照	
	83,424,446	1,818,116	2.2	（1/11）		
アジア・オセアニア地域						
インド	35,043	1,147	3.3	1/30	グラフ参照	
2−3	10,266,674	148,738	1.4	（3/13）		
インドネシア 20−17	735,124	21,944	3.0	3/2（3/11）	8,369（12/4）	258（12/26）
フィリピン 29−30	472,532	9,230	2.0	1/30（2/2）	6,725（8/11）	259（9/15）
中国	84,385	4,643	5.5	1/4	グラフ参照	
78−42	96,673	4,788	5.0	（1/11）		
日本	14,281	432	3.0	1/14	グラフ参照	
42−49	230,304	3,414	1.5	（2/13）		
韓国	10,774	248	2.3	1/19	グラフ参照	
87−87	60,734	900	1.5	（2/20）		
オーストラリア 101−88	28,381	909	3.2	1/25（3/1）	721（7/31）	59（9/5）
ベトナム 173−166	1,456	35	2.4	1/24（8/1）	50（7/31）	3（8/3ほか）
ニュージーランド 170−171	1,806	25	1.4	2/28（3/29）	78（3/28）	4（4/14）
台湾 —	※799	※7	※0.9	1/21（2/16）	27（3/20）	3（3/30）
ヨーロッパ地域						
イタリア	205,463	27,967	13.6	1/29	グラフ参照	
7−5	2,083,689	73,604	3.5	（2/23）		
イギリス	172,596	26,683	15.5	2/1	グラフ参照	
6−6	2,432,892	72,548	3.0	（3/7）		
フランス	128,121	24,342	19.0	1/24	グラフ参照	
5−7	2,556,708	64,004	2.5	（2/15）		
ロシア	114,431	1,169	1.0	1/31	グラフ参照	
4−8	3,159,297	57,019	1.8	（3/26）		
スペイン	234,368	26,202	11.2	2/2	グラフ参照	
8−10	1,893,502	50,442	2.7	（2/13）		
ドイツ	160,758	6,481	4.0	1/28	グラフ参照	
9−14	1,719,737	33,071	1.9	（3/10）		
ポーランド 14−15	1,294,874	28,554	2.2	3/4（3/13）	32,733（11/25）	674（11/26）
トルコ 13−18	1,379,934	20,642	1.5	3/11（3/19）	33,198（12/9）	259（12/24）
ベルギー 22−19	647,306	19,532	3.0	2/4（3/10）	22,210（10/28）	322（4/9）
スウェーデン 32−32	437,379	8,727	2.0	2/1（3/12）	11,382（12/25）	138（4/10）

表5 主要国の感染者数・死者数の推移

国名 累計死者数の国別順位 100万人あたり累計感染者・死者数＝総人口の大小に関係なく比較できる

1日あたり感染者数（左目盛）
1日あたり死者数（右目盛）

全世界 100万人あたり 累計感染者数 10,703人 累計死者数 233人

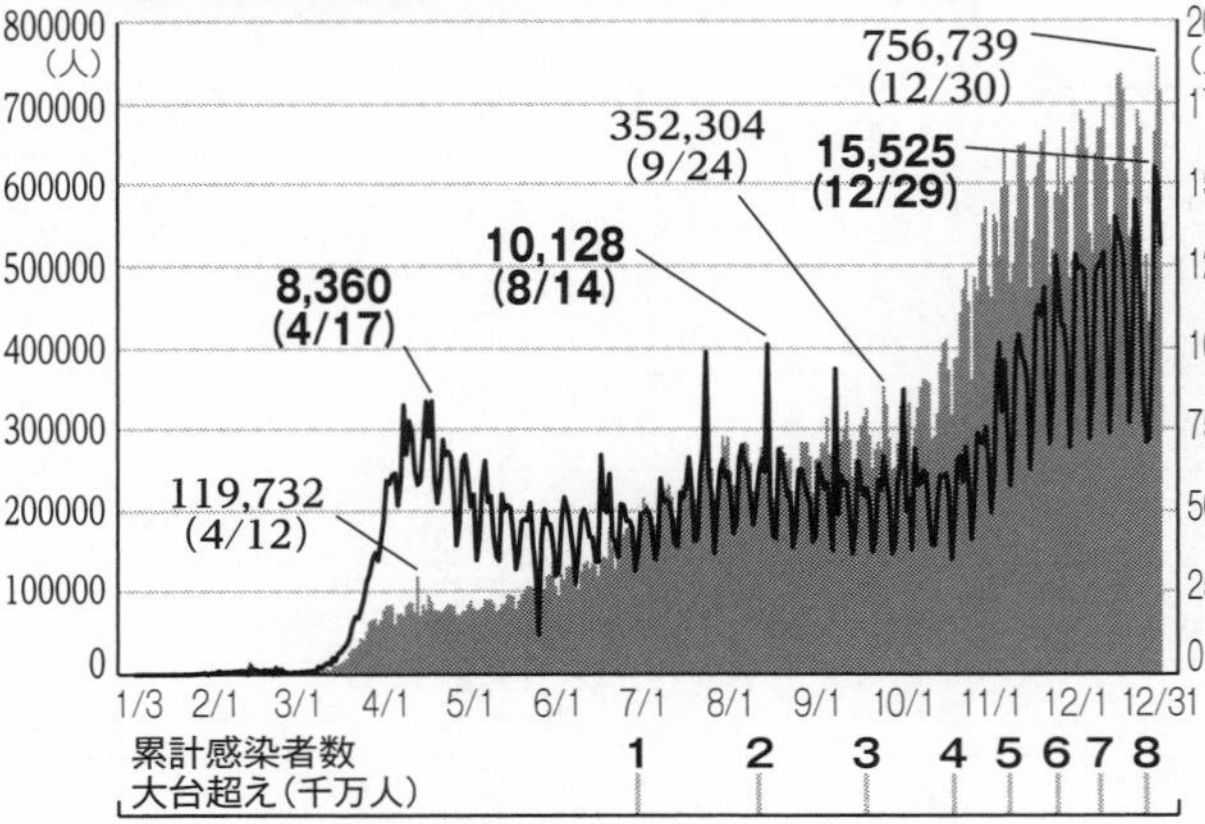

日本 49位 100万人あたり 累計感染者数 1,864人 累計死者数 26人

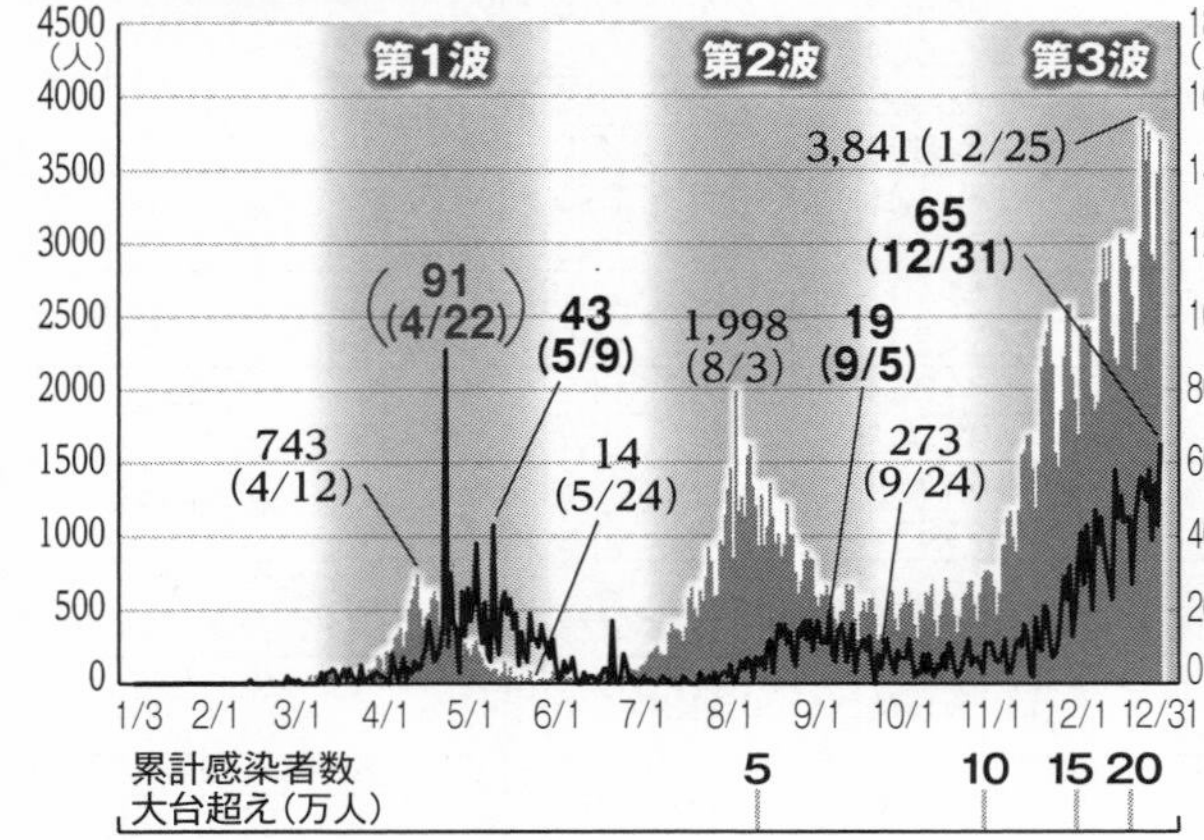

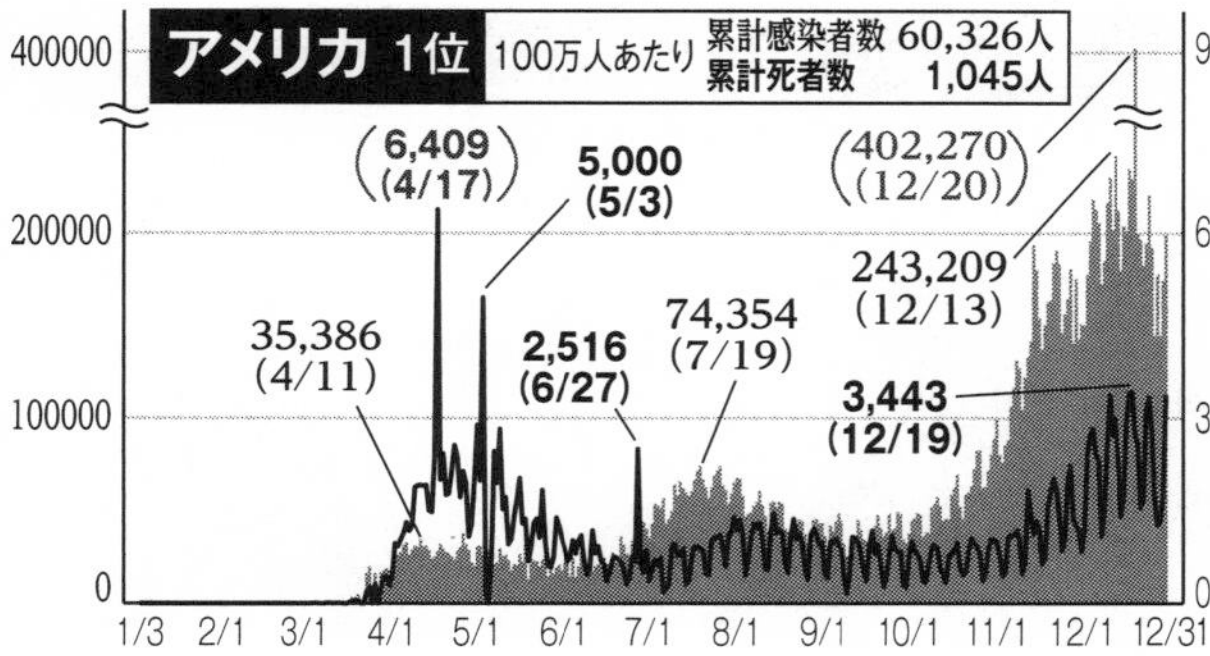
アメリカ 1位
100万人あたり
累計感染者数 60,326人
累計死者数 1,045人
400000
200000
100000
0
9000
6000
3000
0
(6,409)
(4/17)
5,000
(5/3)
(402,270)
(12/20)
243,209
(12/13)
35,386
(4/11)
2,516
(6/27)
74,354
(7/19)
3,443
(12/19)
1/3 2/1 3/1 4/1 5/1 6/1 7/1 8/1 9/1 10/1 11/1 12/1 12/31

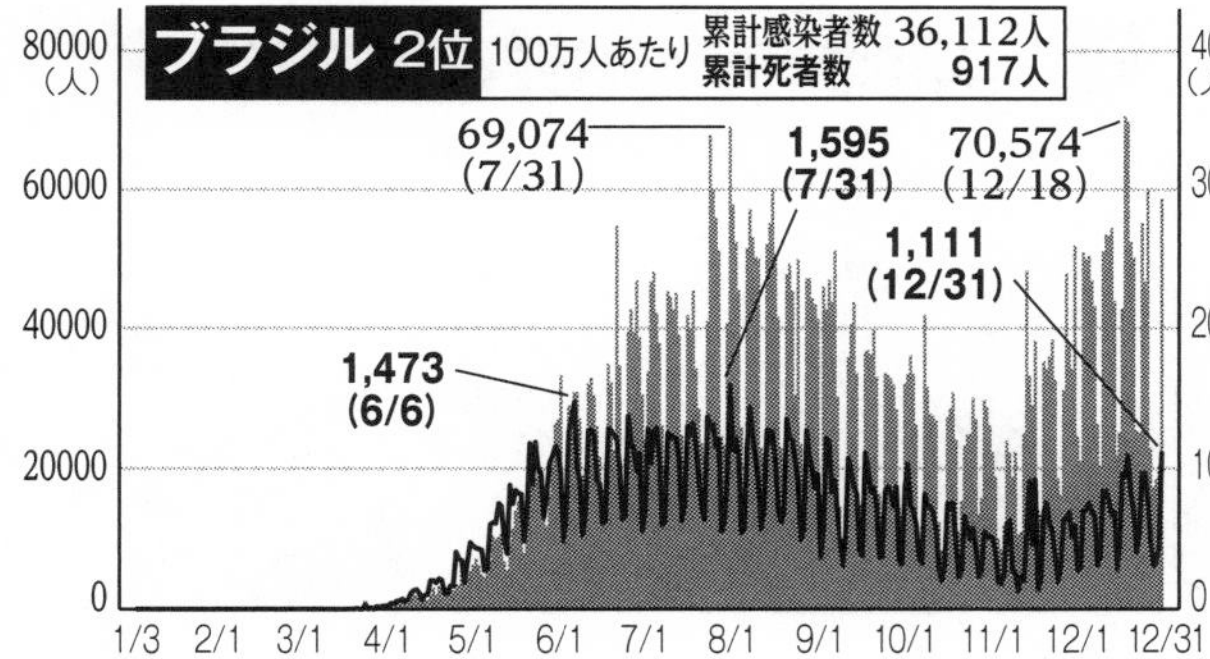
ブラジル 2位
100万人あたり
累計感染者数 36,112人
累計死者数 917人
80000
(人)
60000
40000
20000
0
4000
(人)
3000
2000
1000
0
69,074
(7/31)
1,595
(7/31)
70,574
(12/18)
1,111
(12/31)
1,473
(6/6)
1/3 2/1 3/1 4/1 5/1 6/1 7/1 8/1 9/1 10/1 11/1 12/1 12/31

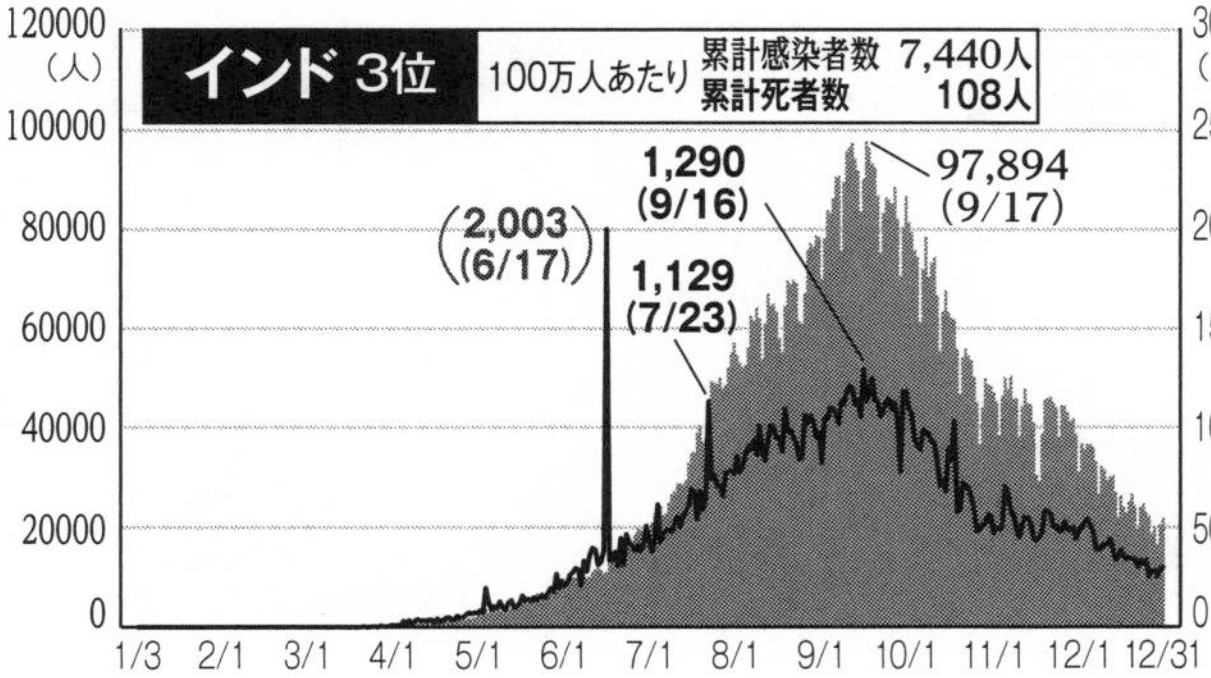
インド 3位
100万人あたり
累計感染者数 7,440人
累計死者数 108人
120000
(人)
100000
80000
60000
40000
20000
0
3000
(人)
2500
2000
1500
1000
500
0
1,290
(9/16)
97,894
(9/17)
(2,003)
(6/17)
1,129
(7/23)
1/3 2/1 3/1 4/1 5/1 6/1 7/1 8/1 9/1 10/1 11/1 12/1 12/31

国名　累計死者数の国別順位　100万人あたり累計感染者・死者数＝総人口の大小に関係なく比較できる

1日あたり感染者数（左目盛）
1日あたり死者数（右目盛）

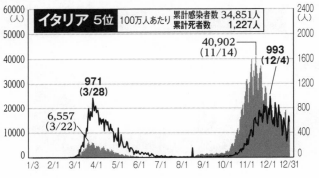

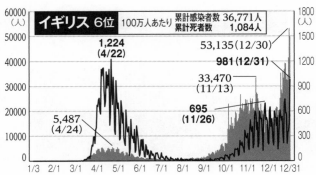

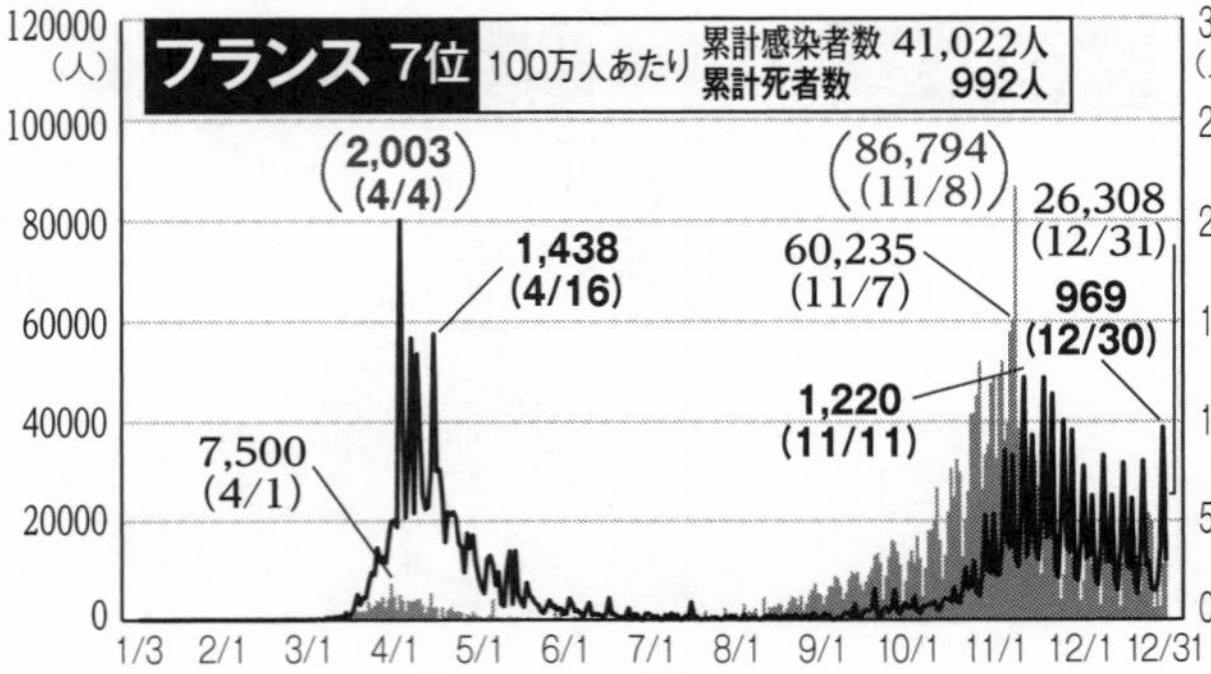

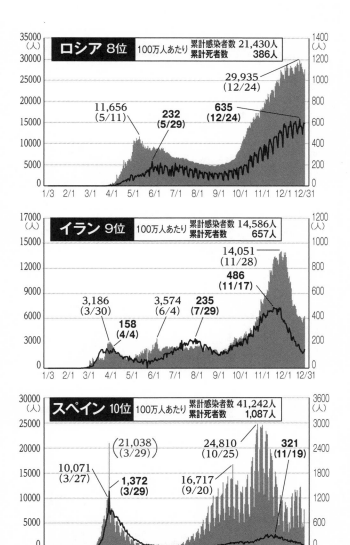

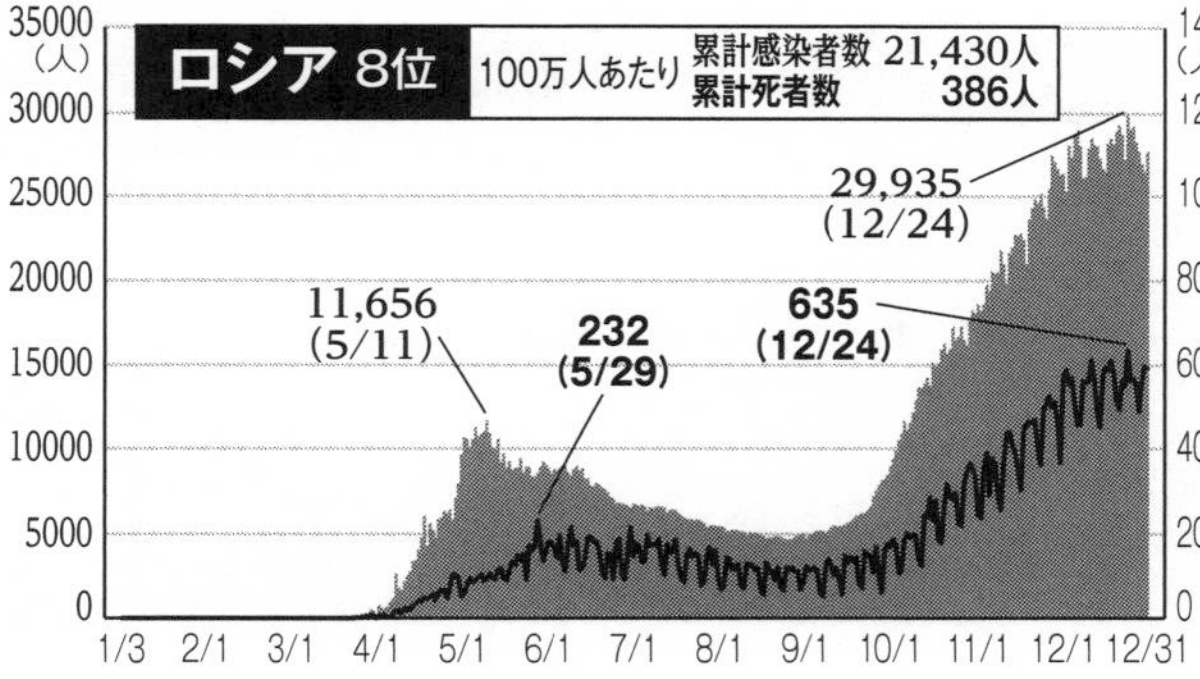
ロシア 8位
100万人あたり 累計感染者数 21,430人
累計死者数 386人
35000 (人)
30000
25000
20000
15000
10000
5000
0
1400 (人)
1200
1000
800
600
400
200
0
29,935 (12/24)
11,656 (5/11)
232 (5/29)
635 (12/24)
1/3 2/1 3/1 4/1 5/1 6/1 7/1 8/1 9/1 10/1 11/1 12/1 12/31

イラン 9位
100万人あたり 累計感染者数 14,586人
累計死者数 657人
17000 (人)
15000
12000
9000
6000
3000
0
1200 (人)
1000
800
600
400
200
0
14,051 (11/28)
486 (11/17)
3,186 (3/30)
3,574 (6/4)
235 (7/29)
158 (4/4)
1/3 2/1 3/1 4/1 5/1 6/1 7/1 8/1 9/1 10/1 11/1 12/1 12/31

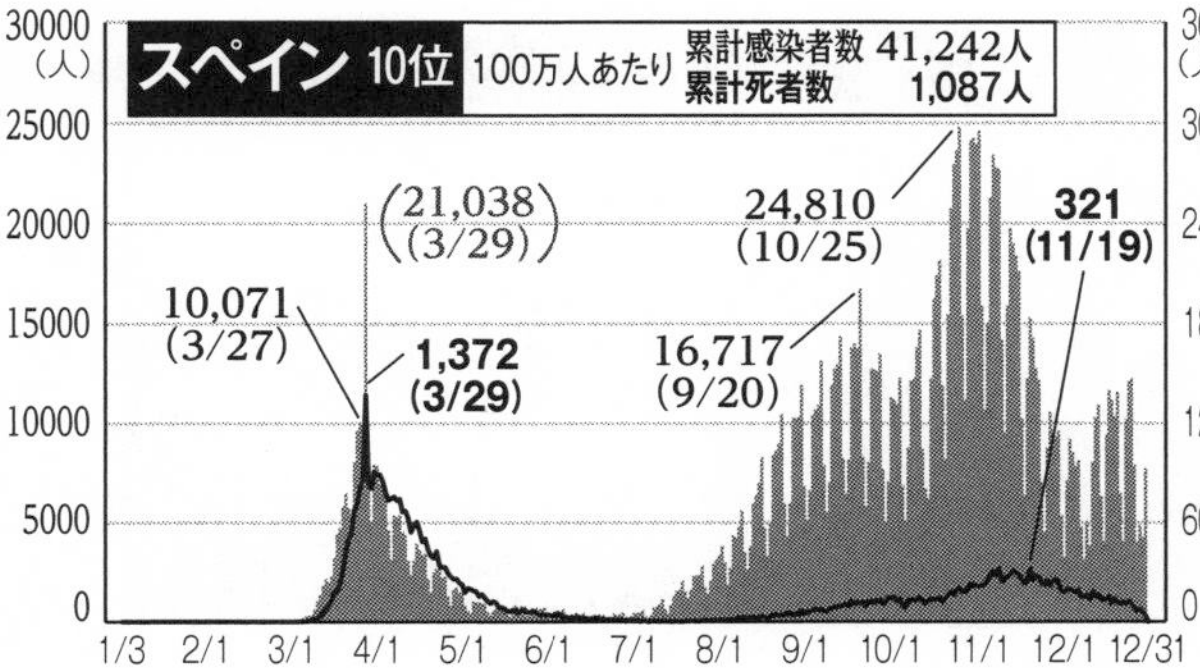
スペイン 10位
100万人あたり 累計感染者数 41,242人
累計死者数 1,087人
30000 (人)
25000
20000
15000
10000
5000
0
3600 (人)
3000
2400
1800
1200
600
0
(21,038) (3/29)
24,810 (10/25)
321 (11/19)
10,071 (3/27)
1,372 (3/29)
16,717 (9/20)
1/3 2/1 3/1 4/1 5/1 6/1 7/1 8/1 9/1 10/1 11/1 12/1 12/31

国名 累計死者数の国別順位 100万人あたり累計感染者・死者数＝総人口の大小に関係なく比較できる

1日あたり感染者数（左目盛）
1日あたり死者数（右目盛）

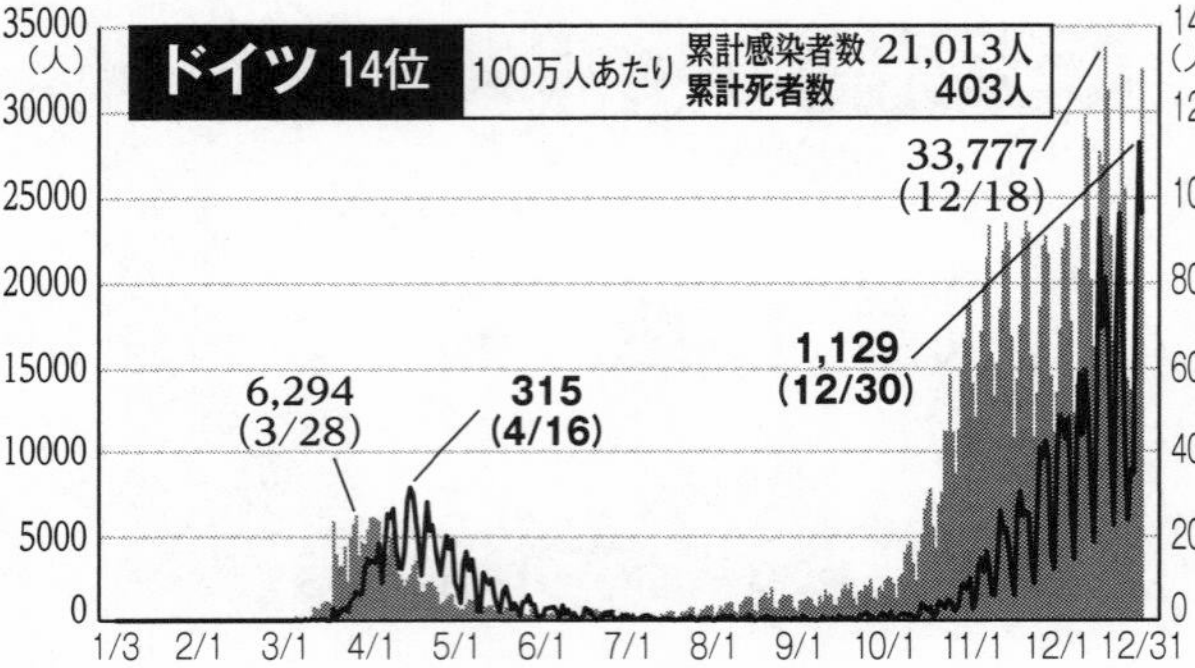

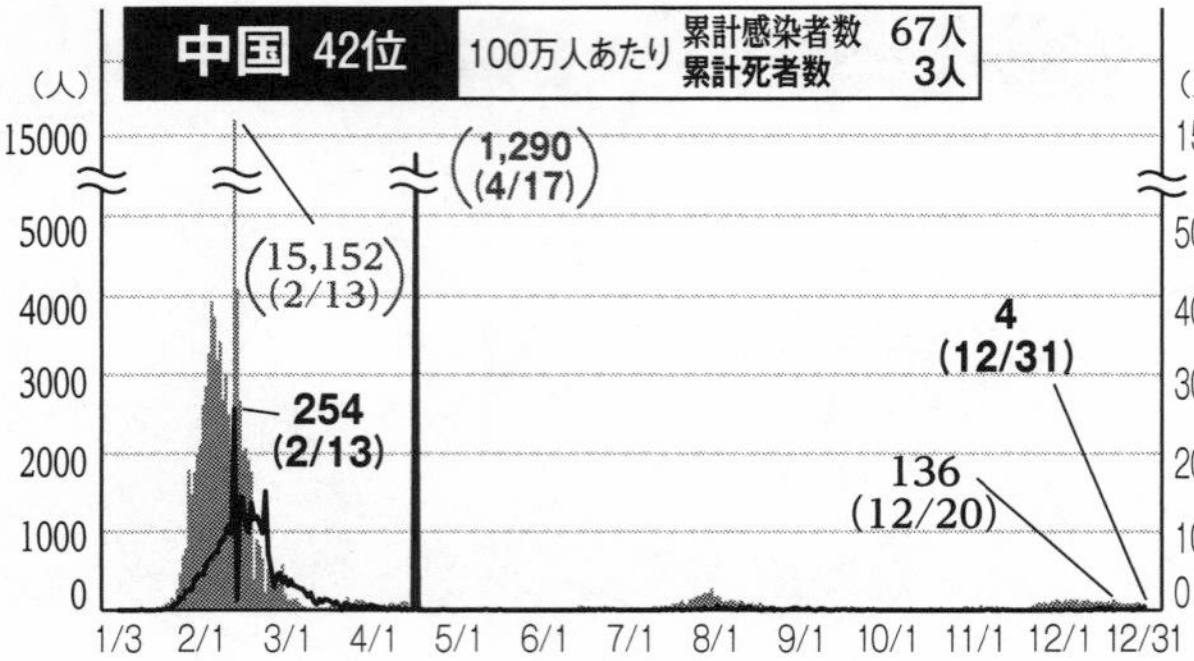

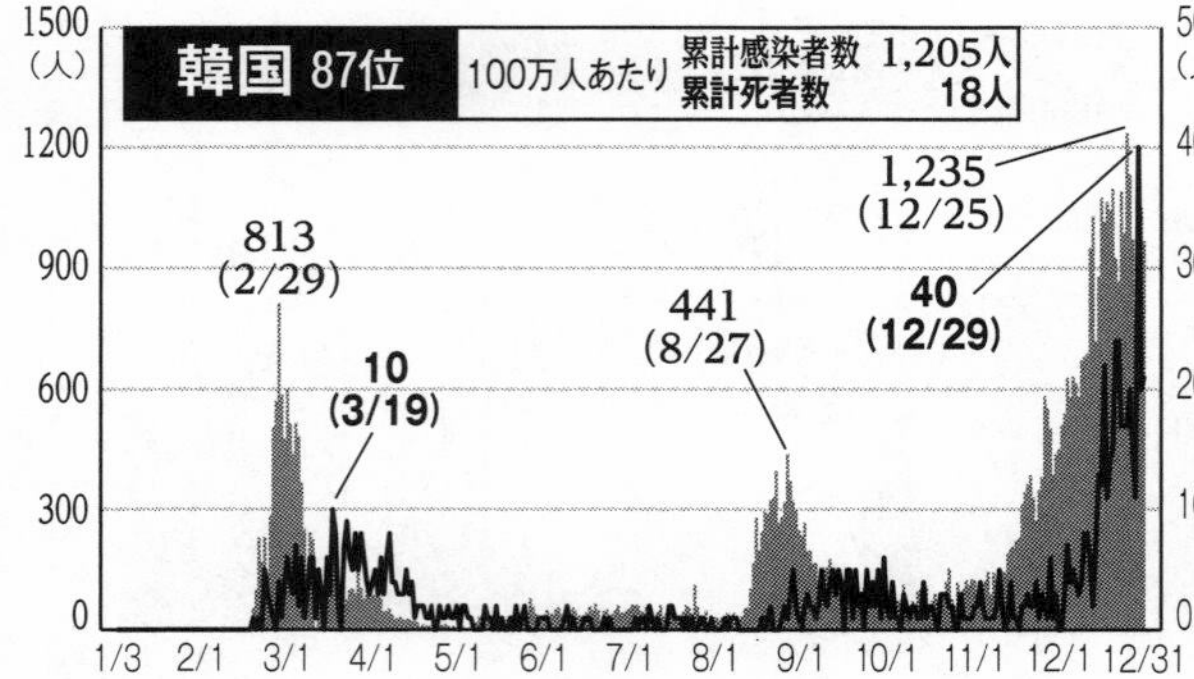

〔出所〕WHOおよびOWID　2020年12月31日時点
（注１）最多数については統計の不備が疑われる数字は（　）に入れて表示した。

「優等生」と胸を張れるかは怪しい。探せば他にも巧みにコロナをかわすか抑えこみに成功した例はありそうだが、あったとしても中小国が多く、世界的規模のコロナ退治に貢献できそうもない。

しかしコロナとの勝負で主戦力になりうる先進諸国は九月から十月に入る頃から、第二波（か第三波）の襲撃を受けて再び苦闘を強いられている。WHOは全世界の死者がまだ百万人を超えていないのに「悲しいことに死者二百万に達する可能性がある」（九月二十五日）と警告した（十月一日に百万人を突破）ばかりでなく、「世界人口（七七億人）の一割が感染した可能性がある」（十月五日）との推計を示した。WHOが集計し公表している累計感染者（八一五二万人）の一〇倍近くにあたる。

たしかに注目を集めた欧州主要国の感染者の急増ぶりは、目を見張るものがあり、第一波のピークを大幅に超えた。一日あたりの新規感染者数という指標で第一波（三月～四月）と第二波のピーク（日付）を倍率で示すと、フランスの六万人（十一月七日）は八倍、イタリアの四万一千人（十一月十四日）は六倍、スペインの二万五千人（十月二十五日）は二・五倍というぐあいだが、いずれも十一月中旬から下旬にかけ感染拡大の勢いは弱まりつつあるかに見える。しかし、例外のイギリス（十二月三十日の五万三千人）やドイツ（十二月十八日の三万四千人）は年末になっても高止まり状況のままである。

　欧州以外ではアメリカの増勢が一貫して止まらず、十二月十一日には二八万一千人と欧州全部を上まわる新規感染者を出している。七月に六万人を超えたブラジルは、その後も四万～五万人を右往左往し、インドは九月に九万人台がしばらく続いたが、十一月以降は三万人台へ落ちついた。全世界では十二月末に感染者は七六万人増、死者は一万五千人増というペースだが、先行きは見えにくい。

　こうした急増は、夏のバカンス・シーズンに入り、規制を大幅に緩和したのが主因で、危機感を強めた各国はロックダウンを含む各種の規制を復活するなど対策に追われた。今後の動向は予測しがたいとはいえ、スペイン風邪は収束まで満二年かかり、第二波、第三波のほうが強毒性を発揮した先例もあり、長期戦化する覚悟を秘めつつ、当分は様子を見ながら締めたり緩めたりの対応がつづくと思われる。

　しかし先進国対途上国の間には、格差や差別がからむ課題が横たわる。途上国は放っておくと、ウイルスを移出する感染源になりかねないリスクがあるからだ。ＷＨＯは途上国への対コロナの資金援助を呼びかけているが、似たような援助の動きが広がりつつある。先進国同士でも協調関係は十分とは言えない。なかでも米中関係はかつての米ソ冷戦を思わせる政治的、軍事的緊張が強まっている。感染源でありながら、「謝罪」もせず、いち早く抑えこみ、勝利宣言を出した中国に対する「怨念」に近い思いも、欧米先進国は共有しているように見える。

だが、経済成長路線を進めている中国は、高姿勢を崩していない。しかも、「一九一八年のスペイン・フルは、米国の兵舎から発生し世界に広がり、そこから米国は世界の覇者となった」が、新型コロナは「中国武漢から発生し、世界に広がり、やがて新たな覇者が誕生する」のは天命だとする小話がＳＮＳで広がっているという。(22)

各分野の指導者たちからは「分断」ではなく「協調」をと訴える声は高いが、コロナ禍で落ちこんだ世界経済の回復には何年もかかりそうである。回復したとしても、九十八歳の作家瀬戸内寂聴が達観したように「人間の智慧とコロナの競争は……繰り返しつづき、果てる時は来ない」のかもしれない(23)。

〔注〕

（1）P.C.Doherty, *Pandemics*（Oxford Univ.Press,2013）p.15.

（2）小松左京『復活の日』改版（角川文庫、二〇一八）二二八ページ。

（3）岡部信彦・和田耕治『新型インフルエンザパンデミックに日本はいかに立ち向かってきたか』（南山堂、二〇二〇）を参照。

（4）『厚生労働白書　二〇一〇年版』一〇二ページ。

（5）岡田晴恵『感染症は世界史を動かす』（ちくま新書、二〇〇六）二六一―六三ページ。

（6）武漢ウイルス研究所が開発した生物兵器としての人工ウイルス説をめぐる新情報については月刊『Ｈａｎａｄａ』二〇二〇年十月号の林建良論稿を参照。

（7）伊藤隼也『新型コロナウイルスの本当の話』（宝島社、二〇二〇年五月）一六～一九ページ。

（8）門田隆将『疾病２０２０』（新潮社、二〇二〇年六月）二五〇ページ。

（9）Ａ・マンゾーニ、平川祐弘訳『いいなづけ』（河出書房新社、一九八九）。

（10）毎日新聞（パリ共同）二〇二〇年五月十三日付。

（11）米ＣＤＣの統計では推定感染者は三五五〇万人、死者は二・四万～六・二万人。表2を参照。

（12）高嶋哲夫『首都感染』（講談社文庫、二〇一三年）四四七ページ。

（13）前掲伊藤。日記体で記述している。

（14）毎日新聞　二〇二〇年六月七日付。

（15）五味洋治ほか『日本のコロナ致死率は、なぜ欧米よりも圧倒的に低いのか？』（宝島社、二〇二〇年七月）八六ページ。五月二十日時点で、全国四十一か所の高齢者施設で集団感染が発生し、六十一人が亡くなったとしている。
(16)『文藝春秋』二〇二〇年十月号の宮下洋一論文を参照。
(17)前掲門田、二五一—五二ページ。
(18)『文藝春秋』二〇二〇年五月号、六月号の山中論文、対談を参照。
(19)『新型コロナ対応民間臨時調査会　調査・検証報告書』(二〇二〇年十月)四一三ページ。
(20)国立感染症研究所「今冬のインフルエンザについて」(二〇二〇年八月二十七日)。
(21)産経新聞(ソウル特電)二〇二〇年四月二十六日付。
(22)小原雅博「コロナ時代の国際政治」(『学士会報』945号、二〇二〇年)五ページ。
(23)朝日新聞　二〇二〇年八月十三日付。

1 主要な病気名、患者、死者の統計

1 **A.病名とB.分類** WHOが勧告した「第10回改訂国際疾病、傷害および死因統計分類」(ICD-10) を基本に、日本で独自に使用する細分類項目によった。別名や俗称をカッコ内に付加した場合もある。

2 推計による**C.総患者数**は、厚生労働省編『平成29年患者調査』(2019年3月1日公開。調査は3年に1度) から転記した (閲覧〈報告書非掲載表〉第95表)。単位は万人で表示した。「0」は500人未満、「—」は患者がいないことを示す。患者数は年齢帯、外来、入院、総数に区分されているが、ここでは2017年10月時点で確認された患者の総数を掲記した。

3 **D.死者数** (実数) は、厚生労働省編『令和元年人口動態統計』(2020年9月17日公開) 下巻の「死因」欄から転記した。

4 **E.その他**では、これらの病気に罹患 (回復をふくむ) するか死亡 (×を付す) した内外の著名人、難病情報センターHPより指定難病の患者数を㊁で表示、Cについての各種推計数 (潜在患者と呼んでいる場合もある。感染症発生動向調査は2017年の報告数)、世界の情報等の参考データ等を掲記した。

A.病名	B.分類 (ICD-10)	C.総患者数 (万人)	D.死者数 (実数)	E.その他
Ⅰ感染症及び寄生虫症	**A00-B99**	**118.4**	**23,544**	**世界で約1,700万人死亡**
腸管感染症	A00-A09	9.7	2,267	
コレラ	A00	0	—	発生動向調査の報告数は7人 ×チャイコフスキー、 ×菅沼貞風
腸チフス及びパラチフス	A01	0	—	発生動向調査の報告数は51人 ×中里介山、×前田正名
赤痢 (細菌性及びアメーバ症)	A03,A06	0	5	発生動向調査の報告数は1,230人 ×芭蕉、×遠藤謹助
胃腸炎	A09	8.5	1,603	
結核	A15-A19	1.6	2,087	世界で140万人死亡(2019)
肺結核	A15-A16	1.6	1,801	×ヴィヴィアン・リー
結核性胸膜炎	A16.5	0.1	198	
骨及び関節の結核 (脊椎カリエス)	A18.0	0	44	×正岡子規
腸、腹膜及び腸間膜リンパ節の結核	A18.3	0	10	
粟粒結核	A19	0	173	×高村智恵子

A.病名	B.分類（ICD-10）	C.総患者数（万人）	D.死者数（実数）	E.その他
ペスト	A20	—	—	1980年～94年の世界患者18,739人（死亡1,852人）
ワイル病（黄疸出血性レプトスピラ症）	A27.0	0	—	
ハンセン病（レプラ）	A30	0.1	2	療養所の元患者3,500人、1900年の患者30,359人、世界の患者21万人
破傷風	A33-A35	0	4	発生動向調査の報告数は125人、世界で年5万人死亡
ジフテリア	A36	—	—	日本での最後の患者は2000年の1人
百日咳	A37	—	—	1947年に1.7万人死亡
猩紅熱	A38	0	—	
敗血症	A40-A41	0.5	10,217	×大村益次郎、×橋本龍太郎、×池部良
丹毒	A46	0.1	7	×正岡律、×山路愛山
ガス壊疽（脱疽）	A48.0	0.1	48	×秋山好古、×榎本健一
梅毒	A50-A53	0.1	11	×ニイチェ、×O・ワイルド 報告数は6,099人（2019）
淋菌感染症	A54	0	—	
トラコーマ（トラホーム）	A71	—	—	
発疹チフス	A75	0	1	×アンネ・フランク
紅斑熱（リンゴ病）	A77.8	0.4	—	
急性灰白髄炎（小児マヒ／ポリオ）	A80	0.2	—	1980年の発症者1人
クロイツフェルト・ヤコブ病（CJD）	A81.0	0	261	2002年にプリオン病と改名、㊁難の患者数は414人（平成29年度末）
狂犬病	A82	0	—	世界で5.9万人死亡（2017／WHO）
日本脳炎	A83.0	0	—	世界で年4.3万人発病（うち1.1万人死亡）
デング熱	A90	—	—	罹患者461人（2019）世界の感染者は年に1億～4億人
黄熱	A95	—	—	×野口英世

A.病名	B.分類 (ICD-10)	C.総患者数 (万人)	D.死者数 (実数)	E.その他
エボラウイルス病	A98.4	—	—	1976年～2020年の累計死者1.3万人
腎症候性出血熱(HFRS)	A98.5	0	—	別名は流行性出血熱
水痘(水ぼうそう)	B01	0.2	10	Cの25万人説あり
帯状疱疹(ヘルペス)	B02	6.9	110	×安倍能成
痘瘡（天然痘）	B03	—	—	×孝明天皇 WHOは1980年に絶滅宣言
麻疹（はしか）	B05	0	1	×徳川綱吉 発生動向調査の報告数は186人、世界の年死者20.8万人（2019）
風疹(三日ばしか)	B06	0	—	世界のCは1.4万人（2013）、日本のCは2,306人（2019）
ウイルス性肝炎(A~E型)	B15-B19	15.6	2,657	
急性B型肝炎	B16	1.0	75	感染者40万人
慢性C型ウイルス性肝炎（HCV）	B18.2	14.4	2,113	世界の感染者は7,100万人、死者40万人、日本のCは150万人
後天性ヒト免疫不全症候群（HIV／エイズ）	B20-B24	0.9	41	×アンソニー・パーキンス 日本の1985年～2018年の累積感染者20,836人。世界の死者69万人（2019）。別に薬害エイズ事件の死者600人以上
流行性耳下腺炎（おたふく風邪）	B26	0.2	—	Cの13万人説あり
真菌症	B35-B49	40.5	1,255	
皮膚糸状菌症（水虫·たむし等）	B35	34.7	1	Cの1,200万～2,500万人説あり
カンジダ症	B37	4.1	217	
アスペルギルス症	B44	0.4	641	×松永安左ヱ門
原虫疾患	B50-B64	0.1	193	×能久親王 世界の死者は86万人(2008)
マラリア	B50-B54	—	—	世界の感染者は2億2,900万人、死者40.9万人（2019／WHO） 発生動向調査の報告数は61人
住血吸虫症	B65	—	—	

A.病名	B.分類（ICD-10）	C.総患者数（万人）	D.死者数（実数）	E.その他
条虫症（さなだ虫）	B68	0	—	
フィラリア症（糸状虫症）	B74	—	—	西郷隆盛 日本では1978年絶滅
回虫症	B77	—	—	
Ⅱ 新生物	**C00-D48**	**229.9**	**389,867**	
悪性新生物（腫瘍＝がん）	C00-C96	178.2	376,425	世界で1,810万人が罹病、960万人が死亡（2018／WHO）
口唇、口腔	C00-C14	4.0	7,764	×フロイト
舌	C01-C02	1.4	1,388	×吉村昭、堀ちえみ
歯肉	C03	0.5	1,131	
咽頭	C10-C13	1.5	3,093	×横山ノック、×中江兆民、×ベーブ・ルース、坂本龍一
消化器	C15-C26	66.9	187,577	
食道	C15	4.3	11,619	×岩倉具視、×青山胤通、×井上靖、小沢征爾
胃	C16	19.6	42,931	×木戸孝允、×岩崎弥太郎、×手塚治虫、×ナポレオン
小腸	C17	0.5	1,394	
大腸	C18-C20	28.9	51,420	×中村紘子
結腸	C18	19.6	35,599	×加藤友三郎
虫垂	C18.1	0.1	453	×伊藤栄樹、岸本葉子
直腸	C19-C20	9.3	15,821	×ドビュッシー、渋沢栄一、×O・ヘプバーン
肛門	C21	0.1	459	
肝臓	C22	5.7	25,264	×鈴木貫太郎、×松本清張、×孫文、×丸山真男
胆のう・胆道	C23-24	2.9	17,924	×平塚らいてう、×武見太郎、×山下敬二郎
膵臓	C25	5.1	36,354	×昭和天皇、×三木武夫、×杉村春子、×千代の富士

A.病名	B.分類（ICD-10）	C.総患者数（万人）	D.死者数（実数）	E.その他
喉頭	C32	1.2	863	×東郷平八郎、×池田勇人、×プッチーニ
気管支・肺	C33-C34	16.9	75,394	×高松宮、×吉川英治、松下幸之助、×J・ウェイン
骨腫瘍等	C40-C41	0	412	×ヴァン・クライバーン
皮膚	C43-C44	1.6	1,702	×レントゲン、J・バイデン
悪性黒色腫（メラノーマ）	C43	0.5	648	横田滋
中皮腫	C45	0.2	1,466	主因はアスベスト
カポジ肉腫	C46	0	1	
後腹膜及び腹膜	C48	0.2	1,222	
乳房	C50	23.2	14,935	×I・バーグマン、×高松宮喜久子妃、美智子上皇后
女性生殖器	C51-C58	8.6	12,129	
子宮頸部	C53	2.5	2,921	世界の年死者27万人 大竹しのぶ、森昌子
子宮体部	C54-C55	3.2	3,883	
卵巣	C56	2.5	4,733	×上坂冬子、×笠置シヅ子、×米原万里
男性生殖器	C60-C63	20.1	12,802	
前立腺	C61	19.7	12,544	×大隈重信、×G・クーパー、明仁上皇、森喜朗
腎及び腎盂	C64-C65	3.1	6,775	×松本治一郎、×初代若乃花、×溥儀
尿管	C66	0.7	2,251	×阿久悠、×梅宮辰夫
膀胱	C67	7.5	8,911	×石原莞爾、×藤田嗣治、×周恩来、×小林秀雄
脳腫瘍等	C70-C72	0.7	2,850	×岸田今日子、×田中絹代、×永田洋子
脳	C71	0.7	2,660	
甲状腺	C73	3.6	1,862	×吉行理恵
悪性リンパ腫	C81-C88	7.4	13,428	×石ノ森章太郎、×忌野清志郎、×土光敏夫

A.病名	B.分類（ICD-10）	C.総患者数（万人）	D.死者数（実数）	E.その他
多発性骨髄腫等	C90	2.5	4,181	×青島幸男
白血病	C91-C95	3.1	8,839	×永井隆
成人型T細胞白血病（ATL）	C91.5	0.2	918	キャリア108万人、発症率5% ×夏目雅子、浅野史郎
骨髄性白血病	C92	2.1	5,503	×本田美奈子、×山本寛斎、池江璃花子
良性新生物	D10-D36	24.5	675	
子宮筋腫（良性）	D25	11.6	30	
脳髄膜の腫瘍	D32.0	0.5	194	
Ⅲ血液・免疫障害	**D50-D89**	**20.3**	**4,454**	
鉄欠乏性貧血	D50	10.3	103	
再生不良性貧血（AA）	D61.0-D61.3	0.1	153	(難)罹患数は約9,500人（2004～2012）、死亡率50% ×奥村博史、×キュリー夫人
血友病	D66-D68	0.6	203	(難)患者数は約700人 ロシア皇太子アレクセイ
紫斑病等	D69	2.6	532	×宮本百合子
免疫機構の障害	D80-D89	1.8	403	
Ⅳ内分泌栄養代謝疾患	**E00-E90**	**629.7**	**22,144**	
甲状腺障害	E00-E07	38.7	633	
甲状腺中毒症（バセドウ病等）	E05	13.2	135	田中角栄、河合栄治郎、永田洋子
糖尿病	E10-E14	328.0	13,846	Cの1,000万人説あり ×バルザック、×寺内正毅
副腎（皮質）障害	E25-E27	0.9	165	J・F・ケネディ
栄養失調	E40-E46	0.2	1,934	
脚気	E51	0.1	67	×徳川家茂
ニコチン酸欠乏症（ペラグラ）	E52	—	—	
壊血病（ビタミンC欠乏）	E54	0	2	×坂本乙女
くる病（ビタミンD欠乏）	E55	0.1	—	

A.病名	B.分類（ICD-10）	C.総患者数（万人）	D.死者数（実数）	E.その他
肥満（症）	E66	1.0	64	
代謝障害	E70-E88	239.6	4,603	
高脂血症	E78.0-E78.5	217.8	98	Cの3,000万人説あり
高尿酸血症（痛風）	E79.0	16.4	13	予備軍をふくめCの900万人説あり
Ⅴ精神・行動の障害	**F01-F99**	**348.1**	**23,542**	
血管性等の認知症	F01-F03	14.1	21,394	G30と併せCの220万人説あり×渡辺はま子
器質性健忘症候群（コルサコフ病）	F04	0	—	平沢貞通
飲酒による障害	F10	5.4	377	
大麻類使用による障害	F12	0	—	
統合失調症等	F20-F29	79.2	955	×石田昇、シューマン、ゴッホ
躁うつ病等	F30-F39	127.6	356	北杜夫
うつ病エピソード	F32	94.4	277	
ストレス関連の神経症	F40-F48	83.6	22	
パニック障害	F41	30.8	11	
外傷後ストレス障害（PTSD）	F43.1	0.7	—	
適応障害	F43.2	10.1	2	雅子皇后
神経衰弱	F48.0	0.1	—	
摂食障害	F50	0.5	154	
睡眠時遊行症（夢遊病）	F51.3	—	—	
知的障害（精神遅滞）	F70-F79	6.5	132	
心理的発達の障害	F80-F89	15.9	6	
Ⅵ神経系疾患	**G00-G99**	**197.6**	**51,117**	
ハンチントン病	G10	0.1	65	㊁患者数は933人（2014）
脊髄性筋萎縮等	G12	1.0	2,660	
筋萎縮性側索硬化症（ALS）	G12.2	0.8	2,555	㊁患者数は9,096人（2012年度）ホーキング、篠沢秀夫、×毛沢東、×ゲーリッグ

A.病名	B.分類（ICD-10）	C.総患者数（万人）	D.死者数（実数）	E.その他
パーキンソン病	G20-G21	16.5	11,459	(難)患者数は108,800人（2012年度）×ブレジネフ、×岡本太郎
アルツハイマー病	G30	56.1	20,730	×ロナルド・レーガン、×丹羽文雄
多発性硬化症	G35	0.8	105	(難)患者数は17,073人（2012年度）林家こん平 Cの２万人説あり
てんかん	G40-G41	21.8	1,513	Cの70万～100万人説あり
頭痛	G43-G44	10.8	—	
睡眠障害	G47	57.1	86	
不眠症	G47.0	32.4	8	
睡眠時無呼吸（SAS）	G47.3	22.8	78	Cの250万人説あり
神経障害	G50-G58	8.2	44	
三叉神経障害、顔面神経障害	G50-G51	3.1	3	
ギラン＝バレー症候群	G61.0	0.2	75	川口順子、×F・ルーズヴェルト、×大原麗子
スモン	G62.0A	0	10	キノホルムの副作用、(難)患者数は約2,200人（2009年度）
重症筋無力症	G70	1.1	189	(難)患者数は22,998人（2016年度）
筋ジストロフィー	G71.0	1.1	299	
脳性麻痺等	G80-G83	5.1	410	
Ⅶ眼の疾患	**H00-H59**	**382.7**	**2**	
結膜炎	H10	28.1	—	
角膜炎	H16	15.5	—	
水晶体の障害	H25-H27	95.3	—	年間の手術は約100万件
網膜剥離	H33	5.8	—	
黄斑及び後極の変性	H35.3	19.6	—	Cの69万人説あり
緑内障	H40	108.1	—	Cの400万人説あり
斜視	H49-H50	4.5	—	
屈折・調節障害（近乱視等）	H52	32.5	—	

A.病名	B.分類（ICD-10）	C.総患者数（万人）	D.死者数（実数）	E.その他
視機能障害と失明	H53-H54	8.5	—	
色覚異常（色盲）	H53.5	0	—	Cの300万人説あり
Ⅷ耳の疾患	**H60-H93**	**59.9**	**15**	
中耳炎	H65-H66	21.8	9	
メニエール病	H81.0	5.9	1	ジャンヌ・ダルク（？） Cの10万人説あり
難聴	H90-H91	9.5	1	Cの600万～2,000万人説あり
Ⅸ循環器系疾患	**I00-I99**	**1300.5**	**350,505**	
慢性リウマチ性心疾患	I05-I09	0.8	2,045	
連合弁膜症	I08	0	1,314	×林芙美子
高血圧症	I10-I15	993.9	9,549	Cの1,800万～3,200万人説あり
虚血性心疾患	I20-I25	71.7	67,326	×野村克也・沙知代夫妻
狭心症	I20	51.0	3,178	×昭憲皇太后、×菊池寛、×田中義一
心筋梗塞	I21-I22	4.6	31,527	×大平正芳、×幣原喜重郎、×大松博文
虚血性心疾患	I24-I25	16.1	32,621	
肺塞栓症	I26	1.0	1,579	俗称エコノミークラス症候群
心内膜疾患	I34-I39	7.2	11,783	
大動脈弁障害	I35	4.2	8,391	
心筋症	I42	4.2	3,798	
拡張型心筋症	I42.0	2.1	1,888	バチスタ手術の対象 ㊰患者数27,968人（2016年度）
心停止	I46	0.1	10,327	×小泉八雲
心房細動	I48	36.1	11,984	×高円宮
心不全	I50	33.7	85,565	×木戸孝允、×黒川紀章、×神谷美恵子
脳血管疾患（脳卒中）	I60-I69	111.8	106,552	×田中角栄、×スターリン
くも膜下出血	I60	2.8	9,918	

A.病名	B.分類 (ICD-10)	C.総患者数 (万人)	D.死者数 (実数)	E.その他
脳内出血（脳溢血）	I61	7.5	23,982	×勝海舟、×福沢諭吉、×児玉源太郎、×佐藤栄作
脳梗塞（脳軟化）	I63	53.9	32,015	長嶋茂雄、×平山郁夫、×石橋湛山、×小渕恵三
もやもや病	I67.5	0.8	70	徳永英明
動脈の疾患	I70-I78	12.5	22,849	
大動脈瘤及び解離	I71	4.3	18,830	×石原裕次郎、×園田高弘、×ベルツ
腹部大動脈瘤	I71.3-I71.4	1.4	3,466	×司馬遼太郎、×ドゴール、×アインシュタイン
閉塞性血栓血管炎（ビュルガー病）	I73.1	0.5	19	㊇患者数は7,109人（2012年度）別名は特発性脱疽、男性が97%
下肢静脈瘤	I83	3.0	14	
低血圧	I95	1.3	13	
X呼吸器系疾患	**J00-J99**	**367.7**	**193,234**	
感冒（風邪）	J00	9.6	20	
急性副鼻腔炎（蓄膿症等）	J01	18.7	1	毎年1,000万人発症説あり
インフルエンザ及び肺炎	J09-J18	7.9	99,093	
インフルエンザ	J10-J11	0.8	3,575	世界の患者300万～500万人、死者28万～50万人（WHO）×元田永孚
肺炎	J12-J18	7.1	95,518	×徳川慶喜、×山県有朋、×横山大観
ウイルス肺炎	J12	0.2	28	
肺炎連鎖球菌による肺炎	J13	0.1	687	
マイコプラズマ肺炎	J15.7	0.3	17	
気管支炎	J20-J21	31.7	478	×坪内逍遙
アレルギー性鼻炎（花粉症等）	J30	65.3	—	
慢性副鼻腔炎	J32	22.9	19	

A.病名	B.分類(ICD-10)	C.総患者数(万人)	D.死者数(実数)	E.その他
慢性閉塞性肺疾患(COPD)	J41-J44	22.0	17,836	Cの530万人説あり
肺気腫	J43	6.1	6,750	×仲谷昇、×長谷川伸、×志村喬、×羽仁五郎
喘息	J45-J46	111.7	1,481	×斎藤茂吉、×小林一三
じん肺等	J60-J65	0.7	788	
アスベストによるじん肺	J61	0.1	147	
食物及び吐物による肺臓炎(誤嚥性肺炎)	J69.0	0.3	40,356	×李登輝、×筒美京平
間質性肺疾患	J80-J84	5.9	20,077	×江畑謙介、×城山三郎
特発性間質性肺炎	J84.1	1.7	5,639	(難)患者数8,846人(2014年度)×清岡卓行、×美空ひばり
Ⅺ消化器系疾患	**K00-K93**	**1016.5**	**52,742**	
歯・支持組織の疾患	K02-K12	33.6	80	
う蝕(虫歯)	K02	4.2	2	
歯肉炎・歯周疾患	K05	13.6	15	
口内炎	K12	1.4	8	
胃潰瘍	K25	19.6	1,470	×夏目漱石、×永井荷風
十二指腸潰瘍	K26	2.7	932	
胃炎等	K29	67.1	68	
胃ポリープ	K31.7	1.7	4	
虫垂の疾患	K35-K38	0.6	128	×ヴァレンチノ、×秋山真之
急性虫垂炎	K35	0.5	84	×福田徳三、×坪井正五郎
ヘルニア	K40-K46	3.2	750	
鼠径ヘルニア(脱腸)	K40	2.1	178	年間の手術13万人
クローン病	K50	2.3	50	(難)患者数は39,799(2013年度)
潰瘍性大腸炎	K51	9.8	172	(難)患者数は166,060人(平成25年度)、Cの22万人説あり 安倍晋三
腸閉塞(イレウス)	K56	2.6	6,377	×鈴木大拙、×出光佐三

A.病名	B.分類(ICD-10)	C.総患者数(万人)	D.死者数(実数)	E.その他
過敏性腸症候群(IBS)	K58	5.9	1	Cの1,200万人説あり
便秘	K59.0	21.9	69	
大腸ポリープ	K63.5	10.9	8	
痔核	K64	9.7	12	
腹膜炎	K65	0.3	1,276	×新島襄
肝疾患	K70-K76	25.0	17,273	×双葉山
アルコール性肝疾患	K70	0.8	5,480	
肝不全	K72	0.1	1,901	
肝硬変	K74	5.5	8,095	×北大路魯山人、×森田草平、×木戸幸一、×若山牧水
胆石症	K80	6.2	2,081	×富岡鉄斎
胆のう炎	K81	0.9	2,482	×大山巌、×東郷茂徳
膵疾患	K85-K86	5.3	1,369	×新渡戸稲造、×小村欣一
Ⅻ皮膚・皮下組織の疾患	**L00-L99**	**247.0**	**2,682**	
天疱瘡	L10-12	1.7	275	(難)患者数は約5,500人(2013年度)池田勇人
アトピー性皮膚炎	L20	51.3	1	Cは成人の2～3%とも
乾癬等	L40-L44	13.6	33	Cの20万人説あり
膿疱性乾癬	L40.1	0.1	12	(難)患者数は2,072人(2016年度)
じんま疹	L50	24.9	1	
脱毛症	L63-L65	10.0	—	
うおのめ等	L84	3.2	1	
褥瘡性潰瘍(床ずれ)	L89	2.0	1,260	
ⅩⅢ筋骨格等	**M00-M99**	**573.3**	**8,996**	
炎症性多発性関節障害	M05-M13	54.0	2,582	
関節リウマチ(RA)	M05-M06	37.3	2,497	(難)患者数は6,067人(2016年度)ノーベル、A・クリスティ
痛風	M10	10.8	28	Cの50万～60万人説あり

A.病名	B.分類（ICD-10）	C.総患者数（万人）	D.死者数（実数）	E.その他
関節症	M15-M19	143.1	75	Cの1,560万人説あり
変形性膝関節症	M17	126.4	45	Cの1,000万人説あり
外反母趾	M20.1	0.8	—	
全身性結合組織障害（膠原病）	M30-M35	17.3	3,250	×岸洋子、×武満徹
全身性エリテマトーデス（SLE）	M32	4.0	388	(難)患者数は61,528人（2013） 90％が女性
乾燥症候群（シェーグレン）	M35.0	3.2	129	
ベーチェット病	M35.2	0.9	75	(難)患者数は20,035人（2014年度）
脊椎障害	M45-M48	146.3	711	
脊柱管狭窄症	M48.0	65.4	50	北方謙三、みのもんた
椎間板障害	M50-M51	41.1	14	
頸腕症候群	M53.1	7.0	—	
腰痛坐骨神経痛	M54.3-M54.5	24.4	8	
筋障害	M60-M62	3.2	1,182	
アキレス腱炎	M76.6	0.3	—	
神経痛	M79.2	3.3	—	
線維筋痛症（FM）	M79.7	0.5	1	レディ・ガガ Cの200万人説あり
骨粗しょう症	M80-M81	63.0	149	Cの1,300万人説あり
XIV 腎尿路 生殖器系疾患	**N00-N99**	**183.2**	**40,946**	
慢性腎炎	N03	2.8	372	
ネフローゼ症候群	N04	2.7	701	
腎尿細管間質性疾患	N10-N15	2.8	3,428	
腎不全	N17-N19	40.5	26,644	×西尾末広、×谷崎潤一郎、 ×西田幾多郎、×美濃部達吉
尿路結石	N20-N23	6.6	882	
萎縮腎	N26	0.2	508	×南方熊楠、×森鷗外
膀胱炎	N30	5.4	334	

A.病名	B.分類(ICD-10)	C.総患者数(万人)	D.死者数(実数)	E.その他
尿失禁等	N39.3-N39.4	0.3	—	Cの1,000万人説あり
男性生殖器疾患	N40-N50	51.9	296	
前立腺肥大	N40	47.3	169	Cの250万人説あり ×山本権兵衛
インポテンス(ED)	N48.4	—	—	Cの1,130万～1,200万人説あり
子宮内膜症	N80	6.8	9	
月経障害	N91-N94	13.7	15	Cの160万人説あり
閉経期障害	N95	14.6	1	
女性不妊症	N97	20.1	—	
XV妊娠・分娩等	**O00-O99**	**14.2**	**32**	
胞状奇胎	O01	0.1	—	
流産	O03-O07	0.4	1	
早産	O60	2.7	—	
XVI周産期発生の病態	**P00-P96**	**3.9**	**454**	
XVII先天奇形・染色体異常	**Q00-Q99**	**13.6**	**2,076**	
唇裂(兎口)	Q36-Q37	0	1	
ダウン症候群	Q90	1.3	177	
XVIII雑		**51.8**	**148,027**	
めまい	R42	9.6	—	
嗅覚・味覚障害	R43	1.2	—	
失語症	R47.0	0	—	モーリス・ラヴェル、 美智子上皇后
老衰	R54	0.3	121,863	×森繁久弥、×宮本顕治、 ×吉田茂、×瀬島竜三
口内乾燥症(ドライマウス)	R68.2	—	—	
診断名及び原因不明	R95-R99	—	19,559	
XIX損傷・中毒等	**S00-T98**	**142.6**	**66,714**	

A.病名	B.分類（ICD-10）	C.総患者数（万人）	D.死者数（実数）	E.その他
頭部損傷	S00-S09	9.6	10,281	
胸部損傷	S20-S29	8.6	2,603	
腹部、腰椎、骨盤等の損傷	S30-S39	15.3	1,718	
大腿骨骨折	S72	9.7	3,579	
脚部の骨折	S92	7.1	7	
熱傷及腐食	T20-T32	1.5	1,288	
凍傷	T33-T35	0	173	
薬物中毒	T36-T50	0.1	706	
麻薬等	T40	0	5	
一酸化炭素中毒	T58	0	2,019	×松石安治
農薬の中毒	T60	0	221	
熱射・日射病	T67	0	1,316	
低体温（症）	T68	0	913	
窒息	T71	0	14,145	×江利チエミ
落雷	T75.0	—	2	
溺死、溺水	T75.1	0	9,408	
XX傷病・死亡の外因	**V01-Y89**		**66,714**	
交通事故	V01-V98		4,279	うち歩行者1,542人
鉄道、車両、バイク等で受傷した歩行者	V01-V06		1,454	
交通事故により受傷した自転車乗員	V10-V19		577	
交通事故により受傷したオートバイ乗員	V20-V29		548	
交通事故により受傷した乗用車乗員	V40-V49		907	
水上交通事故	V90-V94		89	
航空及び宇宙交通事故	V95-V97		8	
転倒・転落	W00-W17		9,580	×谷啓、×山田顕義

A.病名	B.分類（ICD-10）	C.総患者数（万人）	D.死者数（実数）	E.その他
階段、はしごからの転落	W10-W11		740	
建物からの転落	W13		397	
銃器の発射	W32-W34		1	
溺死・溺水	W65-W74		7,690	内訳は浴槽5,690人、海・河川等688人
食物誤えん	W78-W80		7,586	×久保田万太郎
煙・火及び火災への曝露	X00-X09		1,004	×増田甲子七、×浜尾新 内訳は「建物」が728人
有害動植物	X20-X29		17	内訳はヘビ5人、ハチ11人
自然の力への曝露	X30-X39		2,406	内訳は地震と火山は「—」、なだれ10人、暴風雨41人、洪水41人
故意の自傷・自殺	X60-X84		19,425	内訳はガス等1,705人、農薬164人、首吊り13,275人、水死578人、飛び降り1,856人、鉄道等への飛び込み543人
他殺	X85-Y09		299	

2 病気と医療関連の諸情報

〔注〕ICD-10に依拠する1と符合しない病名（重複もあり）を主に収録した。数字の出典は多岐にわたるが、精度が必ずしも高くない場合もある。

アスベストの吸入	死者20,699人、全世界で24万人（2019年GBD調査）
アルコール依存症	109万人（2013年）、過飲による死者は全世界で年間330万人（WHO）
いびき	成人の16〜18%
火災	死者1,456人、件数39,373件（うち原因は、タバコ3,414件、放火2,784件、たき火3,095件、マッチ・ライター 641件、配線2,939件）（消防白書2018年）
肩こり	1,700万件
花粉症	2,000万〜4,000万人
川崎病（MCLS）	患者17,364人（2018年）、累計395,238人
吃音者（どもり）	約100万人

ギャンブル依存症	320万人（2017年）別にパチンコ依存約500万人、ネット依存275万人
高血圧（高140-低90以上）	993.7万人（2017年）全世界で14億人
高脂血症	220.5万人（2017年）
交通事故	死者2,839人　うち65歳以上1,596人（警察庁、2020年）
酒酔い運転取締	26,629件（2018年）、ひき逃げ8,357件（2018年）
歯周病	398.3万人（2017年）
失語症	30万～50万人
失明者（全盲）	18.8万人、全世界で3,700万人
手術（部位別件数）	骨折11.6万件、乳がん10.2万件、虫垂炎5.8万件、心筋梗塞6万件、胆石症3.9万件、胃がん4.3万件、椎間板ヘルニア3.5万件、痔2.6万件（2018年）
食中毒患者	件数1,061件、患者13,018人（2019年、厚生労働省）
食物アレルギー	240万人、発症4,851件（2018年、消費者庁）
人工透析患者	33万4,505人（2017年）
頭痛（片頭痛）	840万人
男性脱毛症（はげ）	800万人
ドライアイ（涙液減少）	800～2,200万人 男の12.5%、女の21.6%（40歳以上）
ドライマウス（口腔乾燥症）	800万人　潜在3,000万人
難聴者	1,430万人（うち老人性600万人）
熱中症	搬送者71,317人、うち死亡126人（2019年5月～9月、総務省）
ひざ痛	800万人
肥満者	男1,300万人　女1,000万人
頻尿	810万人、尿漏れ300万人
フケ症	500万人
不妊治療中の女性	30万人
水虫（白癬）	2,500万人
水俣病認定患者	33,773人（2017年）

耳鳴り	300万人
むずむず脚症候群（睡眠障害）	400万人
メタボリック・シンドローム（内臓脂肪症候群）	1,070万人、予備軍940万人
腰痛	1,800万人（厚生労働省）
ロコモティブ・シンドローム（運動器症候群）	580万人（推定）

3 新型コロナウイルス感染症関連情報
（2020年12月31日現在／全国）

累計感染者	234,395人 うち東京都60,177人、大阪府29,999人、神奈川県21,263人、愛知県16,315人、北海道13,442人、沖縄県5,365人、岩手県385人、島根県207人
入院・療養中	36,186人 うち重症者716人
累計退院・療養解除者	193,714人
累計死亡者	3,460人 うち東京都627人、大阪府579人、神奈川県273人、愛知県209人、北海道453人、沖縄県81人、岩手県24人、島根県0人
致死率	1.5％（50代0.4％、60代1.7％、70代5.7％、80代14.0％）
累計PCR検査の実施件数	4,893,318件 （2020年2月18日～12月30日）
感染経路（東京都）	家庭内49.3％　職場14.0％ 会食8.6％
クラスター発生件数（11月30日時点）	2,575件
GoToトラベルによる宿泊利用者（2020年7月22日～11月30日）	延べ約6,850万人泊 政府の助成金予算約2兆7,000億円
コロナに起因する雇い止め・解雇	79,608人（令和2年、厚労省）

［出所］厚生労働省の日々発表データを報じた各新聞
［注］クルーズ船ダイヤモンド・プリンセスのデータ（感染723人、死者13人）を含む

4 健康関連の基本的統計

総人口	1億2,593万人（2020年6月）
高齢者	65歳以上　3,589万人
85歳以上	男198万人（世界第3位）　女419万人（世界第2位）
100歳以上	8万450人（うち女7万975人）（2020年9月）
平均寿命	男81.41歳　女87.45歳（2019年）
出生	86.4万人（2019年）
死亡	137.6万人（2019年）自宅死12.9%、病院死75.6%
合計特殊出生率	1.36（2019年）
生涯未婚率	50歳の時点で男23.4%、女14.1%（2015年、内閣府）
婚姻件数	586,481件（2018年）
離婚件数	208,333件（2018年）
人工妊娠中絶	161,741件（2018年）
行方不明の届出	86,933人（2019年、警察庁）
ホームレス	3,992人（2020年、厚生労働省）
司法解剖	8,356体（2013年）
生活保護受給者	207.1万人（2019年、厚労省）給付費3兆7,000億円（2017年）
児童相談所の虐待相談	193,780件（2019年、厚労省）
要介護認定者数	658万人（2019年）介護給付費13兆2,101億円
社会福祉施設在所者数	349万人（2018年）
過労死ライン	月80時間以上の時間外労働は397万人（2019年）過労死認定は174件
国内総生産（GDP）	552兆円（名目、2019年、世界第3位）
人口1人あたりGDP	443万円（世界第20位）
経済成長率（実質）	0.65%（2019年）
医療関係者	医師327,210人、歯科医師104,908人、薬剤師311,289人、看護師1,218,606人（うち女112万人）、准看護師304,479人、救急救命隊員63,723人、助産師36,911人、保健師52,955人、栄養士106万人、管理栄養士21万人、管理職員21万人
救急出動	搬送660万件、搬送人員596万人（2018年、総務省）

医療施設	病院8,372、診療所102,105、歯科診療所68,613（2018年）、保健所469か所（2020年）
老人福祉施設	12,408か所、在所者数896,725人（2017年）
国民医療費	43兆710億円（2017会計年度、厚労省）
医薬品の生産額	6兆9,077億円（2018年、うち血圧降下剤6.3%、鎮痛剤4.0%、解熱剤2.3%、感冒薬1.2%）
医療事故死亡者	23,525人（推定、2016年）院内感染18,560人（2018年）
人間ドック受診者	313万人（2014年）
いじめ（小・中・高校）	612,496件（2019年、文部科学省）
ひきこもり	100万人　うち中高年61.3万人（2020年、内閣府調査）
身体障害者数	428.7万人（うち視覚障害31.2万人、聴覚・言語障害34.1万人、肢体不自由193.1万人）（2016年）
知的障害者数	108.2万人（2016年）
精神障害者数	419.3万人（2016年）
入れ歯生活者	296.3万人
インプラント装着者	200万人
胃ろう装着者	40万人
献血者	延べ471万人、献血量196万リットル（2018年）
酸素発生器使用者数	16万人
公害苦情受付件数	66,803件（うち大気汚染14,481件、騒音15,665件、悪臭9,543件）（2018年）
公害被害認定者数	32,681人（2018年）
環境保全予算	1兆9,902億円
薬物使用検挙者	13,860人（2019年）うち覚せい剤8,730人、大麻4,570人（犯罪白書2020年版）
大麻使用経験者	161万人（警察庁）
遺失物届出	1,259万点（うち現金368億円、2019年、警察庁）
AED（自動体外式除細動器）	78万台（2017年）
エクモ（ECMO）	2,667台（2020年、うち実働1,400台、1台の価格2,000万円）
人工呼吸器	22,000台（2020年）
CTスキャナー保有	14,126台（2019年）

MRI	6,577台（2018年）
PET	547台（2014年）
人工肛門装着者	21万人（2019年）
ペースメーカー装着者	約40万人（2019年）
補聴器使用者	約200万人
メガネ使用者	4,000万~5,000万人（うちコンタクト1,500万~2,000万人）
入れ歯生活者	2,963万人
インプラント装着者	200万人
エアコンディショナー	生産522.7万台（2019年）
空気清浄機	出荷205万台（2019年）
換気扇	生産593.3万台（2019年）
電気冷蔵庫	生産153.8万台（2019年）
電気掃除機	生産143.3万台（2019年）
温水洗浄便座	生産294.9万台（2019年）

［出所］『日本国勢図会　2020/21』など

5 主要なノーベル生理学医学賞受賞者

氏名（国籍）	受賞年	業績
E・A・ベーリング（独）	1901	ジフテリア血清療法の創始（1890）
R・ロス（英）	1902	マラリア蚊の研究
I・P・パブロフ（露）	1904	消化の生理学
R・コッホ（独）	1905	細菌学の創始、諸細菌の発見
C・L・A・ラブラン（仏）	1907	マラリア原虫の発見（1880）
P・エールリヒ（独）	1908	免疫の研究
I・メチニコフ（露）	〃	〃
A・カレル（仏）	1912	血管縫合・臓器移植の研究
R・バーラニー（墺）	1914	三半規管と平衡感覚の研究
J・ボルデ（ベルギー）	1919	百日ぜき菌の発見等
F・G・バンティング等（加、英）	1923	インシュリンの発見

氏名（国籍）	受賞年	業績
W・アイントホーヘン（蘭）	1924	心電図の機構
J・ワグナー=ヤウレック（墺）	1927	麻痺性痴呆のマラリア療法
C・エイクマン（蘭）	1929	ビタミンの研究
K・ラントシュタイナー（墺）	1930	血液型の発見（1901）
T・H・モーガン（米）	1933	染色体遺伝機能の発見
G・ドマック（独）	1939	サルファ剤の創始（1935）
A・フレミング等（英、豪）	1945	ペニシリンの発見（1929）
P・H・ミュラー（スイス）	1948	DDTの開発（1939）
E・C・ケンドル等（米、スイス）	1950	コーチゾンの発見等
M・タイラー（南阿）	1951	黄熱病ワクチンの開発（1937）
S・A・ワクスマン（米）	1952	ストレプトマイシンの発見（1944）
J・F・エンダース等（米）	1954	ポリオ・ウイルスの培養
A・F・クーナンド等（米、独）	1956	心臓カテーテル法の開発
A・コーンバーグ等（米、西）	1959	DNAの二重らせん構造の発見
J・D・ワトソン等（米、英）	1962	遺伝情報の伝達機構
K・E・ブロック等（米、独）	1964	コレステロールの研究
C・B・ハギンス等（米）	1966	前立腺がんのホルモン療法
B・S・ブラムバーグ（米）	1976	B型肝炎ウイルスの発見
A・M・コーマック等（米、英）	1979	断層撮影技術（CT）の開発（1963）
T・ヴィーゼル等（瑞、米、加）	1981	脳の情報処理の研究
M・S・ブラウン等（米）	1985	コレステロール代謝の研究
利根川進（日）	1987	生体防御機構の解明
J・M・ビショップ等（米）	1989	レトロウイルスのがん遺伝子研究
J・マレー等（米）	1990	臓器移植（1962）
S・B・プルシナー（米）	1997	狂牛病プリオンの発見
B・J・マーシャル等（豪）	2005	ピロリ菌の発見（1982）
L・モンタニエ等（仏）	2008	エイズ・ウイルスの発見（1983）
H・ツアハウゼン（独）	2008	ヒト・パピローマ・ウイルスの発見（1983）

氏名（国籍）	受賞年	業績
R・G・エドワーズ（英）	2010	体外受精技術（1978）
山中伸弥（日）	2012	IPS細胞の作製
大村 智（日）	2015	抗寄生虫薬イベルメクチンの開発
本庶 佑（日）	2018	がんの治療法
H・オルター（米）等	2020	C型肝炎ウイルスの発見

米＝アメリカ　英＝イギリス　独＝ドイツ　仏＝フランス
瑞＝スウェーデン　加＝カナダ　豪＝オーストラリア
墺＝オーストリア　南阿＝南アフリカ　蘭＝オランダ　露＝ロシア

6 がんの生存率（部位別）

	5年生存率（%）	10年生存率（%）
前立腺がん	100.0	98.8
乳房がん（女）	93.6	86.8
甲状腺がん	92.6	85.7
子宮体がん	86.3	81.6
喉頭がん	82.0	63.3
大腸がん	76.5	68.7
子宮頸がん	75.7	68.7
胃がん	74.9	66.8
腎臓がんなど	69.9	62.8
膀胱がん	68.5	61.1
卵巣がん	65.3	48.2
食道がん	48.9	31.8
肺がん	46.5	32.4
肝臓がん	38.1	16.1
胆のう・胆管がん	28.9	19.1
膵臓がん	11.1	6.2

［出所］国立がん研究センター資料（2020年11月19日公表／5年生存率は2010～12年、10年生存率は2004～07年に診断された患者）
（注）肺がんの５年生存率は、ステージⅠでは84.6%、ステージⅡは50.2%、ステージⅢは25.1%、ステージⅣは6.3%となっている。

あとがき

やや不慣れなジャンルの仕事だけに、多少の緊張と重圧はあったが、最終校正を終えて快い解放感を味わっている。

第一章で触れたが、著者が虫垂炎で入院中に近代日本における病気と医療の歴史に取り組んでみようと思いたったのは、かれこれ六年ほど前のことである。

政治史、軍事史の領域をホームグラウンドとしてきた私にとって、医学史（医史学）の分野はいささか畑違いかと思わぬでもなかったが、病気も医療も重要な社会現象であることに変りはない。アマチュアの学際的視点から挑戦してみるのも悪くなさそうだと考えた。

日本における近代医療の歴史は各種の病気、とくに脚気、伝染病、結核、がんなど難病の制圧をめざす国家的な総力戦の過程でもあった。

それは人間の生死をめぐって運と不運、喜びと悲しみが交錯するドラマでもあったから、文学の感性を借用しないと、全容は描きにくい。

では、この総力戦でわれわれは勝利を収めたのかと問われれば、首を傾げる人が少なくないだろう。たしかに古典的な難病の多くは克服され、平均寿命は世界一に近い水準まで伸びたが、新顔の病気や広義の不健康に悩む人の数はさして減っていないからだ。

しかも健康過敏症と呼べそうな気分が広がり、政府の主目標は病気の克服よりも、健康の増進ないし不健康のリスク要因を排除する方向へ移りつつある。高騰する医療費とどこで折り合いをつけるか、「ゴルディアスの結び目《ノット》」にも似た難題の解決に必要なのは、サンデル教授流にいえば医学ではなく、哲学なのかもしれない。

ともあれ、本書の執筆にとりかかった著者が何よりも留意したのは、文学や哲学はさておき、謙虚な姿勢で現代医学の知見を消化することであった。さまざまな先行研究や文献に当り、専門家の助言を仰いで取材を進めながら、七つの主題に絞りこんだ。いずれも、日本近代史の一角をいろどる大型で手ごわい病気ばかりである。

それだけに病魔に立ち向った医師たち、空しく倒れていった病者たちのヒューマン・ドラマに溢れている。私は意識的にこうした側面を重視し、秘話めいたエピソードを拾いだすよう努めたつもりだ。

執筆に入ったのは準備段階の四年を経た二〇〇八年で、日本大学法学部の紀要である

『政経研究』に二年がかりで連載した。単行本化するにあたり、読み返していると、取材や執筆にまつわるさまざまな感慨が去来する。そこで各章ごとに思い出の一端を、こぼれ話風に書きとめておきたい。

第一章（外科手術）……本文で書いたように、虫垂炎手術の後遺症が気になっていた私は二〇〇五年夏、大鐘稔彦医師の「セカンドオピニオン」をもらうべく淡路島へ旅行した。診察を受け一緒に鳴門鯛の夕食を楽しんだ翌日、渦潮を見物したあとレンタカーで瀬戸大橋へ向う途中、伊弉諾《いざなぎ》神宮の案内板を見かけ、立ちよってみた。

祭神は国産み神話のイザナギ尊だという。旧官幣大社だから社格は高いのだろうが、閑散として人っ子一人見かけない。観光ガイドブックに洩れているせいかもしれないが、国産みの神様と偶然にも出会えた幸運に感謝したついでに、迷っていた再手術を決心した。

第二章（脚気）……脚気を主題に選んだのは、歴代のNHK大河ドラマで屈指の佳作として定評のある『篤姫』に見入ったのが、きっかけになっている。宮﨑あおい演じる篤姫は島津の分家に生れ、近衛家養女の身分で十三代将軍家定の御台所として嫁入るが、いくばくもなく夫は脚気で病死する。

二十歳になるやならずで若後家とされた篤姫は、紀州徳川家から迎えた第十四代将軍家《いえ》茂《もち》の養母（大御台所）となる。まもなく公武合体の任をおびて孝明天皇（のち痘瘡で急逝）の実妹である和宮が御台所として江戸城に嫁入る。しかし二十歳の家茂は、大坂城で第二次長州征伐を指揮しているさなかに、やはり脚気の衝心で急逝した。篤姫は脚気治療の名医（遠田澄庵）を急派したが、間に合わなかった。

それから十一年後、宮内省の侍医になっていた遠田の反対にもかかわらず、洋方医の手配で箱根に転地した和宮は、脚気の衝心で世を去る。明治天皇や昭憲皇后も脚気に悩まされたが、現代医学から診断しても、上流の貴人たちになぜ重症の脚気が続発したのか、疑問は解けない。

蛇足ながら天璋院篤姫は『明治過去帳』に近衛敬子の名で登場するが、「徳川家達《いえさと》邸内湯殿に於て蹶倒後中風症を発し（明治十六年）十一月廿日終に薨《こう》ず年四十九」と記録されている。

第三章（伝染病）……近代医学のもっとも輝かしい成果は、伝染病（感染症）の撲滅にほぼ成功したことであろう。とくにわが国のような島国では、検疫システムを整備しておけば、外来の伝染病は水際で食いとめやすい。実際に、かつて「恐怖の三傑」と称されたペスト、コレラ、天然痘の侵入例はほとんどなかった。我々が感謝すべきは、明治中期に検疫制度を確立した後藤新平なのかもしれない。

だが目を世界に転じると、今でも毎年約一六〇〇万人が感染症で死んでいる。曽野綾子さんに会ったとき、次の小説の題材はと聞いてみたことがある。「目下の関心事はエボラ出血熱です」という話だったが、まだ患者を見たことはなく、看取った医師から話を聞いただけとのこと。

話題にしているだけでも、全身の孔《あな》という孔から血を吹いて死んでいく凄惨な情景が目に浮かび、背筋が寒くなったのを覚えている。一説に「恐怖の新三傑」はエボラ、エイズ、鳥インフルエンザだという。このうち鳥インフル（H5N1）は、今のところ日本では鳥類同士の感染にとどまっているが、ウイルスの遺伝子変異でヒトに伝染し爆発的な流行を招く日は遠くないそうである。

第四章（結核）……はからずも、結核の犠牲になったヒロインゆかりの地を訪ねて歩く旅の連続となった。「不如帰《ホトトギス》」の伊香保、「風立ちぬ」の富士見・軽井沢、「あゝ野麦峠」の飛騨山系などで、いずれも風光明媚の地だが、文学作品のイメージと現実は必ずしも一致しない。

「風立ちぬ」の舞台になった八ケ岳山麓の富士見高原療養所（現在はJA長野経営の富士見高原病院）は、昭和初年に作家でもあった正木不如丘医師が開き、堀辰雄らの文人が病いを養ったところだ。

そこに正木資料室があるよと教えてくれた知友は、「行けばがっかりするかもしれないよ。今やあの病院は万事が官僚的で冷たいと評判が悪いからね」と言いそえた。

「でも佐久や諏訪の病院は名声嘖々《さくさく》じゃないか」

「長野県には最善と最悪の両方あるのさ」と問答したあと足を運んで、知友の言う通りだと実感する。とくに初期結核治療の貴重なデータを集めた資料室の管理が悪いのに、衝撃を受けた。

ついでだが富士見行きを機縁に、私は「風立ちぬ」後の堀辰雄と周辺事情を追跡してみようと思いたつ。そして軽井沢に住む九十六歳の堀多恵子夫人に面談を申し入れたところ

「十五分話すと酸素吸入が必要なので、電話でお話ししましょう」との親切な応対に甘えて二、三回、夫人でないとわからない貴重な情報を教えてもらった。

こうしたやや異例の手法を生かしてまとめた「作家堀辰雄の周辺」（『新潮45』二〇一〇年四月号に掲載）を届けた直後の四月十六日に、夫人は急逝された。間に合ったかどうか心もとないが、故人が示された厚意に改めて感謝したい。

第五章（戦病とマラリア）……太平洋戦争における日本軍人の戦没者は約二三〇万人だが、敵弾に当って戦死した人は意外に少ない。ガダルカナル戦では七割以上、ニューギニア戦では九割前後が戦病死と推定されている。その戦病死も野戦病院で死を迎えることができたのは例外で、多くはマラリア、栄養失調等の併発による行き倒れ同然の「餓死者」だった。

東西の戦争史で他に例を見ない不条理の死と言えよう。戦後日本に根強い反戦と厭戦の風潮は、こうした不条理な大量死の記憶に由来するのではあるまいか。

本章の書きだしに、大岡昇平のマラリア体験をもってきたのは、『レイテ戦記』の執筆中に御本人から聞いた縁もあってのことである。レイテは参戦者の97％が死んだ惨烈きわまる戦場だったが、「やっと探しあてた生還者たちの語り口が、淡々としていて何の気負いもない姿に、日本人の原像を見る思いがしました」という大岡さんの話が印象に残っている。

第六章（精神病）……著者が「帝銀事件の真犯人は？」（拙著『昭和史の謎を追う』に収録）と題した一文を書いたのは二十年ばかり前、死刑判決を受けたテンペラ画家の平沢貞通が獄中生活三十九年の末に九十五歳で老衰死した直後のことである。

本人の「自白」以外に確実な物証がないせいもあって、数人の「真犯人」候補が登場した。私は「平沢貞通氏を救う会」が、実名まであげた最有力候補で行方不明とされていたS軍医中佐の周辺や遺族に当り、アリバイがあるのを突き止めたことがある。

平沢の犯行かどうかは断定できなかったが、彼が若い頃に狂犬病の予防注射を受けたさいの副作用で、コルサコフ病という稀な精神病に罹患した来歴が気になった。たとえ彼が犯人だったとしても、この病気の特徴である妄想虚言癖による「自白」だったとしたら罪に問えるのか。法医学界で今もつづく論争を、本章で再検分してみた。

第七章（肺がんとタバコ）……第六章まではどちらかといえば過去完了か、それに近い病気が主役だった。「歴史三十年」という金言がある。少し距離を置いて眺めないと歴史の実像はつかみきれないよという先人の戒めだが、はからずも最終章では現在進行形のホットな激戦場に割りこむ形となった。

二〇一〇年秋のタバコ大幅値上げをめぐる賛否の論争が展開されている頃、喫煙率と肺がん死亡率の関係をチャート化してみて気づいたことがある。この半世紀ばかり一貫して前者がゆるいカーブで下降しているのに、後者は六〇倍もの急角度で激増しているのだ。

喫煙率が減れば、肺がんは減るはずなのになぜ、という疑問に誰も答えてくれない。しかたなく自力で究明してみようと向ったのが、東大医学部の図書館であった。訪れる人があまりいない薄暗い書庫の四階に、明治初年に始まる戦前期の医学書と医学雑誌がそろっている。

独特の受動喫煙（副流煙）理論を唱えた平山雄博士が、自説を最初に発表したイギリスの医学情報誌（『BMJ』）のバックナンバーも並んでいた。それらを参考に戦前期の肺がん死者が年間一〇〇人前後にすぎない事実や、平山理論の虚構性を立証した委細は本文にゆずりたい。

ともあれアマチュアでも着眼しだいで医学上の争点に寄与しえるとわかった時は、小躍りする思いだった。

本書が完成するまでには、少なからぬ方々の好意的協力や助言を頂いた。すでに本文や注に掲記した例が多いのでお名前は省略する。

二〇一一年四月

秦 郁彦

新書版あとがき

二〇二〇年はコロナで明け、コロナで暮れた。大晦日の「余録」（毎日新聞）は、「【い】医療従事者へのエール」に始まり、「【ろ】論よりＧｏＴｏ」「【る】ルートたどれぬクラスター」「【き】金窮事態宣言」「【し】親しき仲にもアクリル板」とつづき「協調の世界、コロナ克服を」で結ぶいろはカルタを紹介した。

いずれもコロナとの戦歴の急所を拾っているが、新年を迎えてもコロナ克服どころか「日暮れてなお道遠し」の感をぬぐえない。折しも年末の数日から新年にかけ、一日あたりの感染者増、死者増、重症者数は過去最多を次々に更新し、「感染爆発」の到来が憂慮されている。

二〇二〇年初頭からの感染者数（Ａ）と致死率（Ｂ）の推移を眺め直してみる。

	Ａ	Ｂ
第一波（三月～五月）	約１・７万人	５・３％
（六月）	０・２万人	４・１％

第二波（七月〜九月）　6・5万人　0・9％
第三波（十月〜十二月末）　14・7万人　1・2％

結果論になるが、六月にはあと一歩で収束かと思わせたのが、緊急事態宣言の解除（五月二十五日）で自粛規制が一挙に緩和された。とくに観光業者の救済を主眼に、コロナ収束後と予定していたＧｏＴｏトラベル事業を前倒しして、七月二十二日からスタートさせた安易な策が第二波を誘発する。そして第二波を制御しきれなかったことで、感染の拡大は歯止めが利かなくなってしまう。

第一波を収拾した手際で、日本は国際社会から「優等生」と見なされたが、十一月の『エコノミスト』誌が伝えた専門家たちによるコロナ対策の成功ランキングでは、一位にニュージーランド、次位は中国、最下位（二十四位）のアメリカに挟まれた十七位に日本は格下げされてしまう。

第三波という表現が使われ始めたのは十一月十日頃だが、その前後から感染の拡大ペースは米英を抜き世界トップ級へと加速した。医療専門家たちはＧｏＴｏ事業の停止や罰則を導入する特別措置法の改正など思い切った対策を提言したが、菅政権は第一波なみに三密の回避など国民の自粛行動を促すだけですごした。

十二月十一日菅首相は「ＧｏＴｏの修正は考えていない」と言明したが、十三日に発表された毎日新聞の世論調査で内閣支持率が発足時より24ポイント下がった40％へ急落しＧｏＴｏの中止要求が67％に達するや、翌日にＧｏＴｏの「全国一斉一時停止」を表明した。

しかしＧｏＴｏの推進役だった首相は執念を断ち切れなかったのか、期間を年末年始の二十八日から一月十一日までと限定した。さらに翌日の閣議で再開後は六月まで延長し、そのための助成金一兆円をふくむ第三次補正予算案を決定するなどの「中途半端」な動きは不評を招く。

そこへイギリスで発生したより感染力の強いコロナの変異種が日本にも上陸していることが判明した。このままだと限界すれすれで苦闘している医療体制が崩壊しかねないとの危惧も高まり、不安材料だらけの難局に立ち向かう政府の指導力が問われている。

一方で明るい材料もないわけではない。主要国が全力を挙げて取り組んできたワクチンの開発が軌道に乗り、緊急使用の認可を得て十二月から英米両国で接種が始まり、ロシアや中国も追随している。わが国も米英の製薬企業との間で供給ルートを確保したが、副反応の有無など海外の実績を検分してからと慎重なので、本格的な接種は二〇二一年の春以降にずれこむだろう。

本書は二〇一一年に刊行した『病気の日本近代史』（文藝春秋）の増補復刻本である。十年間に判明した必要な新情報を加えたが、とくに「現在進行」の途上で執筆した第七章「肺がんとタバコ」は、ここ十年の新たな展開を大幅に加筆した。また二〇二〇年初頭に登場した新型コロナ感染症との戦歴を、年末まで追った第八章を書きおろした。コロナは否応なしに我々の生活スタイルを変容させた。私もステイホーム＝巣ごもり状態ですごしたが、必要な情報は可能なかぎり集めるために苦心した。

この面で編集担当の関哲雄さんが払われた並々ならぬ助力がなければ、完成はおぼつかなかったとも言える。改めて感謝したい。

二〇二一年一月

秦　郁彦

秦 郁彦［はた・いくひこ］
1932（昭和7）年山口県生まれ。歴史学者（日本近現代史・軍事史）。1956（昭和31）年東京大学法学部卒業。同年大蔵省入省後、ハーバード大学、コロンビア大学留学、防衛研修所教官、大蔵省財政史室長、プリンストン大学客員教授、拓殖大学教授、千葉大学教授、日本大学教授を歴任。法学博士。1993（平成5）年に第41回菊池寛賞、2014（平成26）年に第68回毎日出版文化賞、第30回正論大賞を受賞。主な著書に『日中戦争史』『昭和史の謎を追う』『南京事件』『慰安婦と戦場の性』『実証史学への道』、編著に『20世紀の世界航空戦史』など。

編集：関 哲雄

幕末からコロナ禍まで
病気の日本近代史

二〇二一年 二月六日 初版第一刷発行

著者 秦 郁彦
発行人 鈴木 崇司
発行所 株式会社小学館
〒一〇一－八〇〇一 東京都千代田区一ツ橋二ノ三ノ一
電話 編集：〇三－三二三〇－五九五一
販売：〇三－五二八一－三五五五

印刷・製本 中央精版印刷株式会社
本文DTP ためのり企画

Printed in Japan ISBN978-4-09-825374-6